上海市市级医院新兴前沿技术联合攻关项目（编号 SHDC12020110）
资助出版

肺癌免疫治疗生物标志物

主编　苏春霞

科学出版社

北　京

内 容 简 介

本书分为两篇，共十章，第一篇为基础篇，介绍了肺癌免疫治疗的现状与展望、肺癌肿瘤免疫微环境特征及肺癌免疫治疗生物标志物检测的常用技术；第二篇为应用篇，介绍了多组学生物标志物及液态活检在评估免疫治疗疗效中的应用情况，围手术期、不同转移部位的肺癌免疫生物标志物，以及肺癌免疫检查点抑制剂相关毒性的生物标志物研究。书中既有对肺癌相关国际多中心临床研究的解读，也有我国人群研究数据的展示；既包含肺癌免疫治疗疗效评估相关的研究进展，也涵盖了免疫相关不良事件监测相关的探索发现。

本书内容全面实用、图文并茂、语言简练、易于理解，可供肿瘤科、胸外科及相关专业医生、研究人员和医学院校师生参考使用。

图书在版编目（CIP）数据

肺癌免疫治疗生物标志物 / 苏春霞主编. —北京：科学出版社，2023.3
ISBN 978-7-03-075134-8

Ⅰ. ①肺… Ⅱ. ①苏… Ⅲ. ①肺癌–肿瘤免疫疗法 Ⅳ. ①R734.205

中国国家版本馆 CIP 数据核字（2023）第 044589 号

责任编辑：戚东桂 / 责任校对：张小霞
责任印制：肖 兴 / 封面设计：吴朝洪

科 学 出 版 社 出版

北京东黄城根北街 16 号
邮政编码：100717
http://www.sciencep.com

天津文林印务有限公司 印刷
科学出版社发行 各地新华书店经销

*

2023 年 3 月第 一 版 开本：720×1000 1/16
2023 年 3 月第一次印刷 印张：12 1/4
字数：237 000

定价：68.00 元

《肺癌免疫治疗生物标志物》编写人员

主　编　苏春霞

副主编　徐　嵩　储香玲　章必成

编　者　（以姓氏汉语拼音为序）

储香玲　同济大学附属上海市肺科医院
方瑜佳　同济大学附属上海市肺科医院
郭　卉　西安交通大学第一附属医院
黄　瑛　同济大学附属上海市肺科医院
李　幸　河北医科大学第四医院
李雪飞　同济大学附属上海市肺科医院
刘海鹏　同济大学附属上海市肺科医院
马　旭　同济大学附属上海市肺科医院
饶创宙　中国科学院大学宁波华美医院
申　鹏　南方医科大学南方医院
苏春霞　同济大学附属上海市肺科医院
吴　菁　同济大学附属东方医院
谢梦青　同济大学附属上海市肺科医院
徐　嵩　天津医科大学总医院
许　川　四川省肿瘤医院
闫小龙　空军军医大学唐都医院
叶伶云　同济大学附属上海市肺科医院
俞　昕　同济大学附属上海市肺科医院
张鹏飞　同济大学附属东方医院
章必成　武汉大学人民医院
周　娟　同济大学附属上海市肺科医院

前　言

肺癌是我国发病率和死亡率居首位的恶性肿瘤，严重威胁国民健康。以程序性死亡受体1/程序性死亡受体配体1为代表的免疫检查点抑制剂治疗给肺癌患者带来了显著的临床获益，而且，免疫治疗一旦有效，则疗效持久。然而，仅有少部分患者能够从免疫治疗中持久获益。此外，随着免疫检查点抑制剂的临床应用增加，免疫相关不良事件的发生也随之增多。因此，明确免疫治疗生物标志物来实现优势人群的筛选，并提高临床实践中对免疫相关不良事件的警惕性，都是在免疫治疗时代需要重点关注的问题。

本书编者团队具备丰富的免疫治疗药物临床研究与临床实践经验，在肺癌诊疗领域的转化研究成果丰富，曾主编《肺癌免疫治疗新进展》及《中国临床肿瘤学会患者教育手册：肺癌》《肺癌患者康复指导手册》，主译《免疫治疗》（第2版），并作为执笔专家参与编写《中国临床肿瘤学会（CSCO）免疫检查点抑制剂临床应用指南》《中国临床肿瘤学会（CSCO）免疫检查点抑制剂相关的毒性管理指南》。在总结研究现状与进展的基础上，我们联合国内肿瘤内科、外科、放射介入科及基础-转化研究领域的中青年专家共同编写此书，旨在提升临床医生、医学生乃至患者及家属对肺癌免疫治疗的正确认识，引导医务工作者把握研究方向，以期在临床实践中做到最大程度地提高疗效，同时注重患者用药安全性，进一步优化肺癌诊疗与全程管理策略。

因时间、经验有限，书中难免存在瑕疵，希望得到读者及同仁的批评和指正。

苏春霞

2022年6月

目 录

第一篇

基　础　篇

第一章　肺癌免疫治疗概述

肺癌是我国乃至全球范围内死亡率最高的恶性肿瘤，严重威胁人类健康。肺癌的治疗在经历了化疗时代、分子靶向治疗时代之后，目前已经全面进入以免疫检查点抑制剂（immune checkpoint inhibitor，ICI）为代表的新型免疫治疗时代。免疫治疗在肺癌的治疗中取得的重大成果主要包括：①从晚期非小细胞肺癌（non-small cell lung cancer，NSCLC）的二线治疗走向一线治疗，并扩展到局部晚期 NSCLC 的巩固治疗、早中期 NSCLC 的新辅助治疗和辅助治疗；②从全人群覆盖过渡到精确人群选择；③从单药治疗扩展到联合治疗；④从晚期非鳞 NSCLC 扩展到晚期肺鳞癌和广泛期小细胞肺癌（small cell lung cancer，SCLC）等。本章将根据肿瘤分期和病理类型对肺癌免疫治疗的进展进行回顾，并对其目前存在的问题和未来的发展方向进行归纳和展望。

一、非小细胞肺癌免疫治疗的现状

（一）晚期非小细胞肺癌的一线免疫单药治疗

2016 年，基于 KEYNOTE-024 的研究结果，美国食品药品监督管理局（Food and Drug Administration，FDA）率先批准帕博利珠单抗（pembrolizumab）单药一线用于表皮生长因子受体（epithelial growth factor receptor，EGFR）、间变性淋巴瘤激酶（anaplastic lymphoma kinase，ALK）及 ROS1（ROS proto-oncogene 1，receptor tyrosine kinase）无突变或突变状态不明同时伴有程序性死亡受体配体 1（programmed cell death ligand 1，PD-L1）高表达[肿瘤比例评分（tumor proportion score，TPS）≥50%]的晚期 NSCLC 的治疗[1]。2020 年，该研究更新了主要终点无进展生存（progression-free survival，PFS）（7.7 个月 *vs.* 5.5 个月），并报告了次要终点 5 年总生存（overall survival，OS）率为 31.9%，再次提示免疫治疗有望将晚期 NSCLC 带入慢病时代。

在 KEYNOTE-024 大获成功之后，2018 年美国临床肿瘤学会（American Society of Clinical Oncology，ASCO）会议公布了 KEYNOTE-042 研究的结果。该研究是首项以 OS 为主要终点的评估帕博利珠单抗对比含铂化疗用于 PD-L1 TPS≥1%且无敏感性 *EGFR* 或 *ALK* 突变的晚期/转移性 NSCLC 一线治疗的研究。

和预期一样，该研究达到了主要终点，其中在 PD-L1 高表达（TPS≥50%）人群中，OS 获益更大。该研究将帕博利珠单抗单药适应证扩展至 PD-L1 表达阳性晚期 NSCLC 患者[2]。

除此之外，2019 年公布的 IMpower 110 研究结果显示在 PD-L1 高表达（TC3/IC3）且无敏感性 *EGFR* 或 *ALK* 突变的晚期/转移性 NSCLC 的一线治疗中，对比化疗，阿替利珠单抗（atezolizumab）单药治疗能带来更好的 OS 获益（20.2 个月 *vs.* 13.1 个月）。该研究为一线免疫单药治疗提供了一种新的选择[3]。2020 年 5 月，FDA 批准了此适应证。

（二）晚期非小细胞肺癌的一线免疫联合化疗

免疫联合治疗在晚期 NSCLC 治疗中的突破首先来自非鳞 NSCLC 的免疫联合化疗的治疗策略。Ⅱ期 KEYNOTE-021G 研究是首个在晚期非鳞 NSCLC 中探索免疫联合化疗（培美曲塞+铂类药物）的临床试验，主要终点为客观缓解率（objective response rate，ORR）[4]。基于此研究的结果，FDA 于 2017 年批准了帕博利珠单抗联合化疗一线治疗晚期非鳞 NSCLC 的适应证，且与患者 PD-L1 表达无关。2018 年，作为 KEYNOTE-021G 的确认性研究，以 PFS 和 OS 为主要终点的Ⅲ期 KEYNOTE-189 研究再次证实了上述结论的正确性[5]。2020 年，KEYNOTE-189 研究在 ASCO 年会上报告了最终结果，无论 OS 还是 PFS 均优于单独化疗组（OS：22.0 个月 *vs.* 10.6 个月；PFS：9.0 个月 *vs.* 4.9 个月）。2019 年，Ⅲ期 IMpower130 研究（阿替利珠单抗+白蛋白紫杉醇+卡铂 *vs.* 白蛋白紫杉醇+卡铂）也达到了 OS 和 PFS 双终点。因此，该联合模式可以作为晚期非鳞 NSCLC 一线免疫治疗的选择之一[6]。

与此同时，国产程序性死亡受体 1（programmed cell death 1，PD-1）抑制剂联合化疗用于一线治疗晚期非鳞 NSCLC 也先后取得了不俗的成绩。2019 年，采用卡瑞利珠单抗（Camrelizumab）联合化疗（培美曲塞+铂类药物）一线治疗晚期非鳞 NSCLC 的 Camel 研究达到了主要终点 PFS，并迅速在国内获批适应证[7]。2020 年 1 月公布的数据显示，ORIENT-11 研究采用信迪利单抗（sintilimab）联合培美曲塞+铂类药物一线治疗晚期非鳞 NSCLC，达到主要终点 PFS[8]。2021 年 2 月，国家药品监督管理局（National Medical Products Administration，NMPA）批准信迪利单抗联合培美曲塞和铂类化疗一线治疗 *EGFR* 基因突变阴性和 *ALK* 阴性、不可手术切除的局部晚期或转移性非鳞 NSCLC。此外，2020 年 9 月，RATIONALE 304 研究结果显示，替雷利珠单抗（tislelizumab）联合化疗（培美曲塞+铂类药物）一线治疗非鳞 NSCLC 也达到了主要终点 PFS[9]。

2018 年，晚期肺鳞癌的免疫联合化疗取得重大突破。KEYNOTE-407 是一项采用卡铂+紫杉醇/白蛋白紫杉醇联合或不联合帕博利珠单抗一线治疗转移性肺鳞癌的Ⅲ期研究[10]。结果显示,帕博利珠单抗联合化疗能显著改善患者的OS和PFS,且与PD-L1表达情况无关。2018年底,基于该研究,帕博利珠单抗联合化疗被FDA批准一线治疗晚期肺鳞癌。

2020年,国产PD-1抑制剂替雷利珠单抗联合化疗(RATIONALE 307研究)、信迪利单抗联合化疗(ORIENT-12研究)和卡瑞利珠单抗联合化疗(Camel-sq研究)一线治疗晚期肺鳞癌也获得成功。其中,RATIONALE 307研究是一项采用替雷利珠单抗联合化疗(白蛋白紫杉醇/紫杉醇+卡铂)一线治疗晚期肺鳞癌患者的Ⅲ期临床试验,结果显示,免疫联合化疗组在PFS上完胜单独化疗组(紫杉醇+卡铂),且替雷利珠单抗联合白蛋白紫杉醇+卡铂组与替雷利珠单抗联合紫杉醇+卡铂组之间没有统计学差异[11]。基于此研究,2021年1月NMPA批准了该联合模式用于一线治疗晚期肺鳞癌的适应证。ORIENT-12研究采用信迪利单抗联合吉西他滨+铂类药物方案一线治疗晚期肺鳞癌,不仅达到了主要终点PFS,而且选择了亚洲肺鳞癌人群更常用的GP(吉西他滨+顺铂)方案,从而可避免紫杉类药物引起的脱发等不良反应[12]。

(三)晚期非小细胞肺癌的一线双免疫联合治疗

CheckMate 227研究是一项多中心、开放、Ⅲ期临床研究,旨在评估以纳武利尤单抗(nivolumab)为基础的治疗方式对比含铂双药化疗在一线治疗晚期NSCLC中的疗效及安全性[13]。研究分两部分,其中第一部分的1a针对PD-L1≥1%患者群体,评估与化疗相比,纳武利尤单抗联合伊匹木单抗(Ipilimumab),以及纳武利尤单抗单药治疗的疗效;1b则针对PD-L1<1%的患者群体,评估与化疗相比,纳武利尤单抗联合伊匹木单抗,以及纳武利尤单抗联合化疗的疗效。第一部分有两个共同的主要研究终点:在PD-L1阳性患者中纳武利尤单抗联合低剂量伊匹木单抗的OS及在肿瘤突变负荷(tumor mutation burden,TMB)≥10mut/Mb患者中纳武利尤单抗联合低剂量伊匹木单抗的PFS。

2018年美国癌症研究协会(American Association for Cancer Research,AACR)年会发布了第一部分共同主要研究终点之一,即在高TMB的晚期NSCLC患者中,无论PD-L1表达水平如何,纳武利尤单抗联合伊匹木单抗一线治疗对比化疗都可显著延长PFS。2019年,施贵宝公司宣布CheckMate 227 1a达到阳性终点,即在PD-L1≥1%的患者中,纳武利尤单抗联合伊匹木单抗一线治疗NSCLC患者较化疗获得了显著的OS获益。2020年5月,FDA正式批准了纳武利尤单抗联合伊匹木单抗治疗驱动基因阴性且PD-L1>1%晚期NSCLC的适应证。同年6月,在ASCO会议上,该研究公布了在PD-L1≥1%人群中,纳武利尤单抗联合伊匹木单抗的3年OS率为33%。2021年6月,ASCO会议公布的4年随访OS数据显示无论PD-L1表达水平如何,双免疫治疗均能延长患者的OS。

（四）晚期非小细胞肺癌的一线其他免疫联合治疗

在一线免疫联合抗血管生成治疗晚期 NSCLC 领域，目前没有Ⅲ期临床研究的数据。早期的 I 期研究显示，帕博利珠单抗联合雷莫芦单抗或仑伐替尼具有抗 NSCLC 活性。2019 年初在世界肺癌大会（World Conference on Lung Cancer, WCLC）会议上，一项 I 期研究公布了信迪利单抗联合安罗替尼在未经治疗驱动基因阴性的ⅢB～Ⅳ期 NSCLC 患者中的疗效，结果显示该组合表示出持久的疗效和良好的耐受性[14]。在 2020 年 ASCO 会议上，一项前瞻性、开放性、单臂Ⅱ期研究（ChiCTR1800019329）显示卡瑞利珠单抗联合阿帕替尼一线治疗晚期肺鳞癌的 ORR 和疾病控制率（disease control rate，DCR）分别为 76.5% 和 100%[15]。随后，在 2021 年 WCLC 会议上，卡瑞利珠单抗联合阿帕替尼一线治疗中国晚期非鳞 NSCLC 的数据显示，ORR 和 DCR 分别为 40.0% 和 92.0%[16]。免疫联合抗血管生成治疗或是不能耐受化疗或拒绝化疗的晚期 NSCLC 患者一线治疗的新选择。

免疫联合抗血管生成+化疗是一种可以选择的一线治疗模式。IMpower150 研究对比阿替利珠单抗+化疗±贝伐珠单抗及化疗+贝伐珠单抗一线治疗非鳞 NSCLC 的疗效，发现相较于化疗+贝伐珠单抗，阿替利珠单抗+化疗+贝伐珠单抗不仅能明显改善患者的 PFS 和 OS，而且能使伴有肝转移和 *EGFR/ALK* 基因突变的预设亚组得到临床获益[17]。IMpower150 研究显示阿替利珠单抗+化疗+贝伐珠单抗为晚期非鳞 NSCLC 患者提供了一种新的标准治疗方案，并已经成功地获得 FDA 批准。与 IMpower150 研究的设计类似，在 2020 年的欧洲肿瘤内科学会（European Society for Medical Oncology，ESMO）会议上，Ⅲ期 ONO-4538-52/ TASUKI-52 研究公布了中期分析时盲态独立影像学监察委员会评估的 PFS 结果：纳武利尤单抗联合贝伐珠单抗+紫杉醇+卡铂一线治疗晚期复发性非鳞 NSCLC 患者，对比贝伐珠单抗+紫杉醇+卡铂组，PFS 有明显获益（12.1 个月 *vs.* 8.1 个月）。

另外一种可供选择的一线治疗模式是双免疫联合短程化疗。在 2020 年 ASCO 年会上，CheckMate 9LA 研究公布的数据显示纳武利尤单抗联合伊匹木单抗及 2 周期化疗能显著提高一线转移性 NSCLC 患者的 OS。与单用化疗相比，该联合治疗方式能够为患者带来持续的 OS 获益[15.6 个月 *vs.* 10.0 个月，风险比（hazard ratio，HR）=0.66]。在关键的患者亚组中，无论患者 PD-L1 表达水平和肿瘤组织学类型（鳞癌或非鳞癌）如何，所有疗效评估均显示出临床获益[18]。基于此研究，2020 年 5 月，FDA 批准了纳武利尤单抗联合伊匹木单抗及 2 周期含铂双药化疗用于 *EGFR/ALK* 基因阴性的转移性或复发性 NSCLC 患者的治疗。在 2021 年的 ASCO 会议上，2 年 PFS/OS 更新的数据显示 2 年 OS 率为 38%（对照组的为 26%），2 年 PFS 率为 20%（对照组的为 8%）。

（五）晚期非小细胞肺癌的二线及后线免疫治疗

晚期 NSCLC 免疫治疗的突破首先来自二线单药治疗。早在 2015 年，根据 KEYNOTE-001 研究的数据，帕博利珠单抗被 FDA 批准用于晚期 NSCLC 二线治疗[19]。后续的Ⅱ/Ⅲ期 KEYNOTE-010 研究比较了 PD-L1 阳性（TPS≥1%）的晚期 NSCLC 患者二线接受帕博利珠单抗对照多西他赛治疗的疗效，进一步支持了上述结论[20]。2019 年，KEYNOTE-001 研究公布了 5 年随访数据：晚期初治、经治 NSCLC 患者 5 年 OS 率为分别为 23.2%和 15.5%。2021 年初，WCLC 公布 KEYNOTE-010 研究的 5 年 OS 率为 15.6%。

纳武利尤单抗在晚期 NSCLC 二线治疗中也拥有坚实的循证证据。CA209-003 研究使纳武利尤单抗成为首个拥有 5 年生存数据的免疫治疗药物，接受纳武利尤单抗治疗的晚期 NSCLC 患者 5 年生存率可达 16%[21]。2016 年，基于 CheckMate 017 和 CheckMate057 研究的结果：纳武利尤单抗被 FDA 批准用于二线治疗晚期肺鳞癌[22]和非鳞 NSCLC[23]。CheckMate 078 研究是全球首个以中国人群为主要研究人群的肿瘤免疫治疗临床研究，其中中国亚组分析结果与 CheckMate 078 整体研究及 CheckMate 017、CheckMate 057 研究的结果均高度一致，是肺癌领域第一个在中国人群中显示出生存获益的 ICI 相关研究[24]。2021 年初，CheckMate 017、CheckMate 057 这两项大型Ⅲ期研究公布了汇总的 5 年 OS 率为 13.4%[25]。

此外，2016 年，根据Ⅲ期 OAK 研究的结果[26]，阿替利珠单抗也被 FDA 批准用于晚期 NSCLC 的二线治疗。

（六）局部晚期非小细胞肺癌的免疫治疗

PACIFIC 研究是一项随机、双盲、安慰剂对照的Ⅲ期多中心临床试验，旨在评估度伐利尤单抗（durvalumab）在经含铂方案同步放化疗后未发生疾病进展的局部晚期 NSCLC 患者中巩固治疗的疗效。2017 年，该研究公布了首个结果，即同步放化疗后度伐利尤单抗巩固治疗组的 PFS 显著优于安慰剂组（17.2 个月 *vs.* 5.6 个月，*P*<0.001），并很快地改写了临床实践[27]。

2020 年初，PACIFIC 研究更新了部分结果，度伐利尤单抗组对比安慰剂组的中位 PFS 分别为 17.2 和 5.6 个月（HR=0.51），两组的中位 OS 分别为未达到（NR）和 29.1 个月（HR=0.68；*P*=0.00251），两组的 3 年 OS 率分别为 57.0%和 43.5%[28]。基于这一结果，PACIFIC 模式相继被美国国家综合癌症网络（National Comprehensive Cancer Network，NCCN）、中国临床肿瘤学会（Chinese Society of Clinical Oncology，CSCO）等的多个国内外临床实践指南推荐，并于 2019 年 12 月在我国获批相关适应证。

在同年的 ESMO 年会上，PACIFIC 研究再次更新了 OS（47.5 个月）和 4 年

OS率（49.6%）等数据。在2021年ASCO会议上，该研究报告5年OS率为42.9%[29]。这些数据不仅进一步夯实了其作为不可手术的Ⅲ期NSCLC患者同步放化疗后免疫巩固治疗的标准治疗地位，更是将这类患者的生存获益提高到一个新的高度。PACIFIC研究的成功，也推动了PACIFIC系列研究（PACIFIC 2、PACIFIC 5和PACIFIC 6）的开展。未来PACIFIC模式会为更多的Ⅲ期NSCLC患者带来长期生存和临床治愈的可能。

（七）早中期非小细胞肺癌的新辅助免疫治疗

新辅助免疫治疗的原理在于早期NSCLC患者体内存在大量肿瘤新抗原，ICI通过激活人体抗肿瘤免疫从而建立早期免疫记忆，消灭潜在转移灶，并可能使免疫系统长期具备杀伤肿瘤细胞的能力，更加延长患者生存时间。近年已陆续有研究报道ICI单药或联合化疗、双免疫治疗应用于NSCLC新辅助治疗使接受手术患者的主要病理学缓解（major pathological response，MPR）达新辅助化疗的2倍，MPR患者的疾病复发率低于非MPR患者，且安全性良好，不影响后续进行手术[30]。

2019年ASCO年会上报告的Ⅱ期NADIM研究结果显示，新辅助免疫联合化疗治疗后86.4%的ⅢA期NSCLC患者达到MPR，71.4%达到病理完全缓解（pathological complete response，pCR），78.3%达到客观缓解，41例手术切除患者均达到R0切除，92.7%的患者实现降期[31]。2020年，ASCO年会报告了Ⅱ期SAKK 16/14研究的结果，新辅助免疫联合化疗治疗后MPR率达60%，pCR率为18.2%，78.3%患者达到客观缓解，淋巴结降期率达67.3%；此研究是目前已知最大的纳入ⅢA（N2）期NSCLC患者的研究。此外，CA209-159研究、NEOSTAR研究、LCMC3研究等几项新辅助免疫治疗临床试验目前都已经达到了主要研究终点[32]。

在2021年ASCO年会上，Ⅲ期CheckMate 816研究显示[33]纳武利尤单抗+化疗新辅助治疗显著改善了患者的pCR率，且不同疾病分期、组织学、TMB及PD-L1表达水平的患者具有一致获益，MPR和ORR也得到明显改善，研究将继续进行至共同主要终点无事件生存（event-free survival，EFS）数据成熟。在探索性亚组分析中，纳武利尤单抗+化疗组的ctDNA清除率高于化疗组，且与pCR相关。此外，在新辅助化疗的基础上联合纳武利尤单抗，保持了可耐受的安全性特征，且不妨碍手术的可行性；与接受化疗的患者相比，在接受纳武利尤单抗+化疗新辅助治疗患者中行根治性手术和完全切除的患者占比更高，而接受全肺切除术的患者更少；两组中大多数患者在研究方案规定的时间内接受手术，且在化疗的基础上联合纳武利尤单抗并不会增加术后并发症发生的风险。CheckMate 816是首个证实免疫联合化疗用于可切除NSCLC的新辅助治疗具有获益的Ⅲ期研究，表明纳武利尤单抗联合化疗可能是这类患者的新辅助治疗选择。

（八）早中期非小细胞肺癌的辅助免疫治疗

IMpower010 研究是首个证实 NSCLC 患者含铂辅助化疗后继续肿瘤免疫辅助治疗可改善无病生存期（disease-free survival，DFS）的Ⅲ期临床试验[34]。该研究结果显示，完全切除并辅助化疗后继续阿替利珠单抗辅助治疗显示了统计学显著的 DFS 获益：PD-L1 TC≥1%Ⅱ～ⅢA 期人群的 HR 为 0.66（95%CI，0.50～0.88），而所有随机化Ⅱ～ⅢA 期人群的 HR 为 0.79（95%CI，0.64～0.96），表明其在 PD-L1 表达的肿瘤患者中具有更好的临床获益。IMpower010 将继续对意向治疗分析人群进行 DFS 和 OS 分析。该研究提示阿替利珠单抗可能成为一种改变 PD-L1 TC≥1% 的Ⅱ～ⅢA 期 NSCLC 患者临床实践的辅助治疗选择。

二、小细胞肺癌免疫治疗的现状

20 世纪 80 年代以来，含铂双药方案一直是广泛期 SCLC 的标准治疗，但与先前的治疗相比，也仅延长 2 个月的生存。广泛期 SCLC 的治疗已经进入瓶颈，30 年来生存改善甚微。近年来，研究者在 SCLC 治疗上做了很多的免疫治疗探索，主要包括二线及后续治疗、维持治疗和一线治疗[35-37]。其中，在二线及后续治疗方面，虽然 CheckMate 032、KEYNOTE-158、KEYNOTE-028 和 PCD4989g 等研究显示单药 ICI 治疗有一定的有效率，然而Ⅲ期 CheckMate 331 研究却显示在铂类化疗治疗失败的 SCLC 中，纳武利尤单抗单药相比化疗单药并没有改善受试者 OS；在维持治疗方面，包括Ⅲ期 CheckMate 451 研究在内的所有临床试验均显示，在一线接受以铂类为基础的化疗方案后没有发生疾病进展的广泛期 SCLC 中，ICI 对比安慰剂进行维持治疗也没有改善患者的 OS。

2018 年底公布的 IMpower133 研究是第一个在广泛期 SCLC 一线治疗领域取得成功的Ⅲ期临床试验[38]。该研究对比了阿替利珠单抗+依托泊苷+卡铂和依托泊苷+卡铂一线治疗广泛期 SCLC 的疗效，发现阿替利珠单抗+依托泊苷+卡铂能显著提高患者的 OS（12.3 个月 *vs.* 10.3 个月，P=0.007）和 PFS（5.2 个月 *vs.* 4.3 个月，P=0.02）。IMpower133 研究在发表之后，迅速改写了 NCCN 指南并在国内外获批相关适应证。

无独有偶。CASPIAN 研究是一项关于广泛期 SCLC 患者一线治疗的随机、开放、全球多中心的Ⅲ期临床试验，旨在探索度伐利尤单抗±细胞毒性 T 淋巴细胞相关蛋白 4（cytotoxic T lymphocyte-associated protein 4，CTLA-4）抗体 Tremelimumab 联合化疗在广泛期 SCLC 患者一线治疗中的疗效[39]。在 2019 年的 WCLC 上，该研究首次报告了研究结果：与单用化疗相比，度伐利尤单抗联合化疗能显著提高患者的 OS（13.0 个月 *vs.* 10.3 个月，P=0.0047）。基于此结果，该联合模式也迅速改变了 NCCN 指南并被 FDA 获批适应证。

三、肺癌免疫治疗的问题和展望

（一）寻找合适的生物标志物任重而道远

通过 PD-L1、TMB、微卫星高度不稳定型（high-frequency microsatellite instability，MSI-H）、效应 T 细胞（T-effector，Teff）基因表达谱和肿瘤免疫微环境等生物标志物寻找晚期肺癌免疫治疗获益的潜在人群是近年来的研究热点[40]。然而，这些生物标志物对疗效的预测作用有限。如在晚期 NSCLC 中，不同免疫治疗药物要求的 PD-L1 检测方法、判读标准、截断值等均有所不同，PD-L1 高表达的患者不一定对免疫治疗起效，PD-L1 阴性表达的患者不一定完全无效；虽然有多项Ⅲ期研究的亚组分析支持高 TMB 的预测价值，但 TMB 的检测手段更是迥然不同，缺乏明确的统一的方法和截断值；而伴有 MSI-H 的晚期 NSCLC 患者只占全部的 1%~3%。此外，Teff 基因表达谱是一组动态发展的新的生物标志物，并非成熟的标志物；在不同的治疗中，甚至在同一治疗的不同研究中，Teff 的定义可能是不一样的，且仅限用于阿替利珠单抗的疗效预测。

在广泛期 SCLC 中，TMB 虽然倾向于高分布，但可能并非是独立的预后因素；虽然 CheckMate 032 研究提示 TMB 与免疫治疗疗效相关，但 IMpower133 研究提示在一线联合治疗中，无须关注 TMB 水平；检测 TMB 是该选择全外显示组测序（whole exome sequencing，WES）还是靶向二代测序（next generation sequencing，NGS）的方法，尚不得而知。关于 PD-L1 表达与 SCLC 免疫治疗疗效的关系，无论是检测方法，还是预测作用，目前均尚无定论。至于 MSI-H 和 Teff 基因表达谱，在 SCLC 的研究中应用还较少。

（二）最佳免疫联合治疗模式尚待进一步研究

目前在 NCCN 指南中，针对 PD-L1 高表达晚期 NSCLC 患者，一线既优先推荐了单药帕博利珠单抗，也优先推荐了帕博利珠单抗联合化疗，且均为 1 类证据。那么，在实际工作中该如何选择呢？个人认为，除了患者拒绝联合化疗或不能耐受化疗，推荐首选免疫联合化疗。理由如下：首先，单药免疫治疗的有效率仅为 46.1%，且部分患者在接受治疗后非但没有获益，反而会出现超进展（hyperprogression disease，HPD）；第二，虽然目前没有头对头的比较，但多个荟萃分析已经显示，免疫联合化疗的疗效优于单药免疫治疗[41, 42]。

目前，免疫联合化疗已经在所有病理类型的晚期肺癌中大获成功，不仅成功改写了各种治疗指南，多数方案已经获得了 FDA 的批准，而且在临床实践中取得了明显的疗效。但我们必须看到，在不同的研究中，免疫药物和（或）化疗方案并非完全一样；由于不同的化疗药物对免疫治疗的协同作用及其机制可能存在差异，因此免疫药物和化疗方案的选择标准尚不完全清楚。

免疫联合化疗+抗血管生成治疗（IMpower150 模式）成为了晚期非鳞 NSCLC 治疗的一线选择，也为 EGFR-酪氨酸激酶抑制剂（tyrosine kinase inhibitor，TKI）耐药后的患者的治疗提供了新选择，但悬而未决的问题还有很多。第一，并不推荐这种模式用于晚期肺鳞癌和广泛期 SCLC；第二，这种方案的最大优势是针对非选择人群的 ORR 较高，但带来的 PFS 获益仅为 1.5 个月，所以推测其可能更适合于身体状况好、肿瘤负荷大、经济状况好的患者；第三，需考虑药物经济学、不良反应等方面的问题。

此外，免疫联合免疫、双免疫联合短程化疗的模式虽然在晚期 NSCLC 的一线治疗中获得 FDA 批准，然而毒性问题、生存获益问题及适用人群仍有待于进一步探讨。

（三）何种病理类型的患者更能从免疫治疗中获益

在生物学行为和病理学特征上，非鳞 NSCLC、肺鳞癌和 SCLC 区别迥异。在免疫学特征上，三种类型肺癌的免疫微环境特征、PD-L1 表达水平和 TMB 水平均有较大差别。在二线免疫单药治疗、一线免疫单药治疗和一线免疫联合化疗中，晚期非鳞 NSCLC、肺鳞癌治疗均能获益，且数据相近，但在广泛期 SCLC 治疗中，目前只有一线免疫联合化疗获得阳性结果，而且两个获得成功的研究采用的免疫药物均为 PD-L1 抑制剂。是何种原因导致这些现象？何种病理类型的患者更能从免疫治疗中获益？仍需要我们进一步从病理学特征和免疫学特征的角度来探索这些问题的答案。

（四）特殊人群特征日益受到重视

在免疫治疗时代，大多数临床研究并没有关注老年患者及存在使用激素、前期放疗、贫血、肝转移和脑转移等情况的特殊人群的特征，甚至把体力状态评分低、驱动基因敏感突变、患有特殊疾病等人群排除在外。其实，人群特征不仅是生物标志物的补充，而且有助于进一步精准选择免疫治疗的优势人群。

以老年患者为例，CheckMate 057 研究亚组分析表明，在晚期 NSCLC 的二线治疗中，与多西他赛组相比，年龄＜75 岁的患者可以更好地从纳武利尤单抗治疗中获益，而年龄≥75 岁组无明显获益优势。KEYNOTE-010 研究亚组分析提示帕博利珠单抗对于进展期 NSCLC 患者也具有类似的年龄-疗效相关效应。一项回顾性研究比较了不同年龄（＜60、60～69、70～79 和≥80 岁）的晚期 NSCLC 患者接受 PD-1/PD-L1 抑制剂治疗的疗效，发现年龄≥80 岁的患者无论在 PFS 还是 OS

上的获益都是最差的[43]。这些结果表明，老年晚期 NSCLC 患者对 ICI 治疗更易产生耐药，并非免疫治疗的优势人群。

对 *EGFR*、*ALK* 或 *ROS1* 等驱动基因敏感突变阳性的患者，免疫联合 TKI 治疗虽然有可能提升疗效，但通常会同时带来致命的毒副作用。因此，对这部分患者，一线应该首选 TKI 单药治疗，不推荐选择 ICI，或联用 ICI 和 TKI[44, 45]。在 TKI 治疗失败之后或患者不能耐受 TKI 相关副作用时，针对 PD-L1 表达较高或 *T790M* 突变阴性的患者，可以选择单用 ICI，也可采用 ICI 联合化疗±抗血管生成治疗。基于可能的机制，推荐对这部分患者的 PD-L1 表达水平、TMB 水平和肿瘤免疫微环境等进行检测。

（五）免疫治疗的新靶点、新药物有哪些

近年来，已经有大量新型免疫治疗药物正在进行临床研究，并展现出较好的安全性和疗效。T 细胞免疫球蛋白和免疫受体酪氨酸抑制基序结构域蛋白（T cell immunoreceptor with Ig and ITIM domain，TIGIT）是一种新的表达于 T 细胞、NK 细胞等多种免疫细胞表面的抑制性受体，通过结合肿瘤细胞和抗原提呈细胞表面的 PVR 配体，抑制 T 细胞和 NK 细胞功能。TIGIT 和 PD-L1 常共同表达，特别是在肺癌的肿瘤浸润淋巴细胞表面。Tiragolumab 是一种全人源的 IgG1/κ TIGIT 单克隆抗体，可以阻止 TIGIT 和 PVR 结合，可能和 PD-L1 抑制剂会产生协同作用。2020 年，Ⅱ期 CITYSCAPE 研究显示 Tiragolumab 联合阿替利珠单抗一线治疗晚期 NSCLC，ORR 和 PFS 有临床获益，安全性良好。此外，在肺癌免疫治疗领域，值得关注的新型免疫药物包括 Vibostolimab（TIGIT 抗体）、Canakinumab（IL-1b 抗体）、M7824（PD-L1/TGF-β 抗体）、KN046（PD-L1/CTLA-4 抗体）和 LAG-3 可溶性蛋白（eftilagimod alpha）等。

（六）新辅助免疫治疗带来的主要病理学缓解的临床意义何在

OS 是公认的衡量疗效的金标准，常被用作各种大型临床研究的首要终点。pCR 指新辅助治疗后手术切除的肿瘤或淋巴结中残余活肿瘤细胞在病理上为 0，已被美国和欧洲批准在乳腺癌新辅助治疗研究中作为 OS 的替代终点。在近年来 NSCLC 治疗手段越来越多、早期可切除 NSCLC 比例上升、OS 显著延长的背景下，OS 的观测需要更长时间才能完成，某些情况下并不适宜作为主要终点指标。在肺癌中新辅助化疗 pCR 率一般<10%，极大地限制了其作为替代终点的应用。MPR 指新辅助治疗后手术切除的肿瘤或淋巴结中残余活肿瘤细胞<10%，实际上 MPR 更适合作为 NSCLC 新辅助化疗研究终点的替代标准[46]。基于多项研究，2014 年 MPR 被较为正式地认定为 NSCLC 新辅助化疗临床研究中 OS 的替代指标。目前新辅助免疫治疗的 MPR 结果非常乐观，新辅助免疫治疗的长期生存值得期待，

学术界也普遍认为 MPR 可以作为新辅助免疫治疗临床研究的主要终点，有助于加速药物获批。此外，不同于化疗后的肿瘤组织病理评价标准，一种新的免疫相关的病理反应标准（immune related pathologic response criteria，irPRC）被用于新辅助免疫治疗 NSCLC 术后病理评估，但需要长期随访以确定 irPRC 作为无复发生存（recurrence-free survival，RFS）和 OS 替代指标的可靠性。

四、小　结

近年来，肺癌的免疫治疗已经取得了重大进展，其治疗范围不仅囊括了所有的病理学类型，而且已经在国内外获批了大量的适应证。然而，肺癌的免疫治疗仍然存在很多尚未解决的问题，包括寻找合适的生物标志物、探索最佳联合治疗模式、关注特殊人群特征、免疫相关不良反应的处理、病理学及免疫学特征研究等。随着对免疫治疗新靶点研究的不断深入，新的药物层出不穷，并展现出良好的疗效和安全性。我们相信，随着基础研究和临床试验的全面推进，肺癌免疫治疗之路一定会越走越宽、越走越平坦。

（章必成　徐　嵩）

参 考 文 献

[1] Reck M，Rodríguez-Abreu D，Robinson AG，et al. Pembrolizumab versus chemotherapy for PD-L1-positive non-small-cell lung cancer. N Engl J Med，2016，375（19）：1823-1833.

[2] Mok TSK，Wu YL，Kudaba I，et al. Pembrolizumab versus chemotherapy for previously untreated，PD-L1-expressing，locally advanced or metastatic non-small-cell lung cancer（KEYNOTE-042）: a randomised，open-label，controlled，phase 3 trial. Lancet，2019，393（10183）：1819-1830.

[3] Herbst RS，Giaccone G，de Marinis F，et al. Atezolizumab for first-line treatment of PD-L1-selected patients with NSCLC. N Engl J Med，2020，383（14）：1328-1339.

[4] Langer CJ，Gadgeel SM，Borghaei H，et al. Carboplatin and pemetrexed with or without Pembrolizumab for advanced，non-squamous non-small-cell lung cancer: a randomised，phase 2 cohort of the open-label KEYNOTE-021 study. Lancet Oncol，2016，17（11）：1497-1508.

[5] Gandhi L，Rodríguez-Abreu D，Gadgeel S，et al. Pembrolizumab plus chemotherapy in metastatic non-small-cell lung cancer. N Engl J Med，2018，378（22）：2078-2092.

[6] West H，McCleod M，Hussein M，et al. Atezolizumab in combination with carboplatin plus nab-paclitaxel chemotherapy compared with chemotherapy alone as first-line treatment for metastatic non-squamous non-small-cell lung cancer（IMpower130）: a multicentre，randomised，open-label，phase 3 trial. Lancet Oncol，2019，20（7）：924-937.

[7] Zhou C, Chen G, Huang Y, et al. Camrelizumab plus carboplatin and pemetrexed versus chemotherapy alone in chemotherapy-naive patients with advanced non-squamous non-small-cell lung cancer(CameL): a randomised, open-label, multicentre, phase 3 trial. Lancet Respir Med, 2021, 9 (3): 305-314.

[8] Yang Y, Wang Z, Fang J, et al. Efficacy and safety of Sintilimab plus pemetrexed and platinum as first-line treatment for locally advanced or metastatic nonsquamous NSCLC: a randomized, double-blind, phase 3 study(Oncology pRogram by InnovENT anti-PD-1-11). J Thorac Oncol, 2020, 15 (10): 1636-1646.

[9] Lu S, Wang J, Yu Y, et al. Tislelizumab plus chemotherapy as first-line treatment for locally advanced or metastatic nonsquamous NSCLC(RATIONALE 304): a randomized phase 3 trial. J Thorac Oncol, 2021, 16 (9): 1512-1522.

[10] Paz-Ares L, Luft A, Vicente D, et al. Pembrolizumab plus chemotherapy for squamous non-small-cell lung cancer. N Engl J Med, 2018, 379 (21): 2040-2051.

[11] Wang J, Lu S, Yu X, et al. Tislelizumab plus chemotherapy vs chemotherapy alone as first-line treatment for advanced squamous non-small-cell lung cancer: a phase 3 randomized clinical trial. JAMA Oncol, 2021, 7 (5): 709-717.

[12] Zhou C, Wu L, Fan Y, et al. Sintilimab plus platinum and gemcitabine as first-line treatment for advanced or metastatic squamous NSCLC: results from a randomized, double-blind, phase 3 trial (ORIENT-12) . J Thorac Oncol, 2021, 16 (9): 1501-1511.

[13] Hellmann MD, Paz-Ares L, Bernabe Caro R, et al. Nivolumab plus ipilimumab in advanced non-small-cell lung cancer. N Engl J Med, 2019, 381 (21): 2020-2031.

[14] Han BH, Chu TQ, Zhong RB, et al. Efficacy and safety of sintilimab with anlotinib as first-line therapy for advanced non-small cell lung cancer (NSCLC) [EB/OL]. WCLC 2019, abstract P1.04-02.

[15] Wang J, Zhang Z, Yan X, et al. Efficacy and safety of SHR-1210 combined with apatinib in first-line treatment for advanced lung squamous cell carcinoma: a phase Ⅱ study. J Clin Oncol, 2020, 38 (15_suppl): e21587.

[16] Ren SX, He JX, Fang Y, et al. Camrelizumab plus apatinib in treatment-naive patients with advanced non-squamous NSCLC: a multicenter, open-label, single-arm, phase 2 trial. JTO Clin Res Rep, 2022, 3 (5): 100312.

[17] Socinski MA, Jotte RM, Cappuzzo F, et al. Atezolizumab for first-line treatment of metastatic nonsquamous NSCLC. N Engl J Med, 2018, 378 (24): 2288-2301.

[18] Paz-Ares L, Ciuleanu TE, Cobo M, et al. First-line nivolumab plus ipilimumab combined with two cycles of chemotherapy in patients with non-small-cell lung cancer (CheckMate 9LA): an international, randomised, open-label, phase 3 trial. Lancet Oncol, 2021, 22 (2): 198-211.

[19] Garon EB, Rizvi NA, Hui R, et al. Pembrolizumab for the treatment of non-small-cell lung cancer. N Engl J Med, 2015, 372 (21): 2018-2028.

[20] Herbst RS, Baas P, Kim DW, et al. Pembrolizumab versus docetaxel for previously treated, PD-L1-positive, advanced non-small-cell lung cancer (KEYNOTE-010): a randomised

controlled trial. Lancet，2016，387（10027）：1540-1550.

[21] Gettinger S，Horn L，Jackman D，et al. Five-year follow-up of nivolumab in previously treated advanced non-small-cell lung cancer：results from the CA209-003 Study. J Clin Oncol，2018，36（17）：1675-1684.

[22] Brahmer J，Reckamp KL，Baas P，et al. Nivolumab versus docetaxel in advanced squamous-cell non-small-cell lung cancer. N Engl J Med，2015，373（2）：123-135.

[23] Borghaei H，Paz-Ares L，Horn L，et al. Nivolumab versus docetaxel in advanced nonsquamous non-small-cell lung cancer. N Engl J Med，2015，373（17）：1627-1639.

[24] Wu YL，Lu S，Cheng Y，et al. Nivolumab versus docetaxel in a predominantly chinese patient population with previously treated advanced NSCLC：Checkmate 078 randomized phase Ⅲ clinical trial. J Thorac Oncol，2019，14（5）：867-875.

[25] Borghaei H，Gettinger S，Vokes EE，et al. Five-year outcomes from the randomized，phase Ⅲ trials CheckMate 017 and 057：nivolumab versus docetaxel in previously treated non-small-cell lung cancer. J Clin Oncol，2021，39（7）：723-733.

[26] Rittmeyer A，Barlesi F，Waterkamp D，et al. Atezolizumab versus docetaxel in patients with previously treated non-small-cell lung cancer（OAK）：a phase 3，open-label，multicentre randomised controlled trial. Lancet，2017，389（10066）：255-265.

[27] Antonia SJ，Villegas A，Daniel D，et al. Durvalumab after chemoradiotherapy in stage Ⅲ non-small-cell lung cancer. N Engl J Med，2017，377（20）：1919-1929.

[28] Gray JE，Villegas A，Daniel D，et al. Three-year overall survival with durvalumab after chemoradiotherapy in stage Ⅲ NSCLC-update from PACIFIC. J Thorac Oncol，2020，15（2）：288-293.

[29] Spigel DR，Faivre-Finn C，Gray JE，et al. Five-year survival outcomes with durvalumab after chemoradiotherapy in unresectable stage Ⅲ NSCLC：an update from the PACIFIC trial. 2021 ASCO，abs 8511.

[30] Forde PM，Chaft JE，Smith KN，et al. Neoadjuvant PD-1 blockade in resectable lung cancer. N Engl J Med，2018，378（21）：1976-1986.

[31] Provencio M，Nadal E，Insa A，et al. Neoadjuvant chemotherapy and nivolumab in resectable non-small-cell lung cancer（NADIM）：an open-label，multicentre，single-arm，phase 2 trial. Lancet Oncol，2020，21（11）：1413-1422.

[32] Kwiatkowski DJ，Rusch VW，Chaft JE，et al. Neoadjuvant atezolizumab in resectable non-small cell lung cancer（NSCLC）：interim analysis and biomarker data from a multicenter study（LCMC3）. J Clin Oncol，2019，37（15 Suppl）：8503.

[33] Spicer J，Wang C，Tanaka F，et al. Surgical outcomes from the phase 3 CheckMate 816 trial：Nivolumab（NIVO）+ platinum-doublet chemotherapy（chemo）vs chemo alone as neoadjuvant treatment for patients with resectable non-small cell lung cancer（NSCLC）. J Clin Oncol，2021，39（suppl 15）：8503.

[34] Wakelee HA. IMpower010：primary results of a phase Ⅲ global study of atezolizumabversus best supportive care after adjuvant chemotherapy in resected stage Ⅰ B-ⅢA non-small cell lung

cancer（NSCLC）. 2021，ASCO Abstract，8500.

[35] Antonia SJ，López-martin JA，Bendell J，et al. Nivolumab alone and Nivolumab plus ipilimumab in recurrent small-cell lung cancer（CheckMate 032）: a multicentre，open-label，phase 1/2 trial. Lancet Oncol，2016，17（7）: 883-895.

[36] Ott PA，Elez E，Hiret S，et al. Pembrolizumab in patients with extensive-stage small-cell lung cancer: results from the phase Ⅰb KEYNOTE-028 Study. J Clin Oncol，2017，35（34）: 3823-3829.

[37] Verma V，Sharma G，Singh A. Immunotherapy in extensive small cell lung cancer. Exp Hematol Oncol，2019，8: 5.

[38] Horn L，Mansfield AS，Szczęsna A，et al. First-line Atezolizumab plus chemotherapy in extensive-stage small-cell lung cancer. N Engl J Med，2018，379（23）: 2220-2229.

[39] Paz-Ares L，Dvorkin M，Chen Y，et al. Durvalumab plus platinum-etoposide versus platinum-etoposide in first-line treatment of extensive-stage small-cell lung cancer （CASPIAN）: a randomised，controlled，open-label，phase 3 trial. Lancet，2019，394（10212）: 1929-1939.

[40] Prelaj A，Tay R，Ferrara R，et al. Predictive biomarkers of response for immune checkpoint inhibitors in non-small-cell lung cancer. Eur J Cancer，2019，106: 144-159.

[41] Zhou Y，Lin Z，Zhang X，et al. First-line treatment for patients with advanced non-small cell lung carcinoma and high PD-L1 expression: pembrolizumab or pembrolizumab plus chemotherapy. J Immunother Cancer，2019，7（1）: 120.

[42] Liang H，Liu Z，Cai X，et al. PD-（L）1 inhibitors vs. chemotherapy vs. their combination in front-line treatment for NSCLC: an indirect comparison. Int J Cancer，2019，145（11）: 3011-3021.

[43] Lichtenstein MRL，Nipp RD，Muzikansky A，et al. Impact of age on outcomes with immunotherapy in patients with non-small cell lung cancer. J Thorac Oncol，2019，14（3）: 547-552.

[44] Lisberg A，Cummings A，Goldman JW，et al. A phase Ⅱ study of Pembrolizumab in EGFR-mutant，PD-L1+，tyrosine kinase inhibitor naïve patients with advanced NSCLC. J Thorac Oncol，2018，13（8）: 1138-1145.

[45] Ahn MJ，Sun JM，Lee SH，et al. EGFR TKI combination with immunotherapy in non-small cell lung cancer. Expert Opin Drug Saf，2017，16（4）: 465-469.

[46] Owen D，Chaft JE. Immunotherapy in surgically resectable non-small cell lung cancer. J Thorac Dis，2018，10（Suppl 3）: S404-S411.

第二章 肺癌肿瘤免疫微环境特征

第一节 非小细胞肺癌肿瘤免疫微环境特征

非小细胞肺癌（NSCLC）作为肺癌最常见的类型，5 年生存率约为 15%。近来，以免疫检查点抑制剂（ICI）为代表的免疫疗法极大地改变了 NSCLC 的治疗模式，逐渐被大众所熟知和关注。肿瘤免疫治疗通过激活人体免疫系统，依靠自身的免疫功能杀灭肿瘤细胞。鉴于肿瘤免疫治疗独特的创新性及良好的应用前景，美国 *Science* 在 2013 年将其评为本年度最重要的科学突破。目前已有多款 ICI 被美国食品药品监督管理局（FDA）和中国国家药品监督管理局（NMPA）批准用于治疗 NSCLC。

虽然肿瘤免疫治疗取得了令人瞩目的成绩，未来有望使患者获得长期生存，但仍有一大部分患者对治疗没有反应，甚至出现免疫相关不良反应。随着研究的不断深入，人们逐渐认识到肿瘤免疫微环境（tumor immune microenvironment，TIME）的复杂性及多样性。肿瘤细胞与免疫细胞、免疫细胞与免疫细胞在肺癌微环境中相互作用，进而影响肺癌的发生、发展及肿瘤对免疫治疗的反应。因此深入分析和了解 TIME 不仅有助于发掘免疫治疗新靶点进而开发免疫相关药物，同时也有助于指导临床免疫治疗策略进而改善肺癌患者对治疗的反应。

一、非小细胞肺癌免疫微环境中免疫细胞的组成

免疫细胞是 TIME 的基本组成成分。肿瘤浸润免疫细胞包括先天性和适应性免疫细胞群，分别介导天然免疫应答和适应性免疫应答。天然免疫系统（固有免疫系统）主要由吞噬细胞组成，包括中性粒细胞、肥大细胞、巨噬细胞（CD68$^+$）、树突状细胞（dendritic cell，DC）、自然杀伤细胞（natural killer cell，NK 细胞）（CD56$^+$CD3$^-$）和 NK T 细胞（CD56$^+$CD3$^+$），是抵御外来病原体和恶性转化细胞的第一道防线。然而，通过肿瘤"重组"的固有免疫系统还可通过促进肿瘤血管生成、侵袭和转移来刺激肿瘤生长，而适应性免疫系统则倾向于抑制肿瘤生长。适应性免疫系统主要由细胞毒性 T 细胞（cytotoxic T lymphocyte，CTL）（CD8$^+$）、辅助性 T 细胞（T helper，Thcell）（CD4$^+$）及 B 细胞（CD20$^+$）介导。适应性免疫系统作为第二道防线，识别外来抗原后进行克隆扩增，进而通过抗原特异性分

子发挥作用。在 TIME 中，肿瘤细胞常诱导免疫抑制微环境，这有利于免疫抑制细胞群的发展，如骨髓源性抑制细胞（myeloid-derived suppressor cell，MDSC）和调节性 T 细胞（regulatory T cell，Treg）[1]。免疫细胞的类型、密度和位置在肿瘤的发展中起着重要的作用，对肿瘤的诊断和预后也具有重要的价值[2]。

（一）中性粒细胞

肿瘤相关中性粒细胞（tumor-associated neutrophil，TAN）是肿瘤浸润细胞的重要组成部分，在包括肺癌的多种肿瘤中积聚，参与调节肿瘤的进展尤其是肿瘤细胞的免疫和炎症反应[3-6]。浸润小鼠肿瘤的中性粒细胞可通过支持肿瘤相关炎症、血管生成和转移促进肿瘤的发生，也可通过其强大的抗菌杀菌机制及抗体依赖的细胞介导的细胞毒作用抑制肿瘤的生长[7-11]。鉴于小鼠 TAN 对肿瘤生长的不同影响，Fridlender 等提出了抗肿瘤的"N1"型中性粒细胞与促肿瘤的"N2"型中性粒细胞[12]。有研究表明，在 KRAS（kirsten rat sarcoma viral oncogen）驱动的肺腺癌小鼠肿瘤微环境中还存在一个离散的免疫细胞亚群：高表达 SiglecF（唾液酸结合免疫球蛋白样凝集素 F）的中性粒细胞，这些中性粒细胞可以被成骨细胞控制，并通过促进肿瘤血管生成、肿瘤细胞增殖、细胞外基质重塑和免疫抑制性骨髓细胞募集等促进肿瘤的发展[13]。在 KRAS 驱动的肺腺癌小鼠中还发现中性粒细胞通过稳定 snail 表达促进肿瘤发展[14]。中性粒细胞还可表达 IL-1β，进而介导对 NF-κB 抑制剂的耐药[15]。目前，有关中性粒细胞的研究数据大多来源于小鼠模型，而它在人类癌症中的作用仍有很大的未知。已知中性粒细胞在 NSCLC 患者免疫细胞组成中占主导[16]。多项研究还证实中性粒细胞与淋巴细胞比率（neutrophil-lymphocyte ratio，NLR）与 NSCLC 患者预后不良及免疫治疗低应答相关[17-19]。一项对早期 NSCLC 患者的研究发现一种独特的肿瘤浸润中性粒细胞亚群，可同时表达中性粒细胞和抗原提呈细胞（antigen presenting cell，APC）的标记，这类细胞具备"交叉提呈"功能，并能增强 T 细胞的抗肿瘤免疫反应[20]。迄今为止，中性粒细胞在肺癌发生发展中的作用逐渐受到关注。通过对肺癌患者中性粒细胞表型特征及功能的进一步研究，有望为肺癌治疗寻找到新的免疫治疗策略。

（二）肥大细胞

肥大细胞（mast cell，MC）是常见的固有免疫细胞，广泛分布于呼吸道黏膜。肥大细胞来源于骨髓内 CD34+ 造血干细胞，并逐渐迁移到外周组织定居并分化成熟[21, 22]。在 TIME 中，肥大细胞同时具有促肿瘤和抗肿瘤特性。肥大细胞在活化和脱颗粒后，积极招募固有免疫细胞和适应性免疫细胞，主要是中性粒细胞、巨噬细胞、嗜酸性粒细胞、B 细胞和 T 细胞，以协调抗肿瘤免疫反应[23]。相反地，肥大细胞也可通过释放 IL-8、类胰蛋白酶、糜蛋白酶等支持血管生成及通过释放基质金属蛋白酶（matrix metalloproteinase，MMP9）降解细胞外基质，促进肿瘤进展转移[23, 24]。对支气管肺癌患者进行支气管肺泡灌洗，发现这些患者的肥大细胞数量增加[25-27]。此外，NSCLC 中肥大细胞浸润的增加与血管生成和不良预后相关[28-31]。然而，Tataroğlu 等认为肿瘤内肥大细胞与 NSCLC 的血管生成之间没有相关性[32]。另一项研究发现肥大细胞与 NSCLC 的存活率之间也没有相关性[33]。

在此基础上，Welsh 等对肥大细胞在肿瘤内的分布及定位进行研究，发现部分 NSCLC 患者肿瘤基质内肥大细胞数量相似，但当肥大细胞定位于癌巢基质时，该类患者具有生存优势[34]。人体内肥大细胞主要存在两种表型：一种是仅含有类胰蛋白酶的肥大细胞（mast cell with tryptase alone，MCT），另一种是同时含有类胰蛋白酶和糜蛋白酶的肥大细胞（mast cell with both tryptase and chymotryptic proteinase，MCTC）[35]。Shikotra 等研究发现癌巢内 MCT 和 MCTC 两种表型肥大细胞含量的增加有望延长 NSCLC 患者的生存期[36]。进一步研究发现癌巢内这两种表型的肥大细胞通过产生 TNF-α 促进 T 细胞增殖及诱导巨噬细胞产生细胞毒活性，参与机体抗肿瘤免疫[36-38]。肥大细胞作为肿瘤免疫中的一把"双刃剑"，其表型亚群及所处解剖部位不同，对肺癌的作用及预后均产生不同影响。

（三）巨噬细胞

肿瘤相关巨噬细胞（tumor-associated macrophage，TAM）是肿瘤微环境中最丰富的免疫细胞群之一，在多种实体恶性肿瘤包括肺癌中发挥着重要作用。TAM 可能参与肿瘤发生、新生血管生成、免疫抑制性微环境重塑、肿瘤耐药、复发和远处转移等多个过程。巨噬细胞具有高度可塑性[39-40]。在肿瘤微环境细胞因子的影响下，巨噬细胞分化成不同类型的 TAM，主要分为经典活化巨噬细胞（M1 型）和替代性活化巨噬细胞（M2 型），这一过程称为巨噬细胞极化。M1 型巨噬细胞由 Th1 细胞因子干扰素（inter feron，IFN）-γ 驱动，表达 IL-6、IL-12 和 IL-23 等促炎因子，是有效的抗肿瘤细胞。M2 型巨噬细胞上调巨噬细胞甘露糖受体（CD206）、清道夫受体（CD204、MARCO、CD163 等）及免疫抑制细胞因子如 IL-10 等的表达，为肿瘤生长提供免疫抑制环境，促进肿瘤进展[41, 42]。

M1 型和 M2 型巨噬细胞在 NSCLC 癌巢和肿瘤间质中的分布不同，且与患者的生存率密切相关[43]。已知，NSCLC 中的 TAM 表型主要以 M2 样标志物为特征，如 CD163、CD204 和 MARCO 等[44]。对 NSCLC 患者中 TAM 的回顾性研究表明癌组织中约 70%TAM 为 M2 型巨噬细胞，其余 30% 为 M1 型巨噬细胞；其中癌巢内 M1 型巨噬细胞密度可作为患者生存时间的独立预测因子[45]。对 553 例 NSCLC 患者的组织芯片分析显示转移性淋巴结中的 M1 型巨噬细胞与患者生存率提高密切相关，可作为独立的预后标志物[46]。另外大量研究表明，M2 型巨噬细胞与肺癌的低生存率和高转移率呈正相关。一项对来自日本的 160 例 NSCLC 患者的临床研究发现，肿瘤间质和肺泡内 CD163$^+$TAM 高浸润与循环中 C-反应蛋白（C-reactive protein，CRP）水平、Ki-67 增殖指数、肿瘤分化、淋巴结转移和病理分期显著相关，且肿瘤间质和肺泡 CD163$^+$TAM 高浸润患者的无病生存期（DFS）和总生存期（OS）显著降低，而癌巢内 CD163$^+$TAM 与上述参数无相关性[47]。另一项对来自丹麦的 335 名 I～ⅢA 期 NSCLC 患者的研究显示，癌巢和肿瘤间质内 CD163$^+$TAM 的高浸润与 CRP 水平升高和淋巴结转移有关，而与无复发生存（RFS）或 OS 无关[48]。此外，多项研究还证实 NSCLC 中 TAM 具有很大的异质性，其表达的特异性标志物对预测患者预后具有重要的价值[44, 49-55]。近来观点认为，TIME 中存在的巨噬细胞表型是一个连续统一体，并不能仅以 M1-M2 二分法来区分[56]。鉴于巨噬细胞表型的异质性，TAM 在 NSCLC 中的预后相关性仍有待解决，未来的研究旨在更全面地分析 TAM 在 NSCLC 中的特点及其功能和临床意义。

（四）树突状细胞

树突状细胞（DC）是体内功能最强的专职性 APC，它们来源于造血骨髓祖细胞，随后转化为未成熟的 DC。未成熟的 DC 具有较强的抗原吞噬能力及迁移能力，通过在外周组织中摄取抗原并对其进行处理，然后迁移到淋巴结等次级淋巴组织的 T 细胞区，与 T 细胞接触。通过上述过程未成熟 DC 分化为成熟的 DC，并表达参与 T 细胞活化的细胞表面共刺激分子，包括 CD80、CD86、CD40 及趋化受体，如 CC 型趋化因子受体 7（CC chemokine receptor 7，CCR7）[57, 58]。DC 在人和小鼠中由不同的亚型组成，包括浆细胞样树突状细胞（pDC）、经典树突状细胞（cDC）和炎症性树突状细胞（inf-DC）等，并与肿瘤微环境相互作用，增强或抑制抗肿瘤免疫（图 2-1）[59, 60]。

在 NSCLC 患者中，从肿瘤中分离出的 DC 是不成熟的，表明肺癌细胞阻断了 DC 的成熟[61]。经 Toll 样受体刺激后，DC 可有部分表型成熟，但抗原提呈功能及细胞因子分泌能力也明显减弱[61]。对人肺肿瘤和非肿瘤进行单细胞配对转录分析发现 2 个主要的 cDC 亚群，它们在转录及功能方面存在不同：一个亚群由 CD141$^+$ DC 组成，主要与 CD8$^+$ T 细胞相互作用，另一个亚群包含 CD1c$^+$ DC，主要与 CD4$^+$ T 细胞相互作用。与非肿瘤肺组织相比，早期肺腺癌组织中 CD141$^+$ DC 的浸润比例明显降低，表明肿瘤组织中具备激活 CD8$^+$ T 细胞功能的 DC 亚群显著减少[62]。从机制上讲，肺肿瘤分离的 DC 表达高水平的协同抑制分子 B7-H3（也称为 CD276），分泌的 IL-10 增多和 IL-12p70 减少，共同导致对 T 细胞的刺激能力下降[63]。人 DC 还产生转化生长因子（transforming growth factor，TGF）-β，诱导 CD4$^+$T 细胞分化为 CD4$^+$CD25$^+$FOXP3$^+$ Treg，抑制 T 细胞增殖[64]。综上所述，肺肿瘤可以诱导 DC 功能的改变来影响肿瘤的进程，但这种改变是如何发生的，以及肿瘤的哪些特异性信号可以与 DC 相互作用仍待深入研究。

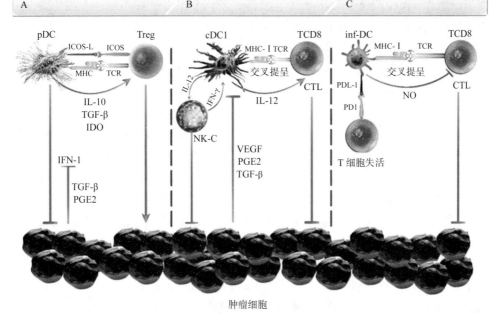

图 2-1　DC 亚型在肿瘤微环境中的生物学功能[59]

A. pDC 可分泌高水平 IFN-1，IFN-1 通过对肿瘤细胞、病毒感染细胞、免疫细胞及邻近细胞的直接作用，发挥其抗肿瘤的特性，而肿瘤细胞通过产生 TGF-β 和 PGE2，抑制 IFN-1 的水平。在肿瘤微环境中，pDC 还表达高水平 ICOS-L，同时分泌各种细胞因子包括 TGF-β、IL-10 和 IDO，进而诱导调节性 T 细胞的产生；B. 在人和小鼠中，cDC 分为 cDC1（CD141⁺）和 cDC2（CD1c⁺）两个亚群。cDC1 具有高效的抗原提呈功能，可将抗原交叉提呈给 CD8⁺T 细胞，并分泌细胞因子 IL-12，进而激活 CD8⁺T 细胞，使其转化为 CTL。IL-12 还可激活 NK 细胞。活化的 NK 细胞产生 IFN-γ，又可激活 cDC1，形成正反馈途径。此外肿瘤细胞通过分泌的 VEGF、PGE2 和 TGF-β 可抑制 cDC1 的功能；C. inf-DC 一方面将抗原交叉提呈给 CD8⁺T 细胞，并将其转化为 CTL，另一方面，释放 NO 抑制 CD8⁺T 细胞功能。此外 inf-DC 表达的 PD-L1 与 T 细胞上的 PD-1 结合并使 T 细胞失活

注：cDC，经典树突状细胞；CTL，细胞毒性 T 淋巴细胞；ICOS-L，诱导型 T 细胞共刺激配体；inf-DC，炎症性树突状细胞；IFN，干扰素；IL，白细胞介素；MHC，主要组织相容性复合体；NK 细胞，自然杀伤细胞；NO，一氧化氮；pDC，浆细胞样树突状细胞；PD，程序性死亡；PGE2，前列腺素 E2；TCR，T 细胞受体；TGF，转化生长因子；Treg，调节性 T 细胞；VEGF，血管内皮生长因子；IDO，吲哚胺 2,3-双加氧酶

扫封底二维码获取彩图

（五）自然杀伤细胞

自然杀伤细胞（NK 细胞）是天然免疫系统中的细胞毒性淋巴细胞，既能直接识别杀伤靶细胞如肿瘤细胞，又能间接增强抗体和 T 细胞介导的免疫反应，在抗肿瘤免疫中发挥关键作用[65, 66]。在稳态条件下，NK 细胞约占血液循环淋巴细胞的 10%；表型上，NK 细胞被定义为 CD3⁻/TCR⁻，CD56⁺和 CD16⁺（2020-23）。根据细胞上 CD56 分子表达密度不同，NK 细胞可分成两个主要的亚群，即 CD56^{dim} 和 CD56^{bright} 两个亚群[67]。一般来说，CD56^{dim}/CD16^{bright} 亚群占 NK 细胞的 85%～90%，主要发挥细胞毒性作用，CD56^{bright}/CD16^{dim} 亚群可产生大量的趋化因子及

促炎细胞因子如 IFN-γ、TNF-α 等，发挥免疫调节作用[68]。当然，上述功能也并不是绝对的。在细胞因子如 IL-15 的刺激下，CD56^{bright} 亚群 NK 细胞可通过 PI3K/Akt/mTOR 和 MEK/ERK 信号通路发挥强大的抗肿瘤细胞毒性作用[69]。此外 NK 细胞还表达多种受体，传递激活或抑制信号，如激活受体 NKG2D，自然杀伤受体 NKp30、NKp44、NKp46 和 NKp80，SLAM 家族受体和杀伤细胞免疫球蛋白样受体（killer cell immunoglobulin-like receptor，KIR）家族等[70]。

在 NSCLC 患者中，NK 细胞的功能障碍状态与 NK 细胞受体的下调、脱颗粒的减少和 IFN-γ 表达的丢失有关[71]。已知，NK 细胞可产生细胞溶解酶和细胞因子，包括颗粒酶 B、穿孔素和 IFN-γ 等，抑制肺癌细胞增殖[72]。肺癌细胞也会释放免疫抑制性细胞因子，如 IL-10、TGF-β 等，抑制 NK 细胞功能[73-76]。例如，TGF-β1 通过选择性下调 NK 细胞表面受体 NKp30 和 NKG2D 的表达，抑制 NK 细胞介导的细胞毒性作用[77]。此外，NK 细胞上特异性分子的表达水平与肺癌患者的预后生存密切相关。肺腺癌患者中，CD3$^-$CD56$^+$NK 细胞和 CD3$^-$CD56^{dim}NK 细胞亚群中 T 细胞免疫球蛋白黏蛋白 3（T cells immunoglobulin domain and mucin domain-3，TIM-3）的高表达与 NK 细胞毒性降低和患者预后不良相关[78]；NSCLC 患者中 NK 细胞受体 NCR1/NKp46 和 NCR3/NKp30 mRNA 水平降低，与患者总体生存率和无进展生存率降低相关[79]。有研究表明肿瘤组织 NK 细胞的浸润与肺癌患者的良好预后相关[80]。Carrega 等发现，从癌组织分离的肿瘤浸润性 CD56$^+$NK 细胞的细胞毒性低于外周血或正常肺组织中 NK 细胞的细胞毒性[81]。在切除的 NSCLC 组织中发现，肿瘤浸润 NK 细胞数量的增加与患者良好的生存预后相关[80, 82]。在一项针对 Ⅰ～ⅢA 期 NSCLC 的队列研究中发现，基质 CD56$^+$NK 细胞数量的增加与疾病特异性生存率（disease specific survival，DSS）的改善显著相关，并可作为肺癌的独立预后因子[83]。近年来 NK 细胞在肺癌中的作用及重要性受到关注，但是目前有关 NK 细胞亚群的鉴定及其在肺癌发生发展中的作用机制仍有待进一步研究阐明。

（六）T 细胞

T 细胞是适应性免疫系统中的关键细胞，在肿瘤免疫中发挥重要作用。CD8$^+$ CTL 通过 T 细胞受体（T cell receptor，TCR）特异性地识别靶细胞表面的抗原肽-MHC Ⅰ 分子复合物，继而分泌 IFN-γ、穿孔素和颗粒酶 B 等，清除溶解肿瘤细胞[84]。CD4$^+$ T 细胞作为重要的辅助性细胞包括调节性 CD4$^+$CD25$^+$T 细胞（Treg 细胞）、Th1 细胞、Th2 细胞及 Th17 细胞亚群，可通过分泌多种细胞因子参与机体的抗肿瘤免疫应答。尽管 CD8$^+$T 细胞在抗肿瘤免疫中起着核心作用，但有效的抗肿瘤免疫应答需要 CD8$^+$T 细胞和 CD4$^+$T 细胞的共同作用。

肿瘤浸润 T 细胞在癌症中具有一定的预后价值。在 NSCLC 中，CD4$^+$Th1 细胞、活化的 CD8$^+$ T 细胞及 γδT 细胞通常参与 I 型免疫应答，并与患者的良好预后相关[85, 86]，而 Th2 细胞、Th17 细胞和 Foxp3$^+$ Treg 细胞通常与肿瘤进展及不良预后密切相关[87]。肿瘤浸润 T 细胞还可介导对 ICI 的治疗反应。在 *KRAS* 驱动的 NSCLC 小鼠模型中发现，程序性死亡受体 1（PD-1）抑制剂可通过增强 CD4$^+$ T 细胞和 CD8$^+$ T 细胞增殖及增加 CD4$^+$ T 细胞中效应细胞因子的产生，显著抑制肿瘤生长。当特异性地去除 CD4$^+$ T 细胞和 CD8$^+$ T 细胞后，PD-1 抑制剂治疗疗效明显下降[88]。此外，Treg 细胞通过影响肿瘤微环境参与肺癌发生发展。肺腺癌小鼠模型试验表明 Treg 细胞可抑制 CD8$^+$T 细胞介导的抗肿瘤免疫。在 NSCLC 中，Treg 还与血管生成和转移增强因子环氧合酶-2（cyclooxygenase-2，COX2）的表达相关，其中肿瘤内 Foxp3$^+$淋巴细胞数量的增加与 COX2 高表达呈正相关[87]。长时间持续暴露抗原或慢性炎症可导致 T 细胞功能障碍或衰竭，其特征是细胞效应功能和记忆功能丧失[89]。在 NSCLC 中，肿瘤进展与 T 细胞衰竭标志物表达升高相关，包括 PD-1、TIM-3、细胞毒性 T 淋巴细胞相关抗原 4（cytotoxic T lymphocyte-associated antigen-4，CTLA-4）、淋巴细胞激活基因 3（lymphocyte activation gene 3，LAG-3）及 B 细胞和 T 细胞衰减因子（B and T lymphocyte attenuator，BTLA）等[90]。因此深入研究 T 细胞及其亚群在肺癌免疫微环境中的功能及作用机制，有望为临床肺癌的治疗提供理论依据。

（七）B 细胞

肿瘤浸润性 B 细胞（tumor infiltrating B lymphocyte，TIB）作为肿瘤微环境的重要组成部分，存在于肺癌发展的各个阶段，对肺癌的发生发展起着重要的作用。此外，TIB 还参与体液免疫及细胞免疫，具有独特的抗肿瘤免疫效应。TIB 在肿瘤中的定位受肿瘤微环境中多种信号影响。在 NSCLC 患者中，TIB 主要位于三级淋巴结构（tertiary lymphoid structure，TLS）内，以原始细胞到终末分化浆细胞的连续体形式存在。B 细胞通过 TLR4 信号产生趋化因子[chemokine（C-X-C motif）ligand，CXCL]-13 和淋巴毒素，维持 TLS 在肺肿瘤微环境中的结构和功能，TLR4 信号还作为正反馈环促进 TLS 的形成[91, 92]。TLS 表现出次级淋巴器官的特征，具有持续的免疫反应，其存在与 NSCLC 和其他肿瘤的临床转归密切相关[93, 94]。

NSCLC 中 B 细胞的浸润水平明显高于周围组织或远处非肿瘤组织[95]。TLS 是在慢性炎症如肿瘤等区域发现的一种异位淋巴组织，通常由生发中心（germinal center，GC）B 细胞、滤泡树突状细胞、效应 T 细胞及高内皮微静脉（high endothelial venule，HEV）等组成的，为抗肿瘤细胞和体液免疫应答提供场所。高内皮微静脉通过配体/受体相互作用、黏附分子、趋化因子等介导 B 细胞归巢及向肿瘤组织迁移。其中肿瘤细胞、滤泡树突状细胞及滤泡辅助性 T 细胞分泌的 B 细胞趋化因子 CXCL13，认为是 B 细胞浸润至肺肿瘤的重要原因。Germain 等详细描述了肺癌中的 TLS 结构,该结构分成 B 细胞富集区和 T 细胞富集区[96]。B 细胞富集区可进一步划分为生发中心核心区和边缘区。在 GC 内,TIB 具有 GC 表型(Bcl6$^+$CD20$^+$/Ki67$^+$CD20$^+$)的 B 细胞增加,并进一步增殖分化为浆细胞[96, 97]。此外,GC 表型的 B 细胞表达活化诱导胞苷脱氨酶,这是免疫球蛋白体细胞超突变和类开关重组的关键酶[96, 98]。在功能上,一方面,抗肿瘤 B 细胞不仅通过分泌免疫球蛋白抑制肿瘤生长,还可促进 T 细胞应答,甚至可直接杀伤肿瘤细胞;另一方面,调节性 B 细胞(regulatory B cell,Breg)可抑制肿瘤免疫应答。Breg 通过产生免疫抑制细胞因子调节 T 细胞、NK 细胞和 MDSC 功能及扩增水平,或分泌病理性抗体,又或促进血管生成等参与促肿瘤作用(图 2-2)[99]。在肺癌免疫微环境中,进一步研究 B 细胞的功能有望为 NSCLC 提供新的免疫治疗策略。

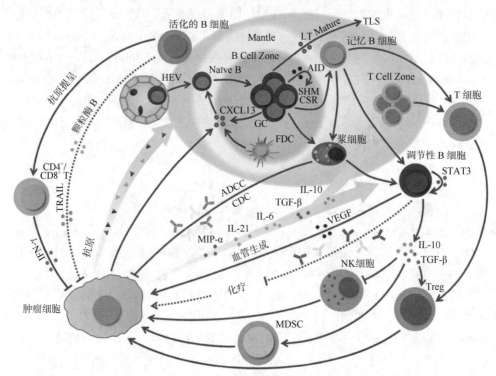

图 2-2 肺癌中 B 细胞的动态转化过程及其免疫调节作用[99]

GC. 生发中心;FDC. 滤泡树突状细胞;HEV. 高内皮微静脉;B Cell Zone. B 细胞富集区;T Cell Zone. T 细胞富集区;Mantle. 边缘区;AID. 活化诱导胞苷脱氨酶;SHM. 体细胞超突变;CSR. 类开关重组。大的蓝色区域代表肺肿瘤内的 TLS。实线和虚线分别描述了 B 细胞已证实的和潜在的功能及作用

扫封底二维码获取彩图

二、靶向肿瘤免疫微环境的潜在治疗策略

癌症免疫治疗的一个重大突破是使用 ICI。以抗 PD-1/PD-L1 抗体为代表的 ICI

单独或联合化疗可显著提高晚期或转移性 NSCLC 患者的总生存率。然而在临床实践中，ICI 阳性反应率仍偏低。因此，开发靶向肿瘤微环境的新的免疫治疗药物迫在眉睫。目前越来越多的细胞模型、临床前动物研究及临床试验正在如火如荼地开展中。

多种靶向免疫细胞及其分泌因子的免疫治疗的临床试验正在开展。以巨噬细胞为中心的治疗策略集中于激活巨噬细胞的抗癌活性或抑制巨噬细胞在肿瘤组织中的募集和定位[100, 101]。CCL2、CCR2、CCR5、CSF1R 抑制剂/抑制性抗体等正处于临床前或临床研究阶段[102]。其他包括双膦酸盐、曲贝替定（trabectedin）、抗 CD40 抗体、抗 CD47 抗体也在开发或已获批[102]。一些针对中性粒细胞的治疗策略的研究也正在进行中，主要侧重于抑制细胞因子，如 IL-8、IL-23、IL-17 等[103, 104]。此外多项临床研究证实，以 NK 细胞、DC 细胞为基础的免疫疗法具有良好的抗肿瘤效果，如使用细胞因子选择性提高 NK 细胞的数量[105]、针对 NK 细胞受体的检查点抑制剂[106, 107]及 DC 疫苗等治疗手段[57]。近来研究还证实，肺癌中 TLS 的形成可促进淋巴细胞的募集及抗肿瘤免疫反应[108]。各种趋化因子、合成分子、APC、抗体和（或）细胞因子通过诱导 TLS 的形成，提高"冷肿瘤"对 ICI 的敏感性。将诱导 TLS 形成的治疗方法与其他免疫疗法如 ICI、疫苗及抗炎免疫药物等联合使用，可进一步提高肿瘤对免疫药物的敏感性[109]。此外，相对于引流区淋巴结，TLS 中肿瘤抗原的含量可能更高[110]。TLS 所处微环境可以诱导更强的 T 细胞反应，防止 T 细胞衰竭或无能。由于 TLS 能够支持有效的抗原提呈和淋巴细胞活化，它已成为肿瘤免疫治疗一个有价值的靶点[111]。

随着医学研究的不断深入，肺癌治疗已迈入精准治疗时代。对肺癌免疫机制的了解日益加深，肺癌的各个阶段都存在着高度复杂的免疫微环境。近来，基于 TIME 在肿瘤免疫监测、免疫逃避中的关键作用，以 TIME 为靶点，单独或联合 ICI 的治疗策略，可能为肺癌患者"长期生存"带来曙光。

（吴　菁　张鹏飞　徐　嵩）

参 考 文 献

[1] Mittal V，El Rayes T，Narula N，et al. The microenvironment of lung cancer and therapeutic implications. Adv Exp Med Biol，2016，890：75-110.

[2] Stankovic B，Bjørhovde HA，Skarshaug R，et al. Immune cell composition in human non-small cell lung cancer. Front Immunol，2019，9：3101.

[3] Brandau S. The dichotomy of neutrophil granulocytes in cancer. Semin Cancer Biol，2013，23（3）：139-140.

[4] Sionov RV，Fridlender ZG，Granot Z. The multifaceted roles neutrophils play in the tumor

microenvironment. Cancer Microenviron, 2015, 8（3）: 125-158.

[5] Granot Z, Jablonska J. Distinct functions of neutrophil in cancer and its regulation. Mediators Inflamm, 2015, 2015: 701067.

[6] Coffelt SB, Wellenstein MD, de Visser KE. Neutrophils in cancer: neutral no more. Nat Rev Cancer, 2016, 16（7）: 431-446.

[7] Grecian R, Whyte MKB, Walmsley SR. The role of neutrophils in cancer. Br Med Bull, 2018, 128（1）: 5-14.

[8] Shaul ME, Fridlender ZG. Neutrophils as active regulators of the immune system in the tumor microenvironment. J Leukoc Biol, 2017, 102（2）: 343-349.

[9] Dallegri F, Ottonello L. Neutrophil--mediated cytotoxicity against tumour cells: state of art. Arch Immunol Ther Exp（Warsz）, 1992, 40（1）: 39-42.

[10] van Egmond M, Bakema JE. Neutrophils as effector cells for antibody-based immunotherapy of cancer. Semin Cancer Biol, 2013, 23（3）: 190-199.

[11] Mantovani A, Cassatella MA, Costantini C, et al. Neutrophils in the activation and regulation of innate and adaptive immunity. Nat Rev Immunol, 2011, 11（8）: 519-531.

[12] Fridlender ZG, Sun J, Kim S, et al. Polarization of tumor-associated neutrophil phenotype by TGF-beta: "N1" versus "N2" TAN. Cancer Cell, 2009, 16（3）: 183-194.

[13] Engblom C, Pfirschke C, Zilionis R, et al. Osteoblasts remotely supply lung tumors with cancer-promoting SiglecF（high）neutrophils. Science, 2017, 358（6367）: eaal5081.

[14] Faget J, Groeneveld S, Boivin G, et al. Neutrophils and snail orchestrate the establishment of a pro-tumor microenvironment in lung cancer. Cell Rep, 2017, 21（11）: 3190-3204.

[15] McLoed AG, Sherrill TP, Cheng DS, et al. Neutrophil-derived IL-1 p impairs the efficacy of NF-κB inhibitors against lung cancer. Cell Rep, 2016, 16（1）: 120-132.

[16] Gu XB, Tian T, Tian XJ, et al. Prognostic significance of neutrophil-to-lymphocyte ratio in non-small cell lung cancer: a meta-analysis. Sci Rep, 2015, 5: 12493.

[17] Mandaliya H, Jones M, Oldmeadow C, et al. Prognostic biomarkers in stage IV non-small cell lung cancer（NSCLC）: neutrophil to lymphocyte ratio（NLR）, lymphocyte to monocyte ratio（LMR）, platelet to lymphocyte ratio（PLR）and advanced lung cancer inflammation index（ALI）. Transl Lung Cancer Res, 2019, 8（6）: 886-894.

[18] Russo A, Russano M, Franchina T, et al. Neutrophil-to-lymphocyte ratio（NLR）, platelet-to-lymphocyte ratio（PLR）, and outcomes with nivolumab in pretreated non-small cell lung cancer（NSCLC）: a large retrospective multicenter study. Adv Ther, 2020, 37（3）: 1145-1155.

[19] Diem S, Schmid S, Krapf M, et al. Neutrophil-to-Lymphocyte ratio（NLR）and Platelet-to-Lymphocyte ratio（PLR）as prognostic markers in patients with non-small cell lung cancer（NSCLC）treated with nivolumab. Lung Cancer, 2017, 111: 176-181.

[20] Singhal S, Bhojnagarwala PS, O'Brien S, et al. Origin and role of a subset of tumor-associated neutrophils with antigen-presenting cell features in early-stage human lung cancer. Cancer Cell, 2016, 30（1）: 120-135.

[21] Schmetzer O，Valentin P，Church MK，et al. Murine and human mast cell progenitors. Eur J Pharmacol，2016，778：2-10.

[22] Dahlin JS，Hallgren J. Mast cell progenitors：Origin，develop-ment and migration to tissues. Mol Immunol，2015，63（1）：9-17.

[23] Hempel HA，Cuka NS，Kulac I，et al. Low intratumoral mast cells are associated with a higher risk of prostate cancer recurrence. Prostate，2017，77（4）：412-424.

[24] Ribatti D，Crivellato E. Mast cells，angiogenesis，and tumour growth. Biochim Biophys Acta，2012，1822（1）：2-8.

[25] Ozdemir O. The role of mast cell density in tumor-associated angiogenesis and survival of squamous cell carcinoma of the lung. J Cancer Res Ther，2015，11（4）：1041.

[26] Khazaie K，Blatner NR，Khan MW，et al. The significant role of mast cells in cancer. Cancer Metastasis Rev，2011，30（1）：45-60.

[27] Nagata M，Shijubo N，Walls AF，et al. Chymase-positive mast cells in small sized adenocarcinoma of the lung. Virchows Arch，2003，443（4）：565-573.

[28] Kawai O，Ishii G，Kubota K，et al. Predominant infiltration of macrophages and CD8(+)T Cells in cancer nests is a significant predictor of survival in stage IV non- small cell lung cancer. Cancer，2008，113（6）：1387-1395.

[29] Qu J，Cheng T，Liu L，et al. Mast cells induce epithelial-to-mesenchymal transition and migration in non-small cell lung cancer through IL-8/Wnt/β-catenin pathway. J Cancer，2019，10（16）：3830-3841.

[30] Tomita M，Matsuzaki Y，Onitsuka T. Correlation between mast cells and survival rates in patients with pulmonary adenocarcinoma. Lung Cancer，1999，26（2）：103-108.

[31] Takanami I，Takeuchi K，Naruke M. Mast cell density is associated with angiogenesis and poor prognosis in pulmonary adenocarcinoma. Cancer，2000，88（12）：2686-2692.

[32] Tataroğlu C，Kargi A，Ozkal S，et al. Association of macrophages，mast cells and eosinophil leukocytes with angiogenesis and tumor stage in non-small cell lung carcinomas（NSCLC）. Lung Cancer，2004，43（1）：47-54.

[33] Dundar E，Oner U，Peker BC，et al. The significance and relationship between mast cells and tumour angiogenesis in non-small cell lung carcinoma. J Int Med Res，2008，36（1）：88-95.

[34] Welsh TJ，Green RH，Richardson D，et al. Macrophage and mast-cell invasion of tumor cell islets confers a marked survival advantage in non-small-cell lung cancer. J Clin Oncol，2005，23（35）：8959-8967.

[35] Irani AA，Schechter NM，Craig SS，et al. Two types of human mast cells that have distinct neutral protease compositions. Proc Natl Acad Sci USA，1986，83（12）：4464-4468.

[36] Shikotra A，Ohri CM，Green RH，et al. Mast cell phenotype，TNF α expression and degranulation status in non-small cell lung cancer. Sci Rep，2016，6：38352.

[37] Nakae S，Suto H，Kakurai M，et al. Mast cells enhance T cell activation：Importance of mast cell-derived TNF. Proc Natl Acad Sci USA，2005，102（18）：6467-6472.

[38] Nakae S，Suto H，Iikura M，et al. Mast cells enhance T cell activation：importance of mast cell

costimulatory molecules and secreted TNF. J Immunol, 2006, 176 (4): 2238-2248.

[39] Mehla K, Singh PK. Metabolic regulation of macrophage polarization in cancer. Trends Cancer, 2019, 5 (12): 822-834.

[40] Pirlog R, Cismaru A, Nutu A, et al. Field cancerization in NSCLC: a new perspective on MicroRNAs in macrophage polarization. Int J Mol Sci, 2021, 22 (2): 746.

[41] Murray PJ, Allen JE, Biswas SK, et al. Macrophage activation and polarization: nomenclature and experimental guidelines. Immunity, 2014, 41 (1): 14-20.

[42] Singh S, Mehta N, Lilan J, et al. Initiative action of tumor-associated macrophage during tumor metastasis. Biochim Open, 2017, 4: 8-18.

[43] Jackute J, Zemaitis M, Pranys D, et al. Distribution of M1 and M2 macrophages in tumor islets and stroma in relation to prognosis of non-small cell lung cancer. BMC Immunol, 2018, 19 (1): 3.

[44] Larionova I, Tuguzbaeva G, Ponomaryova A, et al. Tumor-associated macrophages in human breast, colorectal, lung, ovarian and prostate cancers. Front Oncol, 2020, 10: 566511.

[45] Ma J, Liu L, Che G, et al. The M1 form of tumor-associated macrophages in non-small cell lung cancer is positively associated with survival time. BMC Cancer, 2010, 10: 112.

[46] Rakaee M, Busund LR, Jamaly S, et al. Prognostic value of macrophage phenotypes in resectable non-small cell lung cancer assessed by multiplex immunohistochemistry. Neoplasia, 2019, 21 (3): 282-293.

[47] Sumitomo R, Hirai T, Fujita M, et al. M2 tumor-associated macrophages promote tumor progression in non-small-cell lung cancer. Exp Ther Med, 2019, 18 (6): 4490-4498.

[48] Carus A, Ladekarl M, Hager H, et al. Tumor-associated neutrophils and macrophages in non-small cell lung cancer: no immediate impact on patient outcome. Lung Cancer, 2013, 81 (1): 130-137.

[49] Wang R, Zhang J, Chen S, et al. Tumor-associated macrophages provide a suitable microenvironment for non-small lung cancer invasion and progression. Lung Cancer, 2011, 74 (2): 188-196.

[50] Yadav MK, Inoue Y, Nakane-Otani A, et al. Transcription factor MafB is a marker of tumor-associated macrophages in both mouse and humans. Biochem Biophys Res Commun, 2020, 521 (3): 590-595.

[51] Chen C, Zhu YB, Shen Y, et al. Increase of circulating B7-H4-expressing CD68+ macrophage correlated with clinical stage of lung carcinomas. J Immunother, 2012, 35 (4): 354-358.

[52] Liao Y, Guo S, Chen Y, et al. VSIG4 expression on macrophages facilitates lung cancer development. Lab Invest, 2014, 94 (7): 706-715.

[53] Ho CC, Liao WY, Wang CY, et al. TREM-1 expression in tumor-associated macrophages and clinical outcome in lung cancer. Am J Respir Crit Care Med, 2008, 177 (7): 763-770.

[54] Li Y, Sun BS, Pei B, et al. Osteopontin-expressing macrophages in non-small cell lung cancer predict survival. Ann Thorac Surg, 2015, 99 (4): 1140-1148.

[55] Chen L, Cao MF, Xiao JF, et al. Stromal PD-1 (+) tumor-associated macrophages predict poor

prognosis in lung adenocarcinoma. Hum Pathol, 2020, 97: 68-79.

[56] Ginhoux F, Schultze JL, Murray PJ, et al. New insights into the multidimensional concept of macrophage ontogeny, activation and function. Nat Immunol, 2016, 17 (1): 34-40.

[57] Sadeghzadeh M, Bornehdeli S, Mohahammadrezakhani H, et al. Dendritic cell therapy in cancer treatment: the state-of-the-art. Life Sci, 2020, 254: 117580.

[58] Bandola-Simon J, Roche PA. Dysfunction of antigen processing and presentation by dendritic cells in cancer. Mol Immunol, 2019, 113: 31-37.

[59] Mohsenzadegan M, Peng RW, Roudi R. Dendritic cell/cytokine-induced killer cell-based immunotherapy in lung cancer: What we know and future landscape. J Cell Physiol, 2020, 235 (1): 74-86.

[60] Murphy TL, Grajales-Reyes GE, Wu X, et al. Transcriptional control of dendritic cell development. Annu Rev Immunol, 2016, 34: 93-119.

[61] Perrot I, Blanchard D, Freymond N, et al. Dendritic cells infiltrating human non-small cell lung cancer are blocked at immature stage. J Immunol, 2007, 178 (5): 2763-2769.

[62] Lavin Y, Kobayashi S, Leader A, et al. Innate immune landscape in early lung adenocarcinoma by paired single-cell analyses. Cell, 2017, 169 (4): 750-765.e17.

[63] Schneider T, Hoffmann H, Dienemann H, et al. Non-small cell lung cancer induces an immunosuppressive phenotype of dendritic cells in tumor microenvironment by upregulating B7-H3. J Thorac Oncol, 2011, 6 (7): 1162-1168.

[64] Dumitriu IE, Dunbar DR, Howie SE, et al. Human dendritic cells produce TGF-β1 under the influence of lung carcinoma cells and prime the differentiation of CD4+CD25+Foxp3+ regulatory T cells. J Immunol, 2009, 182 (5): 2795-2807.

[65] Spits H, Cupedo T. Innate lymphoid cells: emerging insights in development, lineage relationships, and function. Annu Rev Immunol, 2012, 30: 647-675.

[66] Sivori S, Pende D, Quatrini L, et al. NK cells and ILCs in tumor immunotherapy. Mol Aspects Med, 2020, 80: 100870.

[67] Cooper MA, Fehniger TA, Caligiuri MA. The biology of human natural killer-cell subsets. Trends Immunol, 2001, 22 (11): 633-640.

[68] Freud AG, Mundy-Bosse BL, Yu J, et al. The broad spectrum of human natural killer cell diversity. Immunity, 2017, 47 (5): 820-833.

[69] Wagner JA, Rosario M, Romee R, et al. CD56 bright NK cells exhibit potent antitumor responses following IL-15 priming. J Clin Invest, 2017, 127 (11): 4042-4058.

[70] Marcus A, Gowen BG, Thompson TW, et al. Recognition of tumors by the innate immune system and natural killer cells. Adv Immunol, 2014, 122: 91-128.

[71] Carrega P, Ferlazzo G. Natural killers are made not born: how to exploit NK cells in lung malignancies. Front Immunol, 2017, 8: 277.

[72] Hodge G, Barnawi J, Jurisevic C, et al. Lung cancer is associated with decreased expression of perforin, granzyme B and interferon (IFN) -γ by infiltrating lung tissue T cells, natural killer (NK) T-like and NK cells. Clin Exp Immunol, 2014, 178 (1): 79-85.

[73] Huang AL, Liu SG, Qi WJ, et al. TGF-β1 protein expression in non-small cell lung cancers is correlated with prognosis. Asian Pac J Cancer Prev, 2014, 15（19）: 8143-8147.

[74] De Vita F, Orditura M, Galizia G, et al. Serum interleukin-10 levels as a prognostic factor in advanced non-small cell lung cancer patients. Chest, 2000, 117（2）: 365-373.

[75] Hatanaka H, Abe Y, Kamiya T, et al. Clinical implications of interleukin（IL）-10 induced by non-small-cell lung cancer. Ann Oncol, 2000, 11（7）: 815-819.

[76] Schneider T, Kimpfler S, Warth A, et al. Foxp3（+）regulatory T cells and natural killer cells distinctly infiltrate primary tumors and draining lymph nodes in pulmonary adenocarcinoma. J Thorac Oncol, 2011, 6（3）: 432-438.

[77] Castriconi R, Cantoni C, Della Chiesa M, et al. Transforming growth factor beta 1 inhibits expression of NKp30 and NKG2D receptors: consequences for the NK-mediated killing of dendritic cells. Proc Natl Acad Sci USA, 2003, 100（7）: 4120-4125.

[78] Xu L, Huang Y, Tan L, et al. Increased Tim-3 expression in peripheral NK cells predicts a poorer prognosis and Tim-3 blockade improves NK cell-mediated cytotoxicity in human lung adenocarcinoma. Int Immunopharmacol, 2015, 29（2）: 635-641.

[79] Fend L, Rusakiewicz S, Adam J, et al. Prognostic impact of the expression of NCR1 and NCR3 NK cell receptors and PD-L1 on advanced non-small cell lung cancer. Oncoimmunology, 2016, 6（1）: e1163456.

[80] Villegas FR, Coca S, Villarrubia VG, et al. Prognostic significance of tumor infiltrating natural killer cells subset CD57 inpatients with squamous cell lung cancer. Lung Cancer, 2002, 35（1）: 23-28.

[81] Carrega P, Morandi B, Costa R, et al. Natural killer cells infiltrating human nonsmall-cell lung cancer are enriched in CD56 bright CD16（-）cells and display an impaired capability to kill tumor cells. Cancer, 2008, 112（4）: 863-875.

[82] Takanami I, Takeuchi K, Giga M. The prognostic value of natural killer cell infiltration in resected pulmonary adenocarcinoma. J Thorac Cardiovasc Surg, 2001, 121（6）: 1058-1063.

[83] Al-Shibli K, Al-Saad S, Donnem T, et al. The prognostic value of intraepithelial and stromal innate immune system cells in non-small cell lung carcinoma. Histopathology, 2009, 55（3）: 301-312.

[84] Lakshmi Narendra B, Eshvendar Reddy K, Shantikumar S, et al. Immune system: a double-edged sword in cancer. Inflamm Res, 2013, 62（9）: 823-834.

[85] Bremnes RM, Busund LT, Kilvær TL, et al. The role of tumor-infiltrating lymphocytes in development, progression, and prognosis of non-small cell lung cancer. J Thorac Oncol, 2016, 11（6）: 789-800.

[86] Schalper KA, Brown J, Carvajal-Hausdorf D, et al. Objective measurement and clinical significance of TILs in non-small cell lung cancer. J Natl Cancer Inst, 2015, 107（3）: dju435.

[87] Marshall EA, Ng KW, Kung SH, et al. Emerging roles of T helper 17 and regulatory T cells in lung cancer progression and metastasis. Mol Cancer, 2016, 15（1）: 67.

[88] Markowitz GJ, Havel LS, Crowley MJ, et al. Immune reprogramming via PD-1 inhibition

enhances early-stage lung cancer survival. JCI Insight, 2018, 3（13）: e96836.

[89] Wherry EJ, Kurachi M. Molecular and cellular insights into T cell exhaustion. Nat Rev Immunol, 2015, 15（8）: 486-499.

[90] Thommen DS, Schreiner J, Müller P, et al. Progression of lung cancer is associated with increased dysfunction of T cells defined by coexpression of multiple inhibitory receptors. Cancer Immunol Res, 2015, 3（12）: 1344-1355.

[91] Litsiou E, Semitekolou M, Galani IE, et al. CXCL13 production in B cells via toll-like receptor/lymphotoxin receptor signaling is involved in lymphoid neogenesis in chronic obstructive pulmonary disease. Am J Respir Crit Care Med, 2013, 187（11）: 1194-1202.

[92] Sautès-Fridman C, Cherfils-Vicini J, Damotte D, et al. Tumor microenvironment is multifaceted. Cancer Metastasis Rev, 2011, 30（1）: 13-25.

[93] Dieu-Nosjean MC, Giraldo NA, Kaplon H, et al. Tertiary lymphoid structures, drivers of the anti-tumor responses in human cancers. Immunol Rev, 2016, 271（1）: 260-275.

[94] Patel AJ, Richter A, Drayson MT, et al. The role of B lymphocytes in the immuno-biology of non-small-cell lung cancer. Cancer Immunol Immunother, 2020, 69（3）: 325-342.

[95] Del Mar Valenzuela-Membrives M, Perea-García F, Sanchez-Palencia A, et al. Progressive changes in composition of lymphocytes in lung tissues from patients with non-small-cell lung cancer. Oncotarget, 2016, 7（44）: 71608-71619.

[96] Germain C, Gnjatic S, Tamzalit F, et al. Presence of B cells in tertiary lymphoid structures is associated with a protective immunity in patients with lung cancer. Am J Respir Crit Care Med, 2014, 189（7）: 832-844.

[97] Dieu-Nosjean MC, Antoine M, Danel C, et al. Long-term survival for patients with non-small-cell lung cancer with intratumoral lymphoid structures. J Clin Oncol, 2008, 26（27）: 4410-4417.

[98] Longerich S, Basu U, Alt F, et al. AID in somatic hypermutation and class switch recombination. Curr Opin Immunol, 2006, 18（2）: 164-174.

[99] Wang SS, Liu W, Ly D, et al. Tumor-infiltrating B cells: their role and application in anti-tumor immunity in lung cancer. Cell Mol Immunol, 2019, 16（1）: 6-18.

[100] Cassetta L, Pollard JW. Targeting macrophages: therapeutic approaches in cancer. Nat Rev Drug Discov, 2018, 17（12）: 887-904.

[101] Cortese N, Donadon M, Rigamonti A, et al. Macrophages at the crossroads of anticancer strategies. Front Biosci（Landmark Ed）, 2019, 24（7）: 1271-1283.

[102] Wang N, Wang S, Wang X, et al. Research trends in pharmacological modulation of tumor-associated macrophages. Clin Transl Med, 2021, 11（1）: e288.

[103] Gonzalez-Aparicio M, Alfaro C. Significance of the IL-8 pathway for immunotherapy. Hum Vaccin Immunother, 2020, 16（10）: 2312-2317.

[104] Shaul ME, Fridlender ZG. Tumour-associated neutrophils in patients with cancer. Nat Rev Clin Oncol, 2019, 16（10）: 601-620.

[105] Di Vito C, Mikulak J, Zaghi E, et al. NK cells to cure cancer. Semin Immunol, 2019, 41:

101272.

[106] Burugu S，Dancsok AR，Nielsen TO. Emerging targets in cancer immunotherapy. Semin Cancer Biol，2018，52（Pt 2）：39-52.

[107] Choucair K，Duff JR，Cassidy CS，et al. Natural killer cells：a review of biology，therapeutic potential and challenges in treatment of solid tumors. Future Oncol，2019，15（26）：3053-3069.

[108] Hofman P. New insights into the interaction of the immune system with non-small cell lung carcinomas. Transl Lung Cancer Res，2020，9（5）：2199-2213.

[109] Sautès-Fridman C，Petitprez F，Calderaro J，et al. Tertiary lymphoid structures in the era of cancer immunotherapy. Nat Rev Cancer，2019，19（6）：307-325.

[110] Yu P，Lee Y，Liu W，et al. Priming of naive T cells inside tumors leads to eradication of established tumors. Nat Immunol，2004，5（2）：141-149.

[111] Sautès-Fridman C，Fridman WH. TLS in Tumors：What Lies Within. Trends Immunol，2016，37（1）：1-2.

第二节 小细胞肺癌肿瘤免疫微环境特征

小细胞肺癌（SCLC）约占所有肺癌病理类型的15%，是一种以恶性度高、生长迅速、早期易发生转移为特征的神经内分泌肿瘤，患者预后极差[1-3]。SCLC分为局限期（limited-stage small cell lung cancer，LS-SCLC）和广泛期（extensive-stage small cell lung cancer，ES-SCLC），5年生存率分别为10%~13%和1%~2%[4, 5]。尽管SCLC对放化疗敏感，但易复发耐药。近30年来，SCLC的药物治疗没有突破，以铂类为主的化疗方案仍是SCLC药物治疗的主要方案。直到近年，免疫治疗的出现为SCLC患者带来了希望，尤其是免疫治疗与化疗联合使用可增加化疗敏感性，而化疗对于免疫微环境的改变也可影响免疫治疗疗效，化疗通过破坏肿瘤细胞，释放肿瘤抗原，使"冷肿瘤"转换为"热肿瘤"，来提高免疫治疗的疗效[6]。目前，ICI联合化疗和免疫单药治疗已经获批成为ES-SCLC患者治疗的新选择。

一、小细胞肺癌免疫微环境特征

SCLC TIME中的免疫细胞主要有CD4[+]T细胞、CD8[+]T细胞、B细胞、NK细胞、巨噬细胞等[7]，这些细胞是与肿瘤细胞相互作用的最主要的免疫细胞，它们抑制或促进肿瘤的生长和转移，构成复杂的免疫微环境网络。已有研究表明TIME与免疫治疗疗效密切相关[8]，因此通过精准分析TIME可以更好地指导SCLC的临床诊疗。TIME相关免疫细胞主要分为抗肿瘤的免疫细胞和促肿瘤的免疫细胞两大类，它们在肿瘤不同的进展阶段发挥着不同作用。

（一）肿瘤浸润淋巴细胞

免疫微环境中肿瘤浸润淋巴细胞（tumor infiltrating lymphocyte，TIL）主要组成部分是 CD3[+] T 细胞和 CD20[+] B 细胞，其中 B 细胞浸润相对较少。CD3[+] T 细胞包括 CD8[+]细胞毒淋巴细胞、CD4[+]辅助性 T 淋巴细胞、CD4[+]调节性 T 淋巴细胞，其中 CD8[+]细胞毒性淋巴细胞被认为是主要的抗肿瘤免疫效应性细胞，其表面的 I 类主要组织相容性复合体（major histocompatibility complex，MHC）对肿瘤相关抗原有限制性和特异性。当 CD8[+]T 细胞结合来自 DC 的抗原后，可产生具有细胞毒性的效应 CD8[+] T 细胞。CD8[+] T 细胞通过与 T 细胞受体结合后产生 IFN-γ、TNF 和颗粒酶 B 靶向肿瘤细胞，导致肿瘤细胞清除[9]。CD4[+]辅助性 T 细胞主要分为经典的 Th1、Th2 及逐渐被认知的 Th17 亚型，Th1 亚型细胞分泌 IL-2 和 IFN-γ，辅助 CD8[+]细胞毒性 T 淋巴细胞，促进抗肿瘤的细胞免疫，Th2 亚型细胞分泌 IL-4、IL-5 和 IL-13，参与 B 细胞介导的体液免疫。Th17 是可特征性分泌 IL-17 和其他炎性细胞因子的辅助性 T 细胞的一个特殊亚群，与经典的 Th1/Th2 细胞相比，Th17 细胞表现出更强的不稳定性和可塑性，并参与炎性疾病、自身免疫性疾病和肿瘤的发展过程。Th17 细胞既可以通过刺激血管形成和抑制免疫活性促进肿瘤生成，又可以通过改变自身表型和分泌相关因子抑制肿瘤[10, 11]。

CD4[+] Treg 细胞可通过产生具有免疫抑制活性的细胞因子（如 IL-10 和 TGF-β），抑制 B 细胞和 T 细胞功能。Carvajal-Hausdorf 等[12]采用多重定量免疫荧光法对 90 例 SCLC 组织芯片标本的检测显示 TIL 种类主要为 CD3[+]/CD8[+]T 细胞和 CD20[+] B 细胞，不同个体 CD3、CD8 和 CD20 的表达水平差异大，平均表达水平低，其中 16%的患者均不表达 CD8 和 CD20。与 NSCLC 比较，表达水平最低的是 CD8，比肺腺癌低 5.4 倍，比肺鳞癌低 6 倍，CD8/CD3 比值也显著低于 NSCLC，说明 SCLC 有较少的 CTL 浸润。研究还发现 CD3[+] TIL 细胞高表达与更好的预后相关，而 CD8[+]或 CD20[+] TIL 细胞浸润程度与预后无关，这可能是因为 CD8[+]细胞数量过低导致。这些现象提示大部分 SCLC 属于免疫"冷肿瘤"[13]。在一项度伐利尤单抗联合奥拉帕利治疗 SCLC 的 II 期临床试验中[14]，共纳入了 14 例可评估的患者，其中 9 例表现为免疫豁免型，而免疫治疗药物更倾向于在 CD8[+]T 细胞浸润的免疫微环境中发挥作用。一项研究对比了 23 例总生存期>4 年的 SCLC 患者和 18 例总生存期≤2 年患者的 TIL，结果显示 CD8[+]TIL 密度是改善 SCLC 总生存期和无病生存期的独立预后因素[15]。

（二）调节性 T 细胞

调节性 T 细胞（Treg）是一群由 CD4[+]T 细胞分化而来的特殊 T 细胞，它们在成熟过程中表达转录因子 Foxp3，表面表达 CD25，并需要 IL-2 信号介导发育。

Treg 细胞按照来源主要分为在胸腺中直接产生的天然 Treg 细胞及外周组织中初始 T 细胞分化而成的适应性 Treg 细胞[16]。Treg 细胞的功能是抑制炎症和其他 T 细胞的活化、增殖和效应进而调节过度激活的免疫反应。过多的 Treg 细胞可能导致免疫监视功能的失活从而促进肿瘤进展。有研究在 SCLC 肿瘤活检标本中发现 FoxP3+ T 细胞，并且该类型细胞阳性比例越高，患者生存预后越差，阻断与 Treg 细胞诱导相关的 IL-15 信号可减弱其抑制作用[17]。

（三）自然杀伤细胞

自然杀伤细胞（NK 细胞）主要由骨髓中造血干细胞分化的淋巴祖细胞（common lymphoid progenitor，CLP）在特定转录因子影响下进一步分化而来，是肿瘤免疫监视重要组成部分。NK 细胞亚群表型广泛定义为 CD3−CD56+淋巴细胞[18]。根据 NK 细胞表面标志物 CD56 和 CD16 表达不同，可将 NK 细胞细分为 CD56bright NK 细胞（约占 10%）和 CD56dim NK 细胞（约占 90%）[19]。CD56bright CD16+/−NK 细胞主要指位于二级淋巴器官的一类 NK 细胞亚群，其主要功能是在 IL-12、IL-15 和 IL-18 等细胞因子刺激下产生大量细胞因子如 IFN-γ、TNF-α 和 IL-10 等，从而协调其他免疫细胞如 DC 和 T 细胞发挥免疫调节作用[20]。NK 细胞能募集瘤内刺激型树突状细胞，促进瘤内 T 细胞的激活，进而提高 PD-1 抑制剂的应答率；还能上调肿瘤细胞对 CTL 的杀伤敏感性、促进 T 细胞免疫应答及记忆性 T 细胞的形成[21]。CD56dim CD16+ NK 细胞激活后可释放高水平的穿孔素和颗粒酶来杀伤靶细胞或肿瘤细胞，具有强力的细胞毒性，且对自体已活化的免疫细胞易感，并释放颗粒[22, 23]。NK 细胞不需要抗原提呈，而是由活化受体和抑制受体调节活性，因此，可在适应性免疫应答发生前参与免疫反应，具有泛特异性识别肿瘤细胞、杀伤谱更广、反应速度更快的特点。Ding 等采用自体 NK 细胞、γδT 细胞和细胞因子诱导的杀伤细胞作为 ES-SCLC 的维持治疗延长了患者的无进展生存期（PFS）和总生存期（OS），并且副作用小[24]。

（四）肿瘤相关巨噬细胞

肿瘤相关巨噬细胞（tumor-associated macrophage，TAM）是肿瘤浸润免疫细胞的重要组成。TAM 来源于单核细胞或髓系衍生的抑制性细胞（myeloid-derived suppressor cell，MDSC），具有促进肿瘤生长、转移、血管生成和免疫抑制功能，是影响抗肿瘤固有免疫和适应性免疫的重要细胞。TAM 可分泌 MMP、表皮生长因子（epidermal growth factor，EGF）和 IL-6 等可溶性细胞因子和炎症介质，参与基质降解和促进肿瘤侵袭、肿瘤血管生成、肿瘤细胞转化为肿瘤干细胞样细胞，从而促进肿瘤生长、转移和复发[25]。TAM 还可分泌免疫抑制因子（IL-10、TGF-β）及特定的趋化因子（CCL17、CCL22），抑制 CD8+ T 细胞等肿瘤抗原特异性 T 细胞免疫应答，并促进 Treg 细胞募集，影响抗肿瘤免疫反应[26]。TAM 在肿瘤部位的募集和极化状态的改变可影响肿瘤生长及进展。MDSC 浸润肿瘤后，在低氧环境中被快速诱导分化为 TAM，后者通过表达 PD-L1 等机制具有更广泛的 T 细胞抑制作用。TAM 不仅表达 PD-L1，还表达 PD-1，PD-1 抑制 TAM 对肿瘤细胞的吞噬，与肿瘤进展相关[27]。

在肺组织中，活化的肺泡巨噬细胞可释放多种促炎细胞因子，包括 TGF-β、IL-1β、IL-6 及 IL-8 等，从而促进组织损伤和招募其他免疫细胞[28]。在 SCLC 中，有研究者建立了两个永久性 SCLC 循环肿瘤细胞（circulating tumor cell，CTC）谱系，体外用 CTC 与外周血单核细胞（peripheral blood mononuclear cell，PBMNC）或添加 CTC 条件培养基共培养，发现 SCLC 细胞可促使单核细胞-巨噬细胞分化；同时检测培养基上清中的细胞因子，发现补体因子 D/脂蛋白酶和维生素 D-BP 的明显过表达，以及骨桥蛋白（osteopontin，OPN）、脂钙蛋白-2、壳多糖酶 3 样蛋白 1（chitinase-3-like protein 1，CHI3L1）、尿激酶型纤溶酶原激活物受体（urokinase-type plasminogen activator receptor，u-PAR）、MIP-1 和 GDF-15/MIC-1 的分泌增加，可促进血液单核细胞向肿瘤的募集[29]。SCLC 细胞中信号传导转录激活因子（signal transducer and activator of transcription，STAT）3 活性增强，体外 SCLC 与巨噬细胞共培养可诱导 STAT 3 在两种细胞中激活，培养上清可促进 SCLC 细胞增殖、侵袭及耐药，这种激活可被抗 IL-6 受体的抗体抑制，提示 TAM 诱导的 IL-6 参与 SCLC 细胞中 STAT3 激活。SCLC 与 TAM 的相互作用通路可能成为未来治疗的靶点[30]。

（五）髓系衍生抑制细胞

髓系衍生抑制细胞（myeloid-derived suppressor cell，MDSC）是一群具有免疫抑制功能的髓系细胞群体，具有异质性和可塑性，是免疫系统的重要负性调节组分之一，在诱导肿瘤免疫耐受、免疫逃逸方面起着重要作用，还影响免疫治疗疗效[31]。肿瘤患者体内 MDSC 的表型标志分子多样，尚无明确验证的统一表型标志物。通常 MDSC 主要表达髓系标志物 CD11b 和 CD33，不表达成熟髓系和淋巴细胞的表面分子及 MHC Ⅱ 分子 HLA-DR。MDSC 根据 CD14 和 CD15 的表达可分为表达 CD14$^+$CD15$^-$的 M-MDSC 和 CD14$^-$CD15$^+$的 G-MDSC 两类亚群[32]。还有一类早期 MDSC（early-MDSC，e-MDSC）的表型，其表面标记与嗜碱性粒细胞的标记重叠，两者常难以区分，通常以分化不成熟及免疫抑制作为对 e-MDSC 的定义标准[33]。但不同组织来源的肿瘤产生的 MDSC 表型不尽相同，可能与不同肿瘤微环境诱导产生 MDSC 的机制不同有关。

肿瘤细胞分泌多种趋化因子如 CCL2、CXCL12 和 CXCL5 等可招募 MDSC 到肿瘤原发和转移部位，还通过多种因子如血管内皮生长因子、粒细胞集落刺激因子、粒细胞-巨噬细胞集落刺激因子和 IL-6 等维持 MDSC 增殖和活性[34]。MDSC 能通过多种机制如产生高水平的一氧化氮、活性氧、上调精氨酸酶-1（arginase-1，ARG-1）及表达 PD-L1 等抑制 T 细胞增殖，导致 T 细胞失活和耗竭；抑制 NK 细胞的活性；诱导 CD4$^+$T 细胞向 Treg 细胞分化和增殖；诱导巨噬细胞向促进肿瘤生长的表型分化[35]。在肿瘤组织中，STAT3 活性持续被激活，可以促使 M-MDSC 迅速分化为 TAM，从而促进肿瘤免疫逃逸[36]。全反式视黄酸（all-trans-retinoic acid，ATRA）可诱导 MDSC 分化为 DC 和巨噬细胞，从而降低机体内 MDSC 的水平[37]。一项临床研究采用 ATRA 结合瘤苗治疗广泛期 SCLC，结果表明疫苗处理组相对于对照组患者具有更强的免疫应答能力，并具有显著的统计学差异，提示临床上降低患者体内 MDSC 的水平可提高肿瘤治疗的效果[38]。

（六）主要组织相容性复合体

主要组织相容性复合体（major histocompatibility complex，MHC）分子由主要组织相容性抗原基因群编码，是免疫系统的重要组成部分，在提呈抗原和免疫调节方面起重要作用。MHC 分为 MHC Ⅰ类、MHC Ⅱ类、MHC Ⅲ类分子，其中 MHC Ⅰ类分子、MHC Ⅱ类分子负责抗原提呈，MHC Ⅲ类分子则主要编码一些补体成分、TNF 等[39, 40]。通常情况下，MHC Ⅰ类分子主要提呈内源性抗原，MHC Ⅱ类分子提呈外源性抗原，但在某些特殊情况下，会出现抗原交叉提呈[41]。T 细胞的激活需要两个信号，第一信号是 TCR 与 MHC 分子-抗原肽复合物的特异性结合，即 T 细胞对抗原的识别；第二信号来自协同刺激分子，即 APC 表达的协同刺激分子与 T 细胞表面的相应受体或配体相互作用介导的信号，如 CD28/B7 是重要的正性共刺激分子[42]。肿瘤细胞表面的 MHC Ⅰ分子能够与肿瘤抗原肽结合并被加工、修饰、转运至细胞膜表面，与 CD8$^+$ T 细胞 TCR 结合，激活 CD8$^+$ T 细胞转化为 CTL，发挥细胞免疫作用[43]。MHC Ⅱ分子能够提呈抗原肽并激活 CD4$^+$ T 细胞，参与抗肿瘤免疫反应，如激活抗原特异性免疫效应细胞、维持 CTL 活性、招募巨噬细胞等固有免疫细胞浸润、释放各种炎性因子和参与免疫记忆形成等[39]。多种类型肿瘤的 MHC Ⅰ蛋白表达缺失或下降，造成其不能向 CD8$^+$ T 细胞提呈抗原肽导致 T 细胞进入无反应状态或产生免疫耐受[44]。

SCLC 中 IFN-γ 诱导的Ⅱ类反式激活因子（class Ⅱ transactivator，CⅡTA）表达缺陷，而 CⅡTA 是介导 IFN-γ 诱导 MHC Ⅰ和 MHC Ⅱ分子表达的重要转录因子之一，因此对比 NSCLC、SCLC 的细胞系和肿瘤组织标本 MHC Ⅰ和（或）β$_2$-微球蛋白表达显著减少，并与肿瘤免疫逃逸相关。进一步的机制研究显示具有碱性螺旋-环-螺旋（basic helix-loop-helix，bHLH）结构的转录因子包括 HASH-1 和 L-Myc 在 SCLC 过表达，其能竞争性结合于 CⅡTA 基因启动子区的 E-box 上，抑制 IFN-γ 诱导的 CⅡTA 表达，继而造成 MHC 表达受抑[45]。对于 MHC Ⅱ的表达，一项研究检测了 42 个 SCLC 细胞系、55 个 NSCLC 细胞系和 278 例肺癌标本中癌细胞和 TIL 的 MHC Ⅱ表达，结果显示 SCLC 细胞系和肺癌标本肿瘤细胞无 MHC Ⅱ表达，而 12.7% 的 NSCLC 细胞系 MHC Ⅱ表达阳性。SCLC 组织 TIL 的 MHC Ⅱ表达水平也显著低于 NSCLC。研究者认为 MHC Ⅱ在 SCLC 下调可能是发生免疫逃逸的原因之一[46]。

（七）PD-1/PD-L1

免疫检查点是指免疫细胞具有的在调节和控制免疫应答的持久性和维持免疫耐受过程中一系列抑制通路的关键节点。免疫检查点主要包括 PD-1、CTLA-4、LAG-3 和 TIM-3 等。PD-1 表达于 T 细胞、B 细胞、NK 细胞、DC 和单核细胞，生理状态下维持正常组织的免疫耐受。PD-1 与其配体 PD-L1 和 PD-L2 结合后抑制 TCR 信号途径，从而抑制 T 细胞功能。肿瘤细胞和（或）肿瘤组织中的淋巴细胞、单核-巨噬细胞、DC 等免疫细胞通过表达 PD-L1 抑制抗肿瘤免疫反应，而 PD-1 或 PD-L1 抑制剂能够重新激活受抑制的 T 细胞，实现杀伤肿瘤的效果[47, 48]。

IMpower-133 是首个免疫治疗在一线 ES-SCLC 治疗中获得阳性结果的研究[49]。该研究结果显示联合阿替利珠单抗治疗组的 PFS 较单纯化疗组延长 0.9 个月（5.2 个月 *vs.* 4.3 个月，HR=0.77，*P*=0.02），OS 延长 2 个月（12.3 *vs.* 10.3 个月，HR=0.7，*P*=0.007）。基于此研究结果美国国家综合癌症网络（NCCN）指南将依托泊苷/卡铂联合阿替利珠单抗治疗作为Ⅰ类推荐。CASPIAN 研究也取得了类似的结果[50]。虽然两项研究设计存在部分差异，但研究数据均显示 ICI 联合化疗的治疗模式能够使 ES-SCLC 患者一线治疗获益。

在 TIME 中为确保 T 细胞不被过度激活，存在 Treg 细胞的负性共刺激分子，主要是 PD-1/PD-L1 通路和 CTLA4-B7 通路，肿瘤细胞能够利用这一抑制性通路来抑制 T 细胞激活，从而逃脱免疫系统的攻击。目前临床上研究和应用最广泛的 ICI 包括 PD-1 抑制剂、PD-L1 抑制剂和 CTLA-抑制剂，通过抑制免疫检查点活性，释放肿瘤微环境中的免疫刹车，重新激活 T 细胞对肿瘤的免疫应答效应，从而达到抗肿瘤的作用[51, 52]。

PD-1 有两个配体，分别是 PD-L1（B7-H1）和 PD-L2（B7-DC），属于 B7 家族蛋白。PD-L1 是Ⅰ型跨膜蛋白，属于免疫球蛋白超家族，PD-L1 包含 Ig-V 和 Ig-C 样胞外结构域、跨膜结构域和不含下游信号活化序列的胞质结构域[53]。PD-L1 细胞外结构域和 PD-1 相互作用能诱导 PD-1 的构象变化，通过 Src 激酶家族磷酸化细胞质免疫受体酪氨酸抑制序列（immunoreceptor tyrosine-based inhibitory motif，ITIM）和免疫受体酪氨酸转换序列（immunoreceptor tyrosine-based switch motif，ITSM），这些磷酸化酪氨酸序列随后募集酪氨酸磷酸酶（Src homology 2 domain-containing protein tyrosine phosphatase，SHP-2 和 SHP-1）来减弱 T 细胞活化信号，抑制 T 细胞增殖、存活、细胞因子释放和其他效应功能[53, 54]。PD-L1 还能同 T 细胞上的 CD80 结合，递送抑制性信号来抑制 T 细胞的活化。PD-L1 结合 PD-1 后还可向肿瘤细胞传递促生存信号，继而抵抗 Fas 诱导的凋亡[55]。

多数研究表明 SCLC 中肿瘤细胞 PD-L1 呈低表达[56-58]。一项分析了 96 例 SCLC 样本的研究发现，仅有 18% 的 SCLC 肿瘤细胞 PD-L1 表达 ≥5%[57]。纳武利尤单抗单药和联合伊匹木单抗治疗复发 SCLC 的 Check-mate032 研究显示，在可评估的 148 例患者中，有 17%（25 例）的患者 PD-L1 表达 ≥1%，仅有 5%（7 例）的患者 PD-L1 表达 ≥5%，多数患者的 PD-L1 呈低表达[56]。PD-L1 在 SCLC 的表达是否有预后价值尚不明确，多数研究倾向其与更好的预后相关。Yu 等通过免疫组化和原位杂交检测 194 例 SCLC 患者的 PD-L1 蛋白和 mRNA 表达，总体 PD-L1 蛋白表达阳性率为 16.5%，mRNA 表达阳性率为 15.5%。分析显示肿瘤细胞 PD-L1 表达与更多的肿瘤免疫细胞浸润相关。广泛期患者如果 PD-L1 表达阳性，OS 有延长趋势，但 PD-L1 表达与分期无相关性[59]。一项回顾性研究分析了 104 例 SCLC 标本显示 PD-L1 表达在 Ⅰ～Ⅲ 期（66 例）高于 Ⅳ 期（38 例），阳性表达率分别为 32% 和 13%（P=0.034），单因素分析显示其与更长的 OS 相关，多因素分析无显著差异。同时还发现，在非转移 SCLC 患者中 FOXP3 阳性 TIL 的存在与较好的预后相关[60]。另一项回顾性研究检测 74 例 SCLC 患者的 PD-L1 表达，结果显示 PD-L1 阳性者具有更低的肺癌特异性死亡率和总死亡率[61]。

Ishii 等对 102 例患者的分析显示 PD-L1 表达阳性的患者更多为 LS-SCLC 且具有更长的 OS，与 PD-L1 表达阴性患者比较，中位 OS 分别为 16.3 个月和 7.3 个月（P<0.001）。多因素分析显示更好的身体状态、局限期和 PD-L1 阳性表达是更好 OS 的预测因子[62]。

PD-L1 表达的高低是 NSCLC 免疫治疗疗效的预测标志，但现有研究尚无法充分证明 PD-L1 表达水平的高低与 SCLC 免疫治疗疗效的相关性。KEYNOTE-028、KEYNOTE-158 研究表明，PD-L1 高表达的 SCLC 患者接受帕博利珠单抗治疗获益[63]。但其他研究的结果却与此不同。IMpower133、CASPIAN 和 CheckMate032 研究均提示 PD-L1 表达水平与试验组疗效并无相关性[50, 56, 64]。以上不同的研究结果可能与 SCLC 患者的 PD-L1 表达水平较低有关，IMpower133 研究及 CASPIAN 研究中 PD-L1 表达阳性（PD-L1>1%）患者的比例均在 6% 左右，不排除结果差异的产生是由较少的阳性样本量所致。今后可能需要纳入更多 PD-L1 表达阳性的 SCLC 患者，进一步探索 PD-L1 表达水平与免疫疗效之间的相关性。

PD-L1 在免疫微环境中表达的分布也影响着 SCLC 的治疗。一项帕博利珠单抗用于 ES-SCLC 维持治疗的 Ⅱ 期临床研究显示，PD-L1 在间质中的表达远高于肿瘤细胞（40% vs. 10%），并且间质 PD-L1 高表达的患者中位 PFS 和 OS 都优于表达阴性患者，PR 率分别为 37.5% vs. 8.3%[65]。CASPIAN 研究显示 277 例 SCLC

标本中 PD-L1 肿瘤细胞表达的阳性率为 5.1%，免疫细胞表达的阳性率为 22.3%[56]。另一项纳入 104 例 Ⅰ～Ⅲ期 SCLC 的研究中，肿瘤细胞和 TIL 上 PD-L1 表达阳性的比例分别为 25% 和 40%[60]。另一项分析 SCLC 组织 PD-L1 表达的研究显示，肿瘤细胞和 TIL 的表达阳性率分别为 18%（17/95）和 67%（64/95）[66]。在 IFCT-1603 研究中，53 例可评估标本中只有 1 例（2%）肿瘤细胞 PD-L1 阳性，但免疫细胞有 16 例（30%）患者 PD-L1 表达阳性，但是 PD-L1 阳性与 PD-L1 阴性患者之间中位 PFS 差异无统计学意义[67]。目前来看，同时结合了肿瘤细胞及免疫细胞的 PD-L1 表达情况的综合比例评分（composite proportion score，CPS）呈现出与免疫治疗应答更佳的相关性[68]。

二、小 结

随着免疫治疗的深入发展，SCLC 患者预后得到显著改善，但总体疗效仍不令人满意。结合 SCLC 存在多样的免疫抑制机制，如何提高肿瘤抗原提呈能力，增强免疫微环境中效应细胞活化和浸润，靶向微环境中的免疫抑制细胞和免疫抑制分子，实现免疫再平衡，进而提高免疫治疗的疗效，还需要大量基础研究和临床研究及真实世界数据来探索。目前正在进行的和即将开展的 SCLC 免疫治疗临床试验包括 ICI 联合化疗、双 ICI 联合、ICI 与新的靶向药物（如 PARP 抑制剂、AKT1 抑制剂、ATR 抑制剂、CDK7 抑制剂等）联合及新的基于免疫的治疗策略（如 CAR-T、BiTES）等。进一步寻找高敏感度和特异度的生物标志物，筛选适合不同治疗方案的获益人群，实现治疗的个体化和精准化，才能进一步改善 SCLC 患者治疗效果。

（申 鹏 苏春霞）

参 考 文 献

[1] Lewis DR，Check DP，Caporaso NE，et al. US lung cancer trends by histologic type. Cancer, 2014，120（18）：2883-2892.

[2] Torre LA，Siegel RL，Jemal A. Lung cancer statistics. Adv Exp Med Biol，2016，893：1-19.

[3] Herbst RS，Heymach JV，Lippman SM. Lung Cancer. N Engl J Med，2008，359（13）：1367-1380.

[4] Kalemkerian GP，Schneider BJ. Advances in small cell lung cancer. Hematol Oncol Clin North Am，2017，31（1）：143-156.

[5] Miller KD，Nogueira L，Mariotto AB，et al. Cancer treatment and survivorship statistics，2019. CA Cancer J Clin，2019，69（5）：363-385.

[6] Kareva I. A combination of immune checkpoint inhibition with metronomic chemotherapy as a

way of targeting therapy-resistant cancer cells. Int J Mol, Sci, 2017, 18 (10): E2134.

[7] Killock D. Sequencing cells of the immune TME. Nat Rev Clin Oncol, 2018, 15 (9): 531.

[8] Giraldo NA, Sanchez-Salas R, Peske JD, et al. The clinical role of the TME in solid cancer. Br J Cancer, 2019, 120 (1): 45-53.

[9] Reiser J, Banerjee A. Effector, memory, and dysfunctional CD8 (+) T cell fates in the antitumor immune response. J Immunol Res, 2016, 2016: 8941260.

[10] Harrington LE, Hatton RD, Mangan PR, et al. Interleukin 17-producing CD4+ effector T cells develop via a lineage distinct from the T helper type 1 and 2 lineages. Nat Immunol, 2005, 6 (11): 1123-1132.

[11] Guéry L, Hugues S. Th17 cell plasticity and functions in cancer immunity. BioMed Res Int, 2015, 2015: 314620.

[12] Carvajal-Hausdorf D, Altan M, Velcheti V, et al. Expression and clinical significance of PD-L1, B7-H3, B7-H4 and TILs in human small cell lung Cancer(SCLC). J Immunother Cancer, 2019, 7 (1): 65.

[13] Busch SE, Hanke ML, Kargl J, et al. Lung cancer subtypes generate unique immune responses. J Immunol, 2016, 197 (11): 4493-4503.

[14] Thomas A, Vilimas R, Trindade C, et al. Durvalumab in combination with olaparib in patients with relapsed sclc: results from a phase II study. J Thorac Oncol, 2019, 14 (8): 1447-1457.

[15] Muppa P, Parrilha Terra SBS, Sharma A, et al. Immune Cell Infiltration May Be a Key Determinant of Long-Term Survival in Small Cell Lung Cancer. J Thorac, 2019, 14 (7): 1286-1295.

[16] Singer A, Adoro S, Park JH. Lineage fate and intense debate: myths, models and mechanisms of CD4- versus CD8-lineage choice. Nat Rev Immunol, 2008, 8 (10): 788-801.

[17] Wang W, Hodkinson P, McLaren F, et al. Small cell lung cancer tumour cells induce regulatory T lymphocytes, and patient survival correlates negatively with FOXP3+ cells in tumour infiltrate. Int J Cancer, 2012, 131 (6): E928-E937.

[18] Chiossone L, Dumas PY, Vienne M, et al. Natural killer cells and other innate lymphoid cells in cancer. Nat Rev Immunol, 2018, 18 (11): 671-688.

[19] Cooper MA, Fehniger TA, Turner SC, et al. Human natural killer cells: a unique innate immunoregulatory role for the CD56 (bright) subset. Blood, 2001, 97 (10): 3146-3151.

[20] Goding SR, Yu S, Bailey LM, et al. Adoptive transfer of natural killer cells promotes the anti-tumor efficacy of T cells. Clin Immunol, 2017, 177: 76-86.

[21] Della Chiesa M, Pesce S, Muccio L, et al. Features of memory-like and PD-1 (+) human NK cell subsets. Front Immunol, 2016, 7: 351.

[22] Schlums H, Cichocki F, Tesi B, et al. Cytomegalovirus infection drives adaptive epigenetic diversification of NK cells with altered signaling and effector function. Immunity, 2015, 42 (3): 443-456.

[23] Smyth MJ, Hayakawa Y, Takeda K, et al. New aspects of natural-killer-cell surveillance and therapy of cancer. Nat Rev Cancer, 2002, 2 (11): 850-861.

[24] Ding X, Cao H, Chen X, et al. Cellular immunotherapy as maintenance therapy prolongs the survival of the patients with small cell lung cancer in extensive stage. J Transl Med, 2015, 13: 158.

[25] Chen Y, Tan W, Wang C. Tumor-associated macrophage-derived cytokines enhance cancer stem-like characteristics through epithelial-mesenchymal transition. OncoTargets Ther, 2018, 11: 3817-3826.

[26] Goswami KK, Ghosh T, Ghosh S, et al. Tumor promoting role of anti-tumor macrophages in tumor microenvironment. Cell Immunol, 2017, 316: 1-10.

[27] Corzo CA, Condamine T, Lu L, et al. HIF-1α regulates function and differentiation of myeloid-derived suppressor cells in the tumor microenvironment. J Exp Med, 2010, 207 (11): 2439-2453.

[28] van Eeden SF, Tan WC, Suwa T, et al. Cytokines involved in the systemic inflammatory response induced by exposure to particulate matter air pollutants (PM (10)). Am J Respir Crit Care Med, 2001, 164 (5): 826-830.

[29] Hamilton G, Rath B, Klameth L, et al. Small cell lung cancer: Recruitment of macrophages by circulating tumor cells. OncoImmunology, 2016, 5 (3): e1093277.

[30] Iriki T, Ohnishi K, Fujiwara Y, et al. The cell-cell interaction between tumor-associated macrophages and small cell lung cancer cells is involved in tumor progression via STAT3 activation. Lung Cancer, 2017, 106: 22-32.

[31] Weber R, Fleming V, Hu X, et al. Myeloid-Derived Suppressor Cells Hinder the Anti-Cancer Activity of Immune Checkpoint Inhibitors. Front Immunol, 2018, 9: 1310.

[32] Bronte V, Brandau S, Chen SH, et al. Recommendations for myeloid-derived suppressor cell nomenclature and characterization standards. Nat Commun, 2016, 7: 12150.

[33] Khan ANH, Emmons TR, Wong JT, et al. Quantification of early-stage myeloid-derived suppressor cells in cancer requires excluding basophils. Cancer Immunol Res, 2020, 8 (6): 819-828.

[34] Gabrilovich DI, Ostrand-Rosenberg S, Bronte V. Coordinated regulation of myeloid cells by tumours. Nat Rev Immunol, 2012, 12 (4): 253-268.

[35] Hatziioannou A, Alissafi T, Verginis P. Myeloid-derived suppressor cells and T regulatory cells in tumors: unraveling the dark side of the force. J Leukoc Biol, 2017, 102 (2): 407-421.

[36] Kumar V, Patel S, Tcyganov E, et al. The nature of myeloid-derived suppressor cells in the tumor microenvironment. Trends Immunol, 2016, 37 (3): 208-220.

[37] Kusmartsev S, Cheng F, Yu B, et al. All-trans-retinoic acid eliminates immature myeloid cells from tumor-bearing mice and improves the effect of vaccination. Cancer Res, 2003, 63 (15): 4441-4449.

[38] Iclozan C, Antonia S, Chiappori A, et al. Therapeutic regulation of myeloid-derived suppressor cells and immune response to cancer vaccine in patients with extensive stage small cell lung cancer. Cancer Immunol Immunother, 2013, 62 (5): 909-918.

[39] Neefjes J, Jongsma MLM, Paul P, et al. Towards a systems understanding of MHC class I and MHC class II antigen presentation. Nat Rev Immunol, 2011, 11 (12): 823-836.

[40] Sznarkowska A, Mikac S, Pilch M. MHC class I regulation: the origin perspective. Cancers,

2020, 12（5）: 1155.

[41] Cruz FM, Colbert JD, Merino E, et al. The biology and underlying mechanisms of cross-presentation of exogenous antigens on MHC- I molecules. Annu Rev Immunol, 2017, 35: 149-176.

[42] Bretscher PA. A two-step, two-signal model for the primary activation of precursor helper T cells. Proc Natl Acad Sci U S A, 1999, 96（1）: 185-190.

[43] van de Weijer ML, Luteijn RD, Wiertz EJHJ. Viral immune evasion: Lessons in MHC class I antigen presentation. Semin Immunol, 2015, 27（2）: 125-137.

[44] Aptsiauri N, Cabrera T, Garcia-Lora A, et al. MHC class I antigens and immune surveillance in transformed cells. Int Rev Cytol, 2007, 256: 139-189.

[45] Yazawa T, Ito T, Kamma H, et al. Complicated mechanisms of class II transactivator transcription deficiency in small cell lung cancer and neuroblastoma. Am J Pathol, 2002, 161（1）: 291-300.

[46] He Y, Rozeboom L, Rivard CJ, et al. MHC class II expression in lung cancer. Lung Cancer, 2017, 112: 75-80.

[47] Abril-Rodriguez G, Ribas A. SnapShot: Immune Checkpoint Inhibitors. Cancer Cell, 2017, 31（6）: 848-848.e1.

[48] Nishino M, Ramaiya NH, Hatabu H, et al. Monitoring immune-checkpoint blockade: response evaluation and biomarker development. Nat Rev Clin Oncol, 2017, 14（11）: 655-668.

[49] Horn L, Mansfield AS, Szczęsna A, et al. First-Line Atezolizumab plus Chemotherapy in Extensive-Stage Small-Cell Lung Cancer. N Engl J Med, 2018, 379（23）: 2220-2229.

[50] Paz-Ares L, Dvorkin M, Chen Y, et al. Durvalumab plus platinum-etoposide versus platinum-etoposide in first-line treatment of extensive-stage small-cell lung cancer(CASPIAN): a randomised, controlled, open-label, phase 3 trial. Lancet Lond Engl, 2019, 394（10212）: 1929-1939.

[51] Boussiotis VA. Molecular and Biochemical Aspects of the PD-1 Checkpoint Pathway. N Engl J Med, 2016, 375（18）: 1767-1778.

[52] Akinleye A, Rasool Z. Immune checkpoint inhibitors of PD-L1 as cancer therapeutics. J Hematol Oncol, 2019, 12（1）: 92.

[53] Keir ME, Butte MJ, Freeman GJ, et al. PD-1 and its ligands in tolerance and immunity. Annu Rev Immunol, 2008, 26: 677-704.

[54] Freeman GJ, Long AJ, Iwai Y, et al. Engagement of the PD-1 immunoinhibitory receptor by a novel B7 family member leads to negative regulation of lymphocyte activation. J Exp Med, 2000, 192（7）: 1027-1034.

[55] Gato-Cañas M, Zuazo M, Arasanz H, et al. PDL1 Signals through Conserved Sequence Motifs to Overcome Interferon-Mediated Cytotoxicity. Cell Rep, 2017, 20（8）: 1818-1829.

[56] Antonia SJ, López-Martin JA, Bendell J, et al. Nivolumab alone and nivolumab plus ipilimumab in recurrent small-cell lung cancer(CheckMate 032): a multicentre, open-label, phase 1/2 trial. Lancet Oncol, 2016, 17（7）: 883-895.

[57] Iams WT, Porter J, Horn L. Immunotherapeutic approaches for small-cell lung cancer. Nat Rev Clin Onco, 2020, 17（5）: 300-312.

[58] Gadgeel SM, Pennell NA, Fidler MJ, et al. Phase Ⅱ Study of Maintenance Pembrolizumab in Patients with Extensive-Stage Small Cell Lung Cancer(SCLC). J Thorac Oncol, 2018, 13(9): 1393-1399.

[59] Yu H, Batenchuk C, Badzio A, et al. PD-L1 Expression by Two Complementary Diagnostic Assays and mRNA In Situ Hybridization in Small Cell Lung Cancer. J Thorac Oncol, 2017, 12 (1): 110-120.

[60] Bonanno L, Pavan A, Dieci MV, et al. The role of immune microenvironment in small-cell lung cancer: Distribution of PD-L1 expression and prognostic role of FOXP3-positive tumour infiltrating lymphocytes. Eur J Cancer, 2018, 101: 191-200.

[61] Inamura K, Yokouchi Y, Kobayashi M, et al. Relationship of tumor PD-L1(CD274)expression with lower mortality in lung high-grade neuroendocrine tumor. Cancer Med, 2017, 6 (10): 2347-2356.

[62] Ishii H, Azuma K, Kawahara A, et al. Significance of programmed cell death-ligand 1 expression and its association with survival in patients with small cell lung cancer. J Thorac Oncol, 2015, 10 (3): 426-430.

[63] Chung HC, Piha-Paul SA, Lopez-Martin J, et al. Pembrolizumab after two or more lines of previous therapy in patients with recurrent or metastatic SCLC: results from the KEYNOTE-028 and KEYNOTE-158 studies. J Thorac Oncol, 2020, 15 (4): 618-627.

[64] Reck M, Liu SV, Mansfield AS, et al. IMpower133: Updated overall survival (OS) analysis of first-line (1L) atezolizumab (atezo) + carboplatin + etoposide in extensive-stage SCLC (ES-SCLC). Ann Oncol, 2019, 30: v710-711.

[65] Gadgeel SM, Pennell NA, Fidler MJ, et al. Phase Ⅱ Study of Maintenance Pembrolizumab in Patients with Extensive-Stage Small Cell Lung Cancer(SCLC). J Thorac Oncol, 2018, 13(9): 1393-1399.

[66] Rivalland G, Walkiewicz M, Wright GM, et al. Small cell lung cancer: The immune microenvironment and prognostic impact of checkpoint expression. J Clin Oncol, 2017, 35 (15_suppl): 8569.

[67] Pujol J L, Greillier L, Audigier-Valette C, et al. A randomized non-comparative phase Ⅱ study of anti-programmed cell death-ligand 1 atezolizumab or chemotherapy as second-line therapy in patients with small cell lung cancer: results from the IFCT-1603 trial. J Thorac Oncol, 2019, 14 (5): 903-913.

[68] Twomey JD, Zhang B. Cancer immunotherapy update: FDA-approved checkpoint inhibitors and companion diagnostics. AAPS J, 2021, 23 (2): 39.

第三章 肺癌免疫治疗生物标志物检测的常用技术

近年来，基于免疫检查点抑制剂（ICI）的免疫治疗，给肺癌的治疗带来了革命性的突破，使部分肺癌患者的预后得到显著改善，但是依然有超半数的患者难以从中获益。因此，肿瘤免疫治疗生物标志物的探索成为当前研究的热点，如何筛选出能从免疫治疗中获益的人群从而实现精准治疗，是当前临床上需要解决的关键问题。本章将介绍目前常用的肺癌免疫治疗生物标志物及相关检测技术。

一、程序性死亡受体配体 1

程序性死亡受体配体 1（PD-L1）蛋白在肿瘤细胞上的表达被认为与免疫耐受及免疫逃逸相关，可预测肿瘤的免疫抑制状态，而抑制程序性死亡受体 1（PD-1）/PD-L1 间的相互作用可加速机体的抗肿瘤活性，随着大量临床研究结果的陆续公布，众多数据显示，对于晚期非小细胞肺癌（NSCLC），无论免疫单药治疗还是免疫联合化疗，ICI 的疗效均与 PD-L1 表达水平密切相关[1]，因此 PD-L1 的表达水平成为筛选 NSCLC 免疫治疗优势人群可行的生物标志物。

目前对于 PD-L1 的表达主要通过免疫组织化学（immunohistochemistry，IHC）技术进行检测评估[2]。根据既往的临床研究，不同的 ICI 治疗方案采用各自独特的 PD-L1 IHC 方法进行临床试验人群的选择或分组，以评估基于 PD-L1 表达状态的研究结果（如有效率、无进展生存时间、总生存时间等）。自 2014 年起，随着越来越多的 ICI 多种肿瘤治疗适应证的获批，有四种 PD-L1 IHC 检测试剂盒在临床上得到应用[3]（表 3-1）。这四种检测方法均为定性试验，通过检测肿瘤细胞或肿瘤相关免疫细胞表达的蛋白来确定 PD-L1 表达状态，分别采用特定的临床临界值来定义患者肿瘤为 PD-L1 表达阳性或阴性。对于 NSCLC，Dako 22C3、Ventana SP142 分别获美国 FDA 批准作为使用帕博利珠单抗和阿替利珠单抗时的伴随诊断，而在确定患者是否适合接受纳武利尤单抗治疗时，Dako 28-8 仅作为一种补充诊断，同样 Ventana SP263 也是Ⅲ期 NSCLC 患者采用度伐利尤单抗治疗的一种补充诊断。

PD-L1 IHC 检测的核心问题之一是不同诊断试剂盒和检测技术之间的差异性及可比性，使其在临床使用中难以互换，仍需要更多头对头的临床研究加以验证。此外，由于肿瘤细胞的异质性，小的活检组织并不能完全代表整个肿瘤的状态，因此 PD-L1 的表达状态有可能被低估[4]，研究显示大量 PD-L1 表达水平较低或阴性的患者也对免疫治疗表现出较强的反应，这些因素使得 PD-L1 表达水平尚难以作为评估免疫治疗疗效的唯一生物标志物[5]。

表 3-1　临床上得到应用的 PD-L1 IHC 检测试剂盒

PD-L1 IHC 试剂盒	Dako 22C3	Dako 28-8	Ventana SP142	Ventana SP263
阳性临界值	TC≥1%（评估最少 100TCs）	TC≥1%（评估最少 100TCs）	TC≥1%或 IC≥10%（评估最少 50TCs 及间质）	TC≥1%（评估最少 100TCs）
临床研究中的阈值	1%、50%	1%、5%、10%	TC：1%、5%、50% IC：1%、5%、10%	1%、25%、50%
药物	帕博利珠单抗	纳武利尤单抗	阿替利珠单抗	度伐利尤单抗
美国 FDA 获批情况	伴随诊断	补充诊断	伴随诊断	补充诊断

注：PD-L1. 程序性死亡受体配体 1；IHC. 免疫组织化学；TC. 肿瘤细胞；IC. 免疫细胞；FDA. 食品药品监督管理局。

伴随诊断：对于接受相应药物治疗的必须检测。

补充诊断：对于接受相应药物治疗不是必须检测，但可以提供治疗相关信息的检测。

二、肿瘤突变负荷

肿瘤突变负荷（tumor mutation burden，TMB）是目前除 PD-L1 之外倍受关注的预测免疫治疗疗效的生物标志物之一。肿瘤是体细胞基因突变所导致的细胞异常增殖性疾病，在外界物理或化学性致突变因素的作用下，体细胞基因突变的数量逐步增加。通常 TMB 被定义为肿瘤样本基因组中去除胚系突变后发生体细胞突变的总数，一般以每兆碱基有多少个突变来表示。高突变负荷的肿瘤可产生更多的肿瘤特异性突变抗原，从而有利于诱导特异性 T 细胞反应及 ICI 的抗肿瘤效应[6]。

目前，TMB 的检测方法为基因组分析，通过高通量二代测序（next generation sequencing，NGS）技术来完成，包括全基因组测序（whole genome sequence，WGS）、全外显子组测序（whole exon sequence，WES）和靶向基因测序[7]。WGS，顾名思义，即对生物体的整个基因组序列进行测序，可获得完整的基因组信息，而 WES 仅对外显子区域进行测序。相比 WGS，WES 更为简便，测序成本也相对较低，可检测出所有基因编码区域的变异，是当前公认的检测 TMB 的金标准。WGS 与 WES 均昂贵且耗时，而靶向基因测序则集中于肿瘤相关基因，并与算法相结合，能快速报告肿瘤相关基因的改变[8]。现 FDA 已批准 Foundation One CDxTM-324（F1CDx）和 MSK-IMPACTTM-468 靶向基因测序试剂盒用于分析肿瘤基因组的改变，但是该检测手段的应用目前仍以实验室或临床研究为主[9, 10]。

TMB 作为预测 NSCLC 患者 ICI 治疗疗效的独立预测指标仍存在许多局限，如 TMB 检测方法尚未标准化、检测时间较长、价格昂贵、临界值尚不统一等[11, 12]。

此外，从临床研究中观察到，部分低 TMB 患者也能对免疫治疗产生应答，高 TMB 患者也未必表现出很好的免疫治疗疗效。因此，仍需要更多的前瞻性研究来确认 TMB 作为预测肿瘤免疫治疗生物标志物的效能。

三、高微卫星不稳定/错配修复缺陷（MSI-H/dMMR）

在正常细胞中，微卫星是基因组中的 10～60 个碱基对（bp）区域，该区域包含一定数量的 1～5bp 的重复 DNA 序列，DNA 错配修复（mismatch repair, MMR）蛋白的突变通常导致这些重复 DNA 序列异常，形成微卫星不稳定（microsatellite instability, MSI）[13]。MSI 分为高度不稳定（MSI-H）、低度不稳定（MSI-L）。当肿瘤细胞中存在 MSI-H、错配修复缺陷（different mismatch repair, dMMR）时，肿瘤细胞内累积大量基因突变，可暴露更多肿瘤新抗原被免疫系统识别及攻击，达到更好的免疫治疗效果。2017 年，FDA 首先批准了帕博利珠单抗用于治疗带有 MSI-H、dMMR 的实体瘤患者[14]。

肿瘤标本中 MSI 传统的检测方法主要有两种。第一种为依赖于四种 MMR 蛋白的免疫组织化学检测（MSI-IHC）：MLH1、MSH2、MSH6 和 PMS2。MSI-IHC 的主要缺点是无法检测由 MMR 蛋白的点突变或小的插入/缺失突变引起的 MSI。MSI 检测的第二种标准方法是基于聚合酶链式反应（polymerase chain reaction, PCR）的 5 或 8 个标准化微卫星位点的检测（MSI-PCR），其缺点在于通过分析评估的 MSI 位点数量非常有限。为了克服 MSI-IHC 和 MSI-PCR 方法的局限性，NGS 技术和新的计算方法被应用于检测 MSI-H，如 MSIPlus 和 ColoSeq[15, 16]。MSIPlus 是一种针对结直肠癌优化的分析方法，可评估 16 个微卫星位点及癌基因（*KRAS*、*NRAS* 和 *BRAF*）的突变热点。ColoSeq 是一种替代性的 NGS 分析方法，用于检测 7 个可导致 MSI 的 DNA 修复基因（*MLH1*、*MSH2*、*MSH6*、*PMS2*、*EPCAM*、*APC* 和 *MUTYH*）中的突变、缺失或复杂结构重排。

目前，美国 NCCN 指南推荐帕博利珠单抗用于存在 MSI-H、dMMR 结直肠癌、子宫内膜癌等实体肿瘤的晚期治疗，由于 MSI-H 基因表型在肺癌中的发生率很低，其对肺癌免疫治疗疗效的预测价值仍在探索之中。

四、肿瘤浸润淋巴细胞

肿瘤浸润淋巴细胞（TIL）指离开血液循环进入到肿瘤中的淋巴细胞，主要包括 T 细胞、B 细胞、NK 细胞等免疫型细胞。TIL 是肿瘤微环境的重要组成部分，产生不同的免疫效应，研究显示其对多种肿瘤的免疫治疗疗效具有潜在的预测价值，如 KEYNOTE 001 研究发现，帕博利珠单抗治疗有效的患者，其基线活检标本肿瘤实质和边缘中 CD8+ T 细胞数量高于进展的患者[17]。TIL 在肺癌免疫治疗疗效中的预测价值仍有待进一步验证。

　　肿瘤组织中的 TIL 可用 H&E 染色法进行检测，但是，通过在连续组织切片上使用一系列单通道 IHC 对各种细胞表面标志物进行染色，可以更好地描绘淋巴细胞亚群及其功能状态[18]。对于更多组的生物标志物，高度复合的免疫荧光程序可更有效地进行检测，该程序能够使用单个组织切片通过亚细胞分辨率水平对多种蛋白质表达进行线性量化[19]。将组织分离成单个细胞进行流式细胞术分析，可检测肿瘤标本中免疫细胞和肿瘤细胞的状态，也可用于基因组和表观遗传学状态的批量分析[20]。

五、液态活检技术的应用

　　近年来，液态活检技术受到越来越多的关注，它是基于体液（如血液、尿液、唾液、脑脊液等）样本的非侵入性检测方法，检测样本灵活多样，成本效益高，可重复性强，对肿瘤的早期诊断和动态监测具有重要意义，也被开发用于检测多种肿瘤的预测性生物标志物[21-23]。液态活检技术可分析多种组分，如循环肿瘤细胞（circulating tumor cell，CTC）、循环肿瘤 DNA（circulating tumor DNA，ctDNA）、循环游离 DNA（circulating free DNA，cfDNA）、外泌体、蛋白质等（图 3-1）[24]。

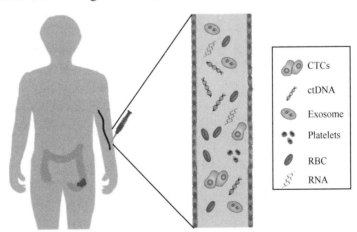

图 3-1　液态活检技术的项目

CTCs. 循环肿瘤细胞；ctDNA. 循环肿瘤 DNA；Exosome. 外泌体；Platelets. 血小板；RBC. 红细胞；

RNA. 核糖核酸

扫封底二维码获取彩图

　　1. 循环肿瘤细胞　CTC 指存在于外周血中的肿瘤细胞。通过检测 CTC，可发现肿瘤细胞的 mRNA 变异、基因组突变、蛋白质表达异常等，也可通过观察循环细胞类型和数量的改变来预测治疗效果，CTC 已成为当前液态活检技术研究最广泛的生物标志物[25, 26]。研究分析显示，在晚期 NSCLC 中 PD-L1 阳性 CTC 患者对纳武利尤单抗的应答率低于 PD-L1 阴性 CTC 患者[27]，PD-L1 阳性 CTC 的持续存在被认为与更差的预后相关[28]。

CTC 的检测技术包括分离富集技术和鉴定分析技术。CTC 的分离富集技术主要以形态学和免疫学为基础实现（表 3-2）。形态学方法基于细胞的物理特性，如大小、密度、电极、可变形性等，包括密度梯度离心法、超微膜过滤法、双向电泳法、微流控系统富集等[29]。免疫学方法以肿瘤细胞的生物学特性为基础，利用 CTC 和血细胞表面生物标志物的差异性表达而建立，如上皮细胞黏附分子（epithelial cell adhesion molecule，EpCAM）的阳性表达及白细胞标志物 CD45 的阴性表达[30, 31]，主要分为免疫磁珠分离技术（immunomagnetic separation，IMS）和微流控分离技术。近几年来，纳米免疫磁珠已被广泛应用于肿瘤患者 CTC 的检测[32]。

表 3-2   CTC 分离富集技术比较

原理	方法	优点	缺点
形态学方法	基于大小：超微膜过滤法	成本低廉；无须依赖细胞表面标志物；捕获的细胞数量多	纯度低；无法克服物理特性的异质性
	基于密度：密度梯度离心法		
	基于电极：双向电泳法		难以达到快速分选；电场力可能会对细胞活性和表面特性产生影响
	可变形性：微流控系统富集		
免疫学方法	免疫磁珠分离技术	可克服物理特性的异质性；捕获细胞纯度较高；特异性较高	无法获取全部特征的 CTC；所需样本量多；无法捕获活体 CTC
	微流控分离技术	自动化；所需样品量少；捕获效率高且可捕获活体 CTC	有些方法难以实现量产；难以确保较高的细胞活性；无法克服生化特性的异质性

目前常用的 CTC 鉴定分析方法有核酸分析法、免疫细胞化学法（immunocyto-chemistry，ICC）、流式细胞分析法（flow cytometry，FCM）、功能分析法[33, 34]。核酸分析法分为 DNA 分析法和 mRNA 分析法。DNA 分析法因缺乏普遍的标志物而应用较少，只有荧光原位杂交法用于 CTC 的检测[35]。mRNA 分析法最常用的是逆转录-PCR，近几年来新出现的实时定量探针 PCR、实时定量荧光 PCR、巢式定量 PCR 等方法具备特异探针和实时定量双重特性，很大程度地提高了扩增效率和检测敏感度。此外，一些集分离富集与检测分析于一体的综合系统如 CellSearch 系统、CTC 芯片等，进一步提高了 CTC 检测的敏感度和特异度[36, 37]。

2. ctDNA/cfDNA　cfDNA 来源于体内凋亡的正常细胞、肿瘤细胞和肿瘤相关基质细胞[38]，长度一般为 165 个碱基对，ctDNA 是 cfDNA 的一个子集，它是具有肿瘤源性基因组改变的稍短片段，最常见的是点突变，其体内半衰期较短，约 2h[39, 40]。一项纳入 136 名 NSCLC 患者的研究发现，较高的 ctDNA TMB 与免疫治疗不良临床结果显著相关，这与肿瘤组织样本中的 TMB 结果相反，后者显示较高的 TMB 与 OS 及 PFS 的延长相关[41, 42]，这表明 ctDNA 可能反映了肿瘤 DNA 不同的基因组特征，其能否作为肺癌免疫治疗疗效的预测性生物标志物仍有待验证。

目前，ctDNA 检测主要聚焦于浓度变化和突变、甲基化等结构变化，检测方法多种多样，包括 qPCR、液滴式数字 PCR、联合 PCR 扩增与流式细胞术的 BEAMing 技术等[43-45]；利用 NGS 技术，如 WGS、WES、靶向基因测序，可采用基因组文库扫描每个 cfDNA 片段的改变，从而对肿瘤的基因组特征进行更广泛的研究[46]。

3. 外泌体　是直径为 40～100nm、密度为 1.12～1.19g/ml 的细胞外囊泡[47]，可通过转运蛋白质、miRNA 等分子参与细胞间的信号转导[48]。肿瘤可释放携带特定信号分子的外泌体，使其成为潜在的生物标志物。研究显示，在人的血浆中可检测到结合了 PD-L1 的外泌体，而外泌体 PD-L1 表达水平的提高与抗 PD-1 治疗的肿瘤反应相关[49]。关于外泌体在肺癌免疫治疗疗效中的预测价值仍在探索之中。

外泌体的检测分析方法：对外泌体进行富集；利用形态、粒径等特征进行表征分析；通过特定的表面蛋白质标志物进行鉴定及对外泌体内容物如蛋白质、miRNA 的检测分析[50]。外泌体的分离富集方法：超速离心法、密度梯度离心法、尺寸排阻色谱法、免疫磁珠分选法；通过透射电子显微镜、扫描电子显微镜对其形态进行鉴定，通过纳米颗粒跟踪法检测其粒径大小；利用 Western 印迹法检测外泌体表面蛋白如 TSG101、CD63 和 Alix 的表达[51]。

现今，PD-L1 表达已作为肺癌免疫治疗疗效预测的伴随诊断进入临床实践，其他免疫治疗的预测标志物如 TMB、MSI-H/dMMR、TIL 等，仍需要更多的临床研究证据支持。除此之外，某些特殊基因（如 *TP53*、*STK11*、*KRAS*、*EGFR* 等）突变、外周血中性粒细胞与淋巴细胞比值（neutrophil-to-lymphocyte ratio，NLR）、肠道微生态等与免疫治疗疗效的关系仍在探索之中。

迄今，尚未有单一的生物标志物显示出较可靠的疗效预测价值，多因素联合预测可能是未来研究的方向[52]。随着 NGS、液态活检技术等生物技术的日益更新，可通过结合肿瘤组织和外周血的检测情况，动态监测肿瘤微环境及患者的免疫状态，进行综合评估和预测，筛选出可从免疫治疗中获益的人群，从而实现肺癌的精准免疫治疗。

（叶伶云　徐　嵩　苏春霞）

参 考 文 献

[1] Patel SP，Kurzrock R. PD-L1 expression as a predictive biomarker in cancer immunotherapy. Mol Cancer Ther，2015，14（4）：847-856.

[2] Lantuejoul S，Sound-Tsao M，Cooper WA，et al. PD-L1 testing for lung cancer in 2019：perspective from the IASLC pathology committee. J Thorac Oncol，2020，15（4）：499-519.

[3] Ancevski Hunter K，Socinski MA，Villaruz LC. PD-L1 testing in guiding patient selection for PD-1/PD-L1 inhibitor therapy in lung cancer. Mol Diagn Ther，2018，22（1）：1-10.

[4] Ilie M，Long-Mira E，Bence C，et al. Comparative study of the PD-L1 status between surgically resected specimens and matched biopsies of NSCLC patients reveal major discordances：a potential issue for anti-PD-L1 therapeutic strategies. Ann Oncol，2016，27（1）：147-153.

[5] Gadgeel S，Rodríguez-Abreu D. Updated analysis from KEYNOTE-189：pembrolizumab or placebo plus pemetrexed and platinum for previously untreated metastatic nonsquamous non-small-cell lung cancer. J Clin Oncol，2020，38（14）：1505-1517.

[6] Yarchoan M，Albacker LA，Hopkins AC，et al. PD-L1 expression and tumor mutational burden are independent biomarkers in most cancers. JCI Insight，2019，4（6）：e126908.

[7] Pestinger V，Smith M，Sillo T，et al. Use of an integrated pan-cancer oncology enrichment next-generation sequencing assay to measure tumour mutational burden and detect clinically actionable variants. Mol Diagn Ther，2020，24（3）：339-349.

[8] Büttner R，Longshore JW，López-Ríos F，et al. Implementing TMB measurement in clinical practice：considerations on assay requirements. ESMO Open，2019，4（1）：e000442.

[9] Heeke S，Hofman P. Tumor mutational burden assessment as a predictive biomarker for immunotherapy in lung cancer patients：getting ready for prime-time or not? Transl Lung Cancer Res，2018，7（6）：631-638.

[10] Wojas-Krawczyk K，Kalinka E，Grenda A，et al. Beyond PDL1 markers for lung cancer immunotherapy. Int J Mol Sci，2019，20（8）：1915.

[11] Camidge DR，Doebele RC，Kerr KM. Comparing and contrasting predictive biomarkers for immunotherapy and targeted therapy of NSCLC. Nat Rev Clin Oncol，2019，16（6）：341-355.

[12] Steuer CE，Ramalingam SS. Tumor Mutation Burden：Leading Immunotherapy to the era of precision medicine? J Clin Oncol，2018，36（7）：631-632.

[13] Bonneville R，Krook MA，Chen HZ，et al. Detection of microsatellite instability biomarkers via next-generation sequencing. Methods Mol Biol，2020，2055：119-132.

[14] Boyiadzis MM，Kirkwood JM，Marshall JL，et al. Significance and implications of FDA approval of pembrolizumab for biomarker-defined disease. J Immunother Cancer，2018，6（1）：35.

[15] Hempelmann JA，Scroggins SM，Pritchard CC，et al. MSIplus for integrated colorectal cancer molecular testing by next-generation sequencing. J Mol Diagn. 2015，17（6）：705-714.

[16] Pritchard CC，Smith C，Salipante SJ，et al. ColoSeq provides comprehensive lynch and polyposis syndrome mutational analysis using massively parallel sequencing. J Mol Diagn，2012，14（4）：357-366.

[17] Zeng DQ，Yu YF，Ou QY，et al. Prognostic and predictive value of tumor-infiltrating lymphocytes for clinical therapeutic research in patients with non-small cell lung cancer. Oncotarget，2016，7（12）：13765-13781.

[18] Luen SJ，Savas P，Fox SB，et al. Tumour-infiltrating lymphocytes and the emerging role of

immunotherapy in breast cancer. Pathology，2017，49（2）：141-155.

[19] Lin JR，Fallahi-Sichani M，Sorger PK. Highly multiplexed imaging of single cells using a high-throughput cyclic immunofluorescence method. Nat Commun，2015，6：8390.

[20] Eng J，Thibault G，Luoh SW，et al. Cyclic multiplexed-immunofluorescence（cmIF），a highly multiplexed method for single-cell analysis. Methods Mol Biol，2020，2055：521-562.

[21] Min SK，Jung SY，Kang HK，et al. MicroRNA-146a-5p limits elevated TGF-b signal during cell senescence. Mol Ther Nucleic Acids，2017，7：335-338.

[22] Rothwell DG，Ayub M，Cook N，et al. Utility of ctDNA to support patient selection for early phase clinical trials：the TARGET study. Nat Med，2019，25（5）：738-743.

[23] Pantel K，Alix-Panabières C. Liquid biopsy and minimal residual disease-latest advances and implications for cure. Nat Rev Clin Oncol，2019，16（7）：409-424.

[24] Jia S，Zhang R，Li Z，et al. Clinical and biological significance of circulating tumor cells，circulating tumor DNA，and exosomes as biomarkers in colorectal cancer. Oncotarget，2017，8（33）：55632-55645.

[25] Speicher MR，Pantel K. Tumor signatures in the blood. Nat Biotechnol，2014，32（5）：441-443.

[26] Zhong X，Zhang H，Zhu Y，et al. Circulating tumor cells in cancer patients：developments and clinical applications for immunotherapy. Mol Cancer，2020，19（1）：15.

[27] Guibert N，Delaunay M，Lusque A，et al. PD-L1 expression in circulating tumor cells of advanced non-small cell lung cancer patients treated with nivolumab. Lung Cancer，2018，120：108-112.

[28] Nicolazzo C，Raimondi C，Mancini M，et al. Monitoring PD-L1 positive circulating tumor cells in non-small cell lung cancer patients treated with the PD-1 inhibitor Nivolumab. Sci Rep，2016，6：31726.

[29] Lozar T，Gersak K，Cemazar M，et al. The biology and clinical potential of circulating tumor cells. Radiol Oncol，2019，53（2）：131-147.

[30] Ke Z，Lin M，Chen JF，et al. Programming thermoresponsiveness of NanoVelcro substrates enables effective purification of circulating tumor cells in lung cancer patients. ACS Nano，2015，9（1）：62-70.

[31] Manjunath Y，Porciani D，Mitchem JB，et al. Tumor-cell-macrophage fusion cells as liquid biomarkers and tumor enhancers in cancer. Int J Mol Sci，2020，21（5）：1872.

[32] Zhu DM，Wu L，Suo M，et al. Engineered red blood cells for capturing circulating tumor cells with high performance. Nanoscale，2018，10（13）：6014-6023.

[33] Hristozova T，Konschak R，Budach V，et al. A simple multicolor flow cytometry protocol for detection and molecular characterization of circulating tumor cells in epithelial cancers. Cytometry A，2012，81（6）：489-495.

[34] Hinz S，Hendricks A，Wittig A，et al. Detection of circulating tumor cells with CK20 RT-PCR is an independent negative prognostic marker in colon cancer patients-a prospective study. BMC Cancer，2017，17（1）：53.

[35] Zhang Y，Li J，Cao L，et al. Circulating tumor cells in hepatocellular carcinoma：detection

techniques, clinical implications, and future perspectives. SeminOncol, 2012, 39 (4): 449-460.

[36] Truin A, Alama A, Dal Bello MG, et al. Clinical applications of circulating tumor cells in lung cancer patients by Cell Search system. Front Oncol, 2014, 4: 242.

[37] Ozkumur E, Shah AM, Ciciliano JC, et al. Inertial focusing for tumor antigen-dependent and - independent sorting of rare circulating tumor cells. Sci Transl Med, 2013, 5 (179): 179ra47.

[38] Thierry AR, El Messaoudi S, Gahan PB, et al. Origins, structures, and functions of circulating DNA in oncology. Cancer Metastasis Rev, 2016, 35 (3): 347-376.

[39] Snyder MW, Kircher M, Hill AJ, et al. Cell-free DNA comprises an in vivo nucleosome footprint that informs its tissues-of-origin. Cell, 2016, 164 (1-2): 57-68.

[40] Lo YM, Zhang J, Leung TN, et al. Rapid clearance of fetal DNA from maternal plasma. Am J Hum Genet, 1999, 64 (1): 218-224.

[41] Chae YK, Davis AA, Agte S, et al. Clinical implications of circulating tumor DNA tumor mutational burden (ctDNA TMB) in non-small cell lung cancer. Oncologist, 2019, 24 (6): 820-828.

[42] Rizvi NA, Hellmann MD, Snyder A, et al. Cancer immunology. Mutational landscape determines sensitivity to PD-1 blockade in non-small cell lung cancer. Science, 2015, 348 (6230): 124-128.

[43] Jenkins S, Yang JC, Ramalingam SS, et al. Plasma ctDNA analysis for detection of the EGFR T790M mutation in patients with advanced non–small cell lung cancer. J Thorac Oncol, 2017, 12 (7): 1061-1070.

[44] Diehl F, Schmidt K, Choti MA, et al. Circulating mutant DNA to assess tumor dynamics. Nat Med, 2008, 14 (9): 985-990.

[45] Syeda MM, Wiggins JM, Corless B, et al. Validation of circulating tumor DNA assays for detection of metastatic melanoma. Methods Mol Biol, 2020, 2055: 155-180.

[46] Shu Y, Wu X, Tong X, et al. Circulating tumor DNA mutation profiling by targeted next generation sequencing provides guidance for personalized treatments in multiple cancer types. Sci Rep, 2017, 7 (1): 583.

[47] Salomon C, Ryan J, Sobrevia L, et al. Exosomal signaling during hypoxia mediates microvascular endothelial cell migration and vasculogenesis. PLoS One, 2013, 8 (7): e68451.

[48] Melo SA, Sugimoto H, O'Connell JT, et al. Cancer exosomes perform cell-independent microRNA biogenesis and promote tumorigenesis. Cancer Cell, 2014, 26 (5): 707-721.

[49] Chen G, Huang AC, Zhang W, et al. Exosomal PD-L1 contributes to immunosuppression and is associated with anti-PD-1 response. Nature, 2018, 560 (7718): 382-386.

[50] Lasser C, Eldh M, Lotvall J. Isolation and characterization of RNA-containing exosomes. J Vis Exp, 2012, (59): e3037.

[51] Mathivanan S, Ji H, Simpson RJ. Exosomes: extracellular organelles important in intercellular communication. J Proteomics, 2010, 73 (10): 1907-1920.

[52] Tray N, Weber JS, Adams S. Predictive biomarkers for checkpoint immunotherapy: current status and challenges for clinical application. Cancer Immunol Res, 2018, 6 (10): 1122-1128.

第二篇

应用篇

第四章　基因组学在评估肺癌免疫治疗疗效中的现状及展望

一、肺癌基因组学

1. 基因组测序　自早期人类基因组计划以来，随着对全基因组临床应用的关注，高通量二代测序技术（NGS）已广泛应用于临床治疗决策[1]。NGS 以高输出量和高解析度为主要特色，能一次并行对几十万到几百万条 DNA 分子进行序列读取，在提供丰富的遗传学信息的同时，还可大大降低测序费用、缩短测序时间。越来越多的临床医生将 NGS 用于晚期肺癌患者诊断及指导后续治疗，尤其是在其他治疗方法不再可用的情况下。

尽管对于其他癌症答案尚不清楚，但美国国家综合癌症网络（NCCN）指南建议在晚期或转移性肺癌患者中预先进行广泛的基因谱分析，以便确定可能有效的药物或临床试验的罕见驱动因素。一些非小细胞肺癌（NSCLC）的驱动基因已经被发现，包括 *EGFR*、*ALK*、*ROS1*、*BRAF*、*MET*、*Her2*、*RET* 和 *NTRK1*。与多个单基因或有限基因检测相比，NGS 更具成本效益和速度优势。2018 年美国临床肿瘤学会年会上发表的一项研究预测，在使用医疗保险或医疗补助服务的情况下，与排除性检测、序贯检测及批量检测相比，NGS 分别节省了近 140 万美元、150 万美元和超过 210 万美元[2]。

2. 基因检测指导肺癌治疗

（1）NGS 有助于识别肺癌的多个基因组改变：根据癌症基因组图谱（Cancer Genome Atlas，CGA）和其他研究，肺腺癌中最常见的突变癌基因是 *KRAS*（占 33%）、*EGFR*（占 14%）、*BRAF*（占 10%）、*PIK3CA*（占 7%）和 *MET*（占 7%）[3]。CGA 的数据也显示，在低突变率组的标本中，*EGFR* 突变的患病率高于其他突变的患病率[4]。表 4-1 展示了肺腺癌、肺鳞癌和小细胞肺癌（SCLC）的复发性分子改变（改编自文献[5]）。

（2）基因组分析可以发现克隆进化和抗性基因：亚克隆可以在一个肿瘤样本中混杂，也可以在原发性肿瘤和转移部位发生区域性分离[6]。一种可能的情况是，由于 *EGFR* 突变驱动的亚克隆癌细胞群的进化，用 ALK 抑制治疗的 ALK 融合阳性肿瘤仍会继续进展[7]。图 4-1 展示了 *ALK* 融合在 ALK 抑制治疗后的三种演变场景[8]：①ALK 融合是所有癌细胞都会发生的躯干性事件，因此 ALK 抑制治疗是有效的；②ALK 融合和 *EGFR* 突变是晚期分支事件，只存在于小部分癌细胞中。ALK 抑制可清除带有 ALK 融合的癌细胞，但会使 ALK 融合阴性的癌细胞，包括带有 *EGFR* 激活突变的癌细胞发生增殖；③ALK 融合和 *EGFR* 突变在不同的原发肿瘤中都是主干事件，并且相关性强，ALK 抑制治疗可减弱携带 ALK 融合的原发肿瘤的生长，但会使 *EGFR* 突变的原发肿瘤发生进展。

表 4-1　肺腺癌、肺鳞癌、小细胞肺癌中复发性分子改变

突变类型	肺腺癌	肺鳞癌	小细胞肺癌
细胞周期突变	TP53（46%），CDKN2A（4%）	TP53（91%），CDKN2A（17%），RB1（7%）	TP53（92%），RB1（75%）
	RTK/P13K-MTOP 信号	RTK/P13K-MTOP 信号	RTK/P13K-MTOR 信号：PTEN（5%）
	KRAS（33%），EGFR（14%），BRAF（10%），STK11（17%），MET（8%），NF1（11%），PIK3CA（7%），RIT1（2%）	PIK3CA（16%），PTEN（8%），HRAS（3%）	
其他突变	氧化应激反应：KEAP1（17%），MYC 通路；MGA（8%）	氧化应激反应：CUL3（6%），KEAP1（12%），NFE2L2（15%）	表观遗传失调：EP300（11%），CREBBP（10%）
	异常剪接：U2AF1（3%），RBM10（8%）	鳞状分化 NOTCH1（8%），ASCL4（3%），NOTCH2（5%）	神经内分泌分化：NOTCH1（15%），NOTCH2（5%）and NOTCH3（9%）
重排	ALK（3%~8%），ROS1（2%），RET（1%），NTRK1（3%），NRG1（2%），BRAF（3%从不吸烟），ERBB4（%）	FGFR（rare）	RB1（13%），TP73（7%），CREBBP（4%），PTEN（4%），RBL1（3%）
强化	TTF1（14%），TERT（18%），EGFR（7%），MET（4%），KRAS（6%6），ERBB2（3%），MDM2（8%）	Chr3q：SOX2（43%），TP63（29%），PIK3CA（38%），HES1（26%）	MYC 家族成员（16%）：MYC，MYCN，MYCL1，SOX2（27%），FGFR1（8%），IRS2（2%）
缺失	CDKN2A（20%）	CDKN2A（27%），PTEN（3%）	TP53，RB1，CDKN2A，Chr3p（如 FHIT、ROBO1）
常见突变通路	MAPK 和 P13K 信号转导，氧化应激反应，细胞周期进展，RNA 剪接和加工，核小体重塑	鳞状细胞分化、氧化应激反应、MAPK 和 PI3K 信号转导	细胞周期调节，P13K 信号，核小体转录和重塑的调节，NOTCH 信号和神经内分泌分化

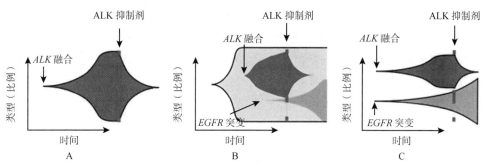

图 4-1 *ALK* 融合在 ALK 抑制治疗后的三种演变场景
扫封底二维码获取彩图

探究 NGS 对治疗决定和患者结局的长期影响的研究目前仍在进行中。NCI-MATCH 和 ASCO 的 TAPUR 研究一旦结束，将提供一些可靠的结果数据。在对 234 例在以色列接受 NGS 检测的Ⅲb/Ⅳ期 NSCLC 患者的回顾性研究中，145 例（62%）患者进行了组织 NGS，89 例（38%）患者进行了血液 NGS。91 例患者接受了基于 NGS 分析的靶向治疗，75 例患者接受了基于 NCCN 指南推荐的治疗，9 例患者出组，7 例患者由于 NGS 发现了高肿瘤突变负荷（TMB）而接受了免疫治疗。该研究中患者的中位总生存期（OS）为 25.7 个月，NGS 检测后接受靶向治疗的患者与基于 NCCN 指南推荐治疗的患者相比，其 OS 延长。由此可见，通过 NGS 发现治疗靶点可对患者的临床治疗决策提供指导方向[9]。此外，一篇关于转移性 NSCLC 的病例报告显示，使用 NGS 检测 *PTEN* 和 *STK11* 突变的患者，其使用西罗莫司治疗的中位 OS 为近 20 个月[10]。尽管每个病例都是独特的，并非所有患者都能从 NGS 治疗中获益，但这些结果突出了转移性肺癌的异质性，并将有助于确定从此类治疗中获益的特定患者群体。

（3）NGS 提供免疫疗效相关的生物标志物信息：与其他癌症类型相比，肺癌基因组具有较高的 TMB，这归因于吸烟暴露[11]。一项研究对 151 例接受 NGS、TMB 评估并接受免疫治疗的任何病理类型的肺癌患者的近期资料进行了回顾性分析，包括有效率、无进展生存（PFS）率和总生存（OS）率。较高的 TMB 与较好的预后独立相关。高 TMB[≥20 个突变/百万碱基（mutations/megabase，mut/Mb）]组与低至中度 TMB（5~20mut/Mb）组的有效率分别为 58% 和 20%，PFS 中位数分别为 12.8 个月和 3.3 个月，高 TMB 组的中位 OS 未调查，低至中度 TMB 组的中位 OS 为 16.3 个月[12]。另外一项Ⅲ期试验显示，在 TMB 较高的 NSCLC 患者（≥10mut/Mb）中，纳武利尤单抗加伊匹木单抗治疗 1 年的 PFS 率为 42.6%，而化疗治疗 1 年的 PFS 率为 13.2%[13]。在 NGS 检测中发现的对免疫治疗有反应的其他预测因素包括识别重组途径缺陷，如错配修复（MMR）缺陷和 DNA 聚合酶 *POLE* 和 *POLD1* 的突变，这些都是可能的 TMB 的替代标记[14]。

基因组学中获得的数据同样有助于筛选对靶向药物治疗有反应的患者。有研究报道，在 4064 例 NSCLC 患者中，871 例（21.4%）有 *EGFR*、*ALK* 或 *ROS1* 的改变，在这部分患者中，接受靶向治疗的患者与未接受靶向治疗的患者相比，OS 有所改善（中位 OS 分别为 18.6 个月和 11.4 个月）[15]。当用免疫检查点抑制剂（ICI）治疗时，TMB≥20mut/Mb 也与 OS 的改善有关（分别为 16.8 个月和 8.5 个月）[15]。

二、癌症驱动基因和免疫治疗的关系

1. 常见驱动基因状态预测免疫治疗疗效 癌症是主要由基因突变引起的不正常和不受控制的细胞生长所造成的一系列疾病[16, 17]。恶性肿瘤形成通常伴随着基因的变异，而表皮生长因子受体（*EGFR*）、间变性淋巴瘤激酶（*ALK*）和 *KRAS* 是 NSCLC 最常见的致癌驱动因子。

（1）*EGFR*：作为 NSCLC 中最常见的驱动基因，在亚洲人群中，40%～50% 的 NSCLC 患者携带 *EGFR* 敏感突变[18]。Herbst 等[19]研究结果揭示了帕博利珠单抗对比多西他赛用于治疗 PD-L1 阳性细胞表达率≥1% 的晚期 NSCLC 患者的获益情况，其中 9% 的 *EGFR* 突变患者并未从免疫治疗中得到显著的临床获益。类似的，一项对比免疫检查点抑制剂（ICI）与多西他赛用于二线治疗晚期 NSCLC 的研究结果显示，*EGFR* 突变组也无 OS 获益（*n*=186，HR：1.05，*P*<0.81）[20]。最近一篇综述回顾了 *EGFR* 突变的 NSCLC 患者对 PD-1/PD-L1 抑制剂治疗反应不佳的研究，PD-1/PD-L1 阻断在 NSCLC 患者中可导致病情超进展，预后不佳[21]。这些研究结果显示 *EGFR* 突变肺癌患者免疫治疗获益并不显著。

EGFR 突变患者接受免疫治疗无明显获益，可能是由于低 PD-L1 表达或低 TMB，或是造成了免疫抑制性肿瘤微环境。有研究报道，在 *EGFR/ALK* 突变患者中，PD-L1 阳性细胞表达率≥25% 的患者接受度伐利尤单抗治疗后 OS 达到 13.3 个月，比对照组 *EGFR/ALK* 野生型且 PD-L1 阳性细胞表达率≥25% 的患者延长 2.4 个月[22]。这一结果提示 *EGFR* 突变且 PD-L1 高表达的肺癌患者仍可能从免疫治疗中获益。

（2）*KRAS*：*KRAS* 基因是 NSCLC 中重要的驱动基因之一，15%～20% 的 NSCLC 患者携带 *KRAS* 基因突变。*KRAS* 突变包含仅 *KRAS* 突变、*KRAS/TP53* 共突变及 *KRAS/STK11* 共突变三类。一项关于接受过免疫治疗且存在 *KRAS* 突变的 174 例肺腺癌患者的回顾性研究结果显示 *KRAS* 突变患者能从免疫治疗中明显获益，其中仅 *KRAS* 突变患者对于免疫治疗预测可能会有更好的疗效，*KRAS/TP53* 共突变患者能最大程度临床获益（ORR 值为 30%），而 *KRAS/STK11* 共突变患者免疫治疗后获益最少[23]。此外，Dong 等[24]和 Ji 等[25]的研究发现，*KRAS* 突变的患者 PD-L1 低表达，并且具有更高的 TMB。这些研究也提示 *KRAS* 突变患者可能适于免疫治疗，*KRAS* 突变可能有望成为 NSCLC 中免疫治疗疗效的预测指标。

（3）*ALK*：*ALK* 作为 NSCLC 重要的驱动基因之一，其中棘皮动物微管相关蛋白 4（*EML4*）-*ALK* 融合基因突变最为常见，*EML4-ALK* 融合基因突变在中国 NSCLC 患者中的阳性率达 3%～7%。Azuma 等[26]研究发现 PD-L1 蛋白在 EML4-ALK 阳性细胞中显著上调，而 EML4-ALK 融合蛋白的表达能够上调 PD-L1 的表达，ALK 活性的抑制或敲除 EML4-ALK 能够下调 PD-L1 的表达。Garassino 等[22]研究发现，*ALK* 重排患者中 PD-L1 阳性细胞表达率≥25%时，免疫治疗后也能获益。而 Gainor 等[27]的研究显示，*ALK* 重排患者与 *EGFR* 突变患者免疫治疗后都有较短的 PFS 和低 ORR，*ALK* 重排患者免疫治疗后并未明显获益。上述研究表明 *ALK* 重排患者在免疫治疗中获益并不突出。

2. 罕见驱动基因状态预测免疫治疗疗效

（1）*ROS1*：ROS1 融合是 1%～3%的 NSCLC 患者的致癌因子。相关研究表明大多数 *ROS1* 重排的 NSCLC 患者具有低 PD-L1 表达和低 TMB，对于单药免疫治疗的效果不明显，但化疗联合免疫治疗的疗效更令人鼓舞[28]。

（2）*MET*：*MET* 第 14 号外显子跳跃突变（MET exon 14 skipping alterations，*METΔ14*）出现在 4%的 NSCLC 中。Sabari 等[29]报道了大量具有 *METΔ14* 突变的 NSCLC 患者表达 PD-L1，但这类肺癌患者亚群对免疫治疗的响应并不明显，且低于靶向治疗的疗效。类似的报道也显示大部分 *METΔ14* 突变的肺癌患者表达 PD-L1，但其中位 TMB 低于未被选择的 NSCLC 患者，对于 *METΔ14* 突变患者 PD-1 阻断偶尔会有反应，但总体临床疗效有限[30]。上述研究表明 *MET* 突变患者从免疫治疗中获益并不明显。

（3）*BRAF*：*BRAF* 突变在 NSCLC 中非常罕见，发生率为 1%～5%。Dudnik 等[31]研究发现接受免疫治疗的 22 位 *BRAF* 突变肺癌患者（V600E 组占 57%，非 V600E 组占 55%）ORR 分别为 25%和 33%，中位无进展生存期（mPFS）分别为 3.7 和 4.1 个月，并且 *BRAF* 突变的 NSCLC 患者更有可能高表达 PD-L1，而 PD-L1 状态和 *BRAF* 突变类型并没有改变治疗结果。此外，一份病例报告描述了一位 *BRAF*^V600E 突变、PD-L1 高表达（90%）的 NSCLC 患者，该患者先使用 BRAF 抑制剂，然后使用帕博利珠单抗，患者通过达布非尼（Dabrafenib）获得了最初 18 个月的疾病稳定期，并在进展中对 2 剂帕博利珠单抗获得了进一步的持久响应[32]。上述研究提示 ICI 似乎在 *BRAF* 突变的患者中活跃，并且与 PD-L1 状态或 *BRAF* 突变类型无关。

（4）其他：人类表皮生长因子受体 2（human epidermal growth factor receptor 2，Her2）是一种罕见的致癌因子，在 NSCLC 患者中的表达率为 1%～4%。有研究结果提示，ICI 联合化疗可能是 *Her2* 突变的 NSCLC 患者一线治疗的一个有希望的选择[33]。此外，Saalfeld 等[34]临床研究也证明 ICI 联合化疗或单药治疗在癌症治疗中是有效的。在 1%～2% 的 NSCLC 中发现 *RET* 重排，Offin 等[35]报道了大多数 *RET* 重排肺癌具有低 PD-L1 表达和低 TMB，且该研究未观察到 *RET* 重排肺癌患者对免疫治疗的响应。对于 EGFR 外显子 20 插入突变（Ex20ins）的 NSCLC 患者 ICIs 治疗效果较差，尤其是一线治疗[36]。

3. 新型驱动基因 在过去的 20 年里，靶向癌症驱动基因的治疗策略已经彻底改变了 NSCLC 的治疗格局，罕见癌症驱动基因的识别正在重塑 NSCLC 的诊断和治疗方法。最新研究发现中枢性早熟相关的 E3 连接酶 MKRN3 在 NSCLC 中突变频率较高，MKRN3 失活后通过细胞质多聚腺苷酸结合蛋白 1[cytoplasmic poly（A）binding protein1，PABPC1]泛素化介导的球蛋白合成导致肺癌增殖和进展，且在具有致癌 *KRAS* 突变的人类 NSCLC 样本中，*MKRN3* 突变显著富集。此外，他们还发现了 MKRN3 肿瘤抑制机制，并强调 MKRN3-PABPC1 失调是肺癌形成的关键途径[37]。Walter 等[38]在研究视网膜母细胞瘤（retinoblastoma，RB）缺失对小鼠肺腺癌模型的影响时，意外发现了 CDK2、SOX2 和 HMGA2 这 3 个潜在的肺癌治疗新靶点。RB 作为肿瘤抑制因子蛋白，其在肺癌中的一个共同特征是通过磷酸化而失活，而 RB 失活与 MAPK、CDK4/6 或 CDK2 相关，Walter 等[38]指出 CDK2 在 RB 失活中起主要作用，且 RB 缺失会造成细胞分化能力的丧失及癌细胞在转移过程中向其他部位的扩散增加，参与这些变化的蛋白（如 CDK2、SOX2 和 HMGA2）可能为用于癌症治疗新药物的开发提供靶点[39]。最近一项研究发现 DNA 识别受体环鸟苷-腺苷合酶（Cyclic GMP-AMP synthase，cGAS）可通过抑制 DNA 同源重组修复，引起基因组不稳定性增加，促进肺癌发生，提示核内 cGAS 可能驱动癌症发生[40]。

三、研 究 展 望

随着精准医疗的发展和基因组学的应用，靶向治疗和免疫治疗在肺癌的治疗中起着举足轻重的作用，前景广阔[41, 42]。近年来，基因检测技术得到发展和升级换代，如 NGS 技术实现了对全基因组的分析，从肺癌常见驱动基因如 *EGFR* 的突变，到如今罕见基因突变，乃至新型基因突变的发现，都为新型治疗方案的开发奠定了基础，有助于实现肺癌患者个体化精准治疗。此外，对传统治疗方案反应不敏感的肺癌患者，进行癌症基因组学分析，有助于治疗方案的定制和优化[5]。

以 PD-1/PD-L1 为靶点的 ICI 治疗为肺癌患者带来显著的临床获益，然而，目前肿瘤患者中能够从免疫治疗中获益的仅占 20%～40%，晚期肺癌患者对抗 PD-1/PD-L1 抗体治疗的应答率仅为 20%～30%[43]。复杂的肿瘤免疫微环境及肿瘤异质性可能是限制 ICI 治疗效果的重要原因[44]。其中，肿瘤细胞基因组改变对 ICI

的临床疗效的影响已经被逐渐接受[45]。因而，基因组学的发展，有望在单细胞水平上揭示肿瘤细胞和免疫细胞的转录特征和遗传异质性，助力肺癌免疫治疗获益人群的筛选。黑色素瘤患者的全外显子测序数据显示，高表达的颗粒酶 A 和穿孔素（PRF1）与抗 CTLA-4 制剂的治疗益处密切相关，此项发现改善了基于 CTLA-4 检查点抑制剂的免疫疗法的反应[46]。研究表明携带 TP53 和 KRAS 共突变肿瘤的患者对 PD-1 免疫疗法表现出很高的临床反应率，并且无进展生存期和总生存期显著提高[47]。然而 LKB1 和 KRAS 共突变体已成为对 PD-1 和 PD-L1 抑制产生原发性抗性的主要基因组驱动因素[48]。因此，我们可以利用基因组分析肺癌现有的驱动基因与 PD-1 抑制剂等 ICI 的相关性。同样，为了探寻克服多数患者 PD-1 耐药与疗效不佳的方法，与基因组平台链接的高质量临床数据是推进免疫治疗预后、免疫相关不良反应管理和毒性预测的关键所在。在给予 PD-1 药物治疗之前及持续监测过程中，肿瘤全外显子测序数据的积累有助于尽快开发出可更好预测 PD-1 及 PD-L1 疗效及毒性的新型分子标志物和工具。

近年来，体液中的循环肿瘤 DNA（ctDNA）备受关注，因为 ctDNA 可以识别肿瘤特异性异常，用于诊断、治疗的随访和预后分析，即所谓的液体活检。液体活检是一种微创/无创方法，可显示原发和继发肿瘤部位的 ctDNA 总和，还可以识别遗传变化[49]。肿瘤组织中 EGFR 突变的鉴定是筛选 EGFR-TKI 一线治疗获益人群的关键[50]。然而，有研究者通过对肺腺癌患者 ctDNA 进行基因组学分析发现，肿瘤内存在高度的异质性，包括 TP53 突变、CDKN2A、RB1 和 KEAP1 的缺失及许多基因的扩增，这可能会产生耐药性，因此改变了 EGFR 激活突变是单驱动突变的观点[50, 51]。此外，Cabel 团队对接受纳武利尤单抗或帕博利珠单抗单药治疗肿瘤患者的血浆 ctDNA 进行连续监测分析发现，在用药第 8 周，在 ctDNA 水平和肿瘤大小的同步变化之间观察到显著相关性，ctDNA 水平与 PD-1 治疗的早期肿瘤反应和患者预后相关[52]。近期 Nature Cancer 刊发了一项名为 INSPIRE 的 II 期前瞻性临床研究。结果显示 ctDNA 或可用于帕博利珠单抗治疗的疗效预测和预后判断，ctDNA 水平监测有望成为评估 PD-1/PD-L1 免疫治疗预后的宝贵工具。总的来说，ctDNA 的检测及深度靶向基因测序将为免疫治疗提供新的机遇。

在当前精准医疗时代，基因组学对肺癌免疫治疗具有重要的临床指导意义。然而，充分整合基因组测序数据与免疫治疗的临床数据仍然是一个方兴未艾的重要方向，同时也对高质量的免疫治疗临床队列设计和样本库建设提出了新的要求。

（刘海鹏 徐 嵩）

参 考 文 献

[1] Altman RB, Prabhu S, Sidow A, et al. A research roadmap for next-generation sequencing informatics. Sci Transl Med, 2016, 8（335）: 335ps10.

[2] Pennell NA, Mutebi A, Zhou ZY, et al. Economic impact of next generation sequencing vs sequential single-gene testing modalities to detect genomic alterations in metastatic non-small cell lung cancer using a decision analytic model. J Clin Oncol, 2018, 36（15）.

[3] Castellanos E, Feld E, Horn L. Driven by mutations: the predictive value of mutation subtype in EGFR-mutated non-small cell lung cancer. J Thorac Oncol, 2017, 12（4）: 612-623.

[4] Swanton C, Govindan R. Clinical implications of genomic discoveries in lung cancer. N Engl J Med, 2016, 374（19）: 1864-1873.

[5] Parikh AR. Lung cancer genomics. Acta Med Acad, 2019, 48（1）: 78-83.

[6] Yates LR, Campbell PJ. Evolution of the cancer genome. Nat Rev Genet, 2012, 13（11）: 795-806.

[7] Sequist LV, Waltman BA, Dias-Santagata D, et al. Genotypic and histological evolution of lung cancers acquiring resistance to EGFR inhibitors. Sci Transl Med, 2011, 3: 75ra26.

[8] Birkbak NJ, Hiley CT, Swanton C. Evolutionary precision medicine: a role for repeat epidermal growth factor receptor analysis in ALK-rearranged lung adenocarcinoma? J Clin Oncol, 2015, 33（32）: 3681-3683.

[9] Geva S, Rozenblum AB, Roisman LC, et al. Impact of next-generation sequencing on survival in lung cancer. J Thorac Oncol, 2018, 13（4）: S86-S87.

[10] Parikh AR, Ali SM, Schrock AB, et al. Response to rapamycin analogs but not PD-I inhibitors in PTEN-mutated metastatic non-small-cell lung cancer with high tumor mutational burden. Lung Cancer, 2018, 9: 45-47.

[11] Lawrence MS, Stojanov P, Polak P, et al. Mutational heterogeneity in cancer and the search for new cancer-associated genes. Nature, 2013, 499（7457）: 214-218.

[12] Goodman AM, Kato S, Bazhenova L, et al. Tumor mutational burden as an independent predictor of response to immunotherapy in diverse cancers. Mol Cancer Ther, 2017, 16（11）: 2598-2608.

[13] Hellmann MD, Ciuleanu TE, Pluzanski A, et al. Nivolumab plus ipilimumab in lung cancer with a high tumor mutational burden. N Engl J Med, 2018, 378（22）: 2093-2104.

[14] Rizvi H, Sanchez-Vega F, La K, et al. Molecular determinants of response to anti-programmed cell death（PD）-1 and anti-programmed death-ligand 1（PD-L1）blockade in patients with non-small-cell lung cancer profiled with targeted next-generation sequencing. J Clin Oncol, 2018, 36（7）: 633-641.

[15] Singal G, Miller PG, Agarwala V, et al. Association of patient characteristics and tumor genomics with clinical outcomes among patients with non-small cell lung cancer using a clinicogenomic database. JAMA, 2019, 321（14）: 1391-1399.

[16] Stratton MR. Exploring the genomes of cancer cells: progress and promise. Science, 2011, 331

（6024）：1553-1558.

[17] Stratton MR，Campbell PJ，Futreal PA. The cancer genome. Nature，2009，458（7239）：719-724.

[18] Dearden S，Stevens J，Wu YL，et al. Mutation incidence and coincidence in non small-cell lung cancer：meta-analyses by ethnicity and histology（mutMap）. Ann Oncol，2013，24（9）：2371-2376.

[19] Herbst RS，Baas P，Kim DW，et al. Pembrolizumab versus docetaxel for previously treated，PD-L1-positive，advanced non-small-cell lung cancer（KEYNOTE-010）：a randomised controlled trial. Lancet，2016，387（10027）：1540-1550.

[20] Lee CK，Man J，Lord S，et al. Checkpoint inhibitors in metastatic egfr-mutated non-small cell lung cancer-a meta-analysis. J Thorac Oncol，2017，12（2）：403-407.

[21] To KKW，Fong W，Cho WCS. Immunotherapy in treating egfr-mutant lung cancer：current challenges and new strategies. Front Oncol，2021，11：635007.

[22] Garassino MC，Cho BC，Kim JH，et al. Durvalumab as third-line or later treatment for advanced non-small-cell lung cancer（ATLANTIC）：an open-label，single-arm，phase 2 study. Lancet Oncol，2018，19（4）：521-536.

[23] Chen J，Jiang D，Huang F. Advances of the correlation between driver gene status and immunotherapy in non-small cell lung cancer. Zhongguo Fei Ai Za Zhi，2019，22（4）：233-238.

[24] Dong ZY，Zhong WZ，Zhang XC，et al. Potential predictive value of TP53 and KRAS mutation status for response to PD-1 blockade immunotherapy in lung adenocarcinoma. Clin Cancer Res，2017，23（12）：3012-3024.

[25] Ji M，Liu Y，Li Q，et al. PD-1/PD-L1 expression in non-small-cell lung cancer and its correlation with EGFR/KRAS mutations. Cancer Biol Ther，2016，17（4）：407-413.

[26] Azuma K，Ota K，Kawahara A，et al. Association of PD-L1 overexpression with activating EGFR mutations in surgically resected nonsmall-cell lung cancer. Ann Oncol，2014，25（10）：1935-1940.

[27] Gainor JF，Shaw AT，Sequist LV，et al. EGFR mutations and ALK rearrangements are associated with low response rates to PD-1 pathway blockade in non-small cell lung cancer：A retrospective analysis. Clin Cancer Res，2016，22（18）：4585-4593.

[28] Choudhury NJ，Schneider JL，Patil T，et al. Response to immune checkpoint inhibition as monotherapy or in combination with chemotherapy in metastatic ROS1 -rearranged lung cancers. JTO Clin Res Rep，2021，2（7）：100187.

[29] Sabari JK，Montecalvo J，Chen R，et al. PD-L1 expression and response to immunotherapy in patients with MET exon 14-altered non-small cell lung cancers（NSCLC）. Journal of Clinical Oncology，2017，35（15_suppl）：8512-8512.

[30] Sabari JK，Leonardi GC，Shu CA，et al. PD-L1 expression, tumor mutational burden，and response to immunotherapy in patients with MET exon 14 altered lung cancers. Ann Oncol，2018，29（10）：2085-2091.

[31] Dudnik E，Peled N，Nechushtan H，et al. BRAF Mutant Lung Cancer：Programmed Death

Ligand 1 Expression, Tumor Mutational Burden, Microsatellite Instability Status, and Response to Immune Check-Point Inhibitors. J Thorac Oncol, 2018, 13（8）: 1128-1137.

[32] Li SD, Martial A, Schrock AB, et al. Extraordinary clinical benefit to sequential treatment with targeted therapy and immunotherapy of a BRAF V600E and PD-L1 positive metastatic lung adenocarcinoma. Exp Hematol Oncol, 2017, 6: 29.

[33] Zhao S, Xian X, Tian P, et al. Efficacy of combination chemo-immunotherapy as a first-line treatment for advanced non-small-cell lung cancer patients with her2 alterations: a case series. Front Oncol, 2021, 11: 633522.

[34] Saalfeld FC, Wenzel C, Christopoulos P, et al. Efficacy of immune checkpoint inhibitors alone or in combination with chemotherapy in NSCLC harboring ERBB2 mutations. J Thorac Oncol, 2021, 16（11）: 1952-1958.

[35] Offin M, Guo R, Wu SL, et al. Immunophenotype and Response to Immunotherapy of RET-Rearranged Lung Cancers. JCO Precis Oncol, 2019（3）: PO.18.00386.

[36] Metro G, Baglivo S, Bellezza G, et al. Sensitivity to immune checkpoint blockade in advanced non-small cell lung cancer patients with EGFR exon 20 insertion mutations. Genes, 2021, 12（5）: 679.

[37] Li K, Zheng X, Tang H, et al. E3 ligase MKRN3 is a tumor suppressor regulating PABPC1 ubiquitination in non-small cell lung cancer. J Exp Med, 2021, 218（8）: e20210151.

[38] Walter DM, Yates TJ, Ruiz-Torres M, et al. RB constrains lineage fidelity and multiple stages of tumour progression and metastasis. Nature, 2019, 569（7756）: 423-427.

[39] Rubin SM, Sage J. Manipulating the tumour-suppressor protein Rb in lung cancer reveals possible drug targets. Nature, 2019, 569（7756）: 343-344.

[40] Liu H, Zhang H, Wu X, et al. Nuclear cGAS suppresses DNA repair and promotes tumorigenesis. Nature, 2018, 563（7729）: 131-136.

[41] Mukherjee S. Genomics-Guided Immunotherapy for Precision Medicine in Cancer. Cancer Biother Radiopharm, 2019, 34（8）: 487-497.

[42] Carrasco-Ramiro F, Peiró-Pastor R, Aguado B. Human genomics projects and precision medicine. Gene Ther, 2017, 24（9）: 551-561.

[43] Brahmer J, Reckamp KL, Baas P, et al. Nivolumab versus Docetaxel in Advanced Squamous-Cell Non-Small-Cell Lung Cancer. N Engl J Med, 2015, 373（2）: 123-135.

[44] Ajina R, Zamalin D, Weiner LM. Functional genomics: paving the way for more successful cancer immunotherapy. Brief Funct Genomics, 2019, 18（2）: 86-98.

[45] Skoulidis F, Heymach JV. Co-occurring genomic alterations in non-small-cell lung cancer biology and therapy. Nat Rev Cancer, 2019, 19（9）: 495-509.

[46] Eliezer M, Allen V, Diana, et al. Genomic correlates of response to CTLA-4 blockade in metastatic melanoma. Science（New York, N.Y.）, 2015.

[47] Skoulidis F, Goldberg ME, Greenawalt DM, et al. STK11/LKB1 mutations and PD-1 inhibitor resistance in KRAS-mutant lung adenocarcinoma. Cancer Discov, 2018, 8（7）: 822-835.

[48] Hellmann MD, Nathanson T, Rizvi H, et al. Genomic features of response to combination

immunotherapy in patients with advanced non-small-cell lung cancer. Cancer Cell，2018，33（5）：843-852.e4.

[49] Pessoa LS，Heringer M，Ferrer VP. ctDNA as a cancer biomarker：A broad overview. Crit Rev Oncol Hematol，2020，155：103109.

[50] Pzw A，Pyc B，Pta C，et al. Detection of EGFR mutations in plasma circulating tumour DNA as a selection criterion for first-line gefitinib treatment in patients with advanced lung adenocarcinoma（BENEFIT）：a phase 2，single-arm，multicentre clinical trial. Lancet Respir Med，2018，6（9）：681-690.

[51] Rosell R，Karachaliou N. Circulating tumour DNA genomics in EGFR-mutant lung adenocarcinoma. Lancet Respir Med，2018，6（9）：649-651.

[52] Cabel L，Riva F，Servois V，et al. Circulating tumor DNA changes for early monitoring of anti-PD1 immunotherapy：a proof-of-concept study. Ann Oncol，2017，28（8）：1996-2001.

第五章　代谢组学在评估肺癌免疫治疗疗效中的现状及展望

　　肺癌是我国发病率和死亡率最高的恶性肿瘤[1]。传统的肺癌治疗方案包括手术、化疗、放疗和靶向治疗，但治疗后肺癌患者的 5 年生存率仍然较低。以免疫检查点抑制剂（ICI）为代表的新型免疫治疗堪称当代肿瘤治疗的里程碑，继在恶性黑色素瘤中取得突破之后，免疫治疗应用于肺癌的治疗已经取得了重大的进展。目前，针对细胞毒性 T 淋巴细胞相关蛋白 4（CTLA-4）、程序性死亡受体 1（PD-1）和程序性死亡受体配体 1（PD-L1）的单克隆抗体已经被批准用于多种肿瘤的临床治疗。随着 ICI 在肺癌治疗中的应用，肺癌治疗也进入免疫治疗新时代，为肺癌患者提供了更多选择，也带来了更多希望。

　　肺癌免疫治疗疗效的评估对于捕捉免疫治疗相关的独特反应模式及锁定免疫治疗优势人群至关重要。生物标志物是一类能够在患者组织或体液中检测到且能够在分子水平上诊断某一类疾病、监测患者对治疗的应答情况，以及预测疾病或治疗预后的分子。这一类分子不仅包括基因及其产物，还包括代谢中间产物或代谢终产物[2]。代谢组学则是从多个层面定量或定性分析不同生物样品中的代谢产物的技术，它能够对不同系统的代谢活动及状态进行检测和研究，从而全面解析不同生物样品的生理学及病理生理学特征[3, 4]。代谢组学的核心是对小分子代谢物的定量分析并发现差异代谢物，其中基于色谱/质谱联用的分离分析技术是研究的关键。以往大量的研究已经发现，代谢重编程是肿瘤的特征之一，与肿瘤的发生、发展、转移及药物耐受等密切相关[5, 6]。越来越多的研究已证实，肿瘤细胞的自身代谢及微环境中的非转化细胞的代谢改变都会造成肿瘤微环境发生改变，从而影响肿瘤的免疫治疗[7]。因此，代谢组学在肿瘤学中有着广泛的用途，包括癌症的早期发现和诊断，以及作为药物作用的预测和药效学标志物[8]。本章将对目前代谢组学在肺癌免疫治疗过程中的应用情况，以及未来的发展进行探讨。

一、代谢组学与肿瘤研究

　　代谢的概念最早出现在 1796 年德国医学家 Johann Christian Reil 编著的 *Archiv fur die Physiolog* 中，他提出生命是由化学反应构成的，这些化学反应持续进行直到死亡降临。1830 年德国生理学家 Friedrich Tiedemann 首创 Stoffwechsel 一词，用于讨论体内的化学反应[9]。1842 年有机化学之父 Justus von Liebig 在他的经典论文 *Organic Chemistry in Relation to Physiology and Pathology* 中提及 Stoffwechsel 后，该词才被广泛使用。彼时，Stoffwechsel 一词被定义为，自身物质被转换成其他形式，然后通过不停补充营养物质的方式快速合成新的精确相似的自身物质结构。整个代谢过程包含两个方面，即"拆除"和"新建"[10]。1839 年，细胞学说的创立者之一、德国生理学家 Theodor Schwann 在他著名的细胞理论论文中使用 metabolische 一词，之后转变成英文中的 metabolic[11]。Schwann 在论文中提出参与细胞形成的通常现象分为两个自然组：①合成现象，与形成细胞的分子结合相关；②代谢（metabolic）现象，细胞自身或周围细胞基胚（cytoblastema）中的化学改变[11, 12]。

在生命科学领域，代谢被定义为，在生物体内为达到平衡所发生的一系列协同的化学转变，其基础是形成复杂网络的代谢通路中的化学反应，最显著的特征是所有生物物种的基本代谢途径是相似的。代谢含有两个主要类型的反应，包括构建分子的合成反应和降解分子的分解代谢反应。所有生物个体中的代谢通路和反应都有三个相同的主要目的：将分子转换成为化学能量、生物合成结构分子、清除代谢废物[12]。

代谢通路本质是化学反应，每个通路中的分子即代谢物由中间体联系在一起。一个通路中的代谢物通常是代谢通路中下一步反应的底物。此外，由于不同代谢通路常有相同的中间体，因此不同的通路最终能够形成一个信号网络[13-15]。几乎所有的代谢反应都在酶的催化作用下进行，不同的因素如温度、底物浓度，影响酶的催化反应，从而影响代谢反应的速度和效率[16]。代谢通路中主要的代谢物分为氨基酸和蛋白、脂质、糖类、核苷酸、辅酶，以及矿物质。这些代谢物几乎都能够用特定的组学技术进行研究。代谢通常通过还原论方法进行研究，通过重建反应顺序、所涉及的催化剂、调节因素等来研究单一代谢途径。近些年代谢网络知识的丰富、研究技术和工具的可用性提高，以及网络分析所需的复杂系统的应用，带来了全新的整体研究方案，其研究的目标即是"代谢组"。

代谢组学是一门研究化学进程的学科，包括了一个细胞或体液中所有的内源性和外源性代谢物。换一句话讲，代谢组学研究的是所有分子量小于 5000Da 的代谢物。这些代谢物能够代表或反映生物进程的功能活动和状态，能够从多个方面对生理状态和病理状态进行解析。理论上，代谢组学研究能够检测、鉴定、定量某个样本在特定时刻的所有代谢物，所得到的代谢组图代表了生物进程的表征，而生物进程又被不同的个体组织遗传特征、基因表达调控、蛋白丰度和环境所影响。因此，代谢组学并非任何特定的实验，而是综合反映代谢的研究。代谢组学研究可大致分为三种：非靶向代谢组学、半靶向代谢组学、靶向代谢组学。"非靶向"代谢组学筛选，对在两种条件下或整个群体中数千个未知特征的相对差异（半定量）进行分析，可用于鉴定可能存在于遗传条件或新工程化的代谢途径中的新代谢物。采用"非靶向"筛选分析得到的结果通常为代谢物丰度差异，非绝对浓度。"半靶向"代谢组学实验通常更具实用性，能够明确地鉴定和量化大量分子，再从这些数据中分析得到有效信息，用于表征代谢途径或网络的特性[17]。"靶向"代谢组学通过测量分子的绝对浓度（绝对定量）或一种分子转化为另一种分子的速率或通量，进而对代谢进行更深的解读[18-20]。因此，靶向代谢组学分析需要大量的知识储备，且其是否成功取决于实验假设是否成立。"半靶向"和"靶向"代谢组学研究样本量较少，通常为少量或限定数量的特定代谢物鉴定。通过使用针对一种或多种特定化学类别校准的分析系统，对靶向的代谢物进行绝对浓度的定量。

由于代谢组的样品通常是一个高度复杂的混合物，因此为了得到准确的代谢组分析结果，首要任务是对样品进行分离。常用的样品分离技术是色谱法，根据样品类型不同进一步分为气相色谱（gas chromatography，GC）或液相色谱（liquid chromatography，LC）、高效液相色谱（HPLC）或毛细管电泳（capillary electrophoresis，CE）。对于样本量小或易挥发的物质，GC 技术能够较好地对其进行分离。相比于 GC 技术，HPLC 技术能够分离的分子类型范围更广，且比 CE 技术的解析度更高。最常见的检测分离后样品的技术是质谱（mass spectrometry，MS），因此最常见的分离检测技术组合即 GC-MS 系统或 HPLC-MS 系统。质谱检测的电离技术有很多，包括核磁共振（nuclear magnetic resonance，NMR）技术、电子撞击、电喷雾电离（electrospray ionization，ESI）、基质辅助激光解析电离（matrix-assisted laser desorption ionization，MALDI）。这些质谱技术首先将分子破裂，以便进行接下来的检测；NMR 通过测量编码有关化学环境及其分子结构的原子核固有磁特性，进而发现分子的特征，不需要对分析物进行初步破坏，因此可以回收样品以供其他分析，但其灵敏度远低于基于质谱的技术。当前，为了进一步对结构进行解析，已将不同的技术进行结合（LC-NMR-MS）。随着技术的发展，代谢组学所需的样品量已经越来越少，已经达到了在细胞群或组织上的细胞代谢组检测[21]。但是，数据的收集仅是代谢组的第一步，代谢组学最终是对设备、化学、数据和计算机科学进行整合从而解决生物学上的问题。每一种质谱分析都会得到上百个分子的光谱，使用质谱软件平台，通过与已有数据库进行比对或与纯标准品分析进行直接比较，基于得到的质荷比来确定特定的分子。在数据分析方面，由于得到的数据通常包含在多种条件下对相同样品的不同测量峰，为了阐明其中的规律和联系，需要使用数据缩减技术，即对重复数据进行删除。最常用的是主成分分析（principal component analysis，PCA），它可以有效地降低数据集的维度，提取反映最大变化的变量子集[22]。更详细的转录组数据处理、分析方法，可以参考 2021 年 6 月发表于 *Nature Methods* 上的综述（PMID：34239102）。

通常来讲，代谢组学能够反映在特定时刻某个生物的生理状态。在基因和环境因素的影响下，代谢组学和转录组、蛋白组一样，随着时间改变而发生动态的改变。基于此，脂质、糖类或氨基酸代谢的遗传状态能够通过生物的代谢状态反映。因此，研究改变条件下的生物时，能够检测到代谢变化并获得该变化下的分子机制[23]。

肿瘤细胞的增殖不受控制，其代谢调控也发生紊乱以支持肿瘤恶性生物学行为[5,6]。细胞代谢的重编程会导致细胞产生独特的代谢表型，因此代谢组学研究可用于癌症早期诊断、患者临床试验选择策略及抗肿瘤药物治疗反应等相关方面。肿瘤相关代谢组学改变也能够导致独特的代谢依赖，因此其代谢特征可被作为潜在治疗靶点，用于肿瘤精准治疗和代谢调节治疗[24]。此外，肿瘤和肿瘤治疗能够改变整个机体的代谢水平，并以非常复杂的方式与饮食和运动的代谢相互作用，进而影响癌症结果并影响患者的生活质量[25]。因此，代谢组学也可用于监测疾病进展或治疗过程中发生的变化。最近，代谢组学技术已被用于免疫治疗相关的不同发展阶段中，且研究发现在与重要表型相关的代谢通路中，上游信号发生异常会导致下游分子的改变，如氨基酸、核酸、脂类等。基于此，代谢组学已被用于研究肿瘤免疫治疗的新治疗靶点及鉴定评估治疗效果或治疗前预测的代谢分子标志物。此外，代谢组学与其他组学进行整合，能更全面地为免疫治疗发展提供新的策略，如微生物代谢产物与 ICI 疗效联系及发现免疫系统相关代谢信号通路等。

二、肺癌代谢相关的临床前研究

（一）肺癌发生发展的主要代谢通路

1. 糖酵解通路　最早在肿瘤细胞中发现的代谢异常之一就是肿瘤的葡萄糖消耗发生变化。Otto Warburg 等发现，肿瘤细胞对葡萄糖的摄入异常增加。在有氧气的条件下，丙酮酸被乳酸脱氢酶（lactate dehydrogenase，LDH）还原成乳酸，乳酸在单羧酸转运蛋白（monocarboxylate transporter，MCT）协助下分泌到细胞外。有氧糖酵解的中间体进入不同的生物合成途径，而减少了进入三羧酸循环（tricarboxylic acid cycle，TCA 循环）的丙酮酸，该现象被称为有氧酵解，或有氧糖酵解，或 Warburg 效应[26]。葡萄糖在己糖激酶（hexokinase，HK）催化作用下被磷酸化，形成的葡萄糖-6-磷酸（glucose-6-phosphate，G6P）不能离开细胞。临床上利用这一点，通过注射放射性葡萄糖类似物（^{18}F-FDG），借助正电子发射断层扫描（positron emission tomography，PET）成像技术，能够在肺癌组织中检测

到高浓度 ^{18}F-FDG[27]。高浓度的 G6P 对于维持高糖酵解活性是必不可少的，因而在肺癌组织中有检测到上调的 HK 和葡萄糖转运蛋白（glucose transporter 1，GLUT1）[28]。TCGA 数据库分析发现高表达 HK-3（hexokinase-3）可能与炎性因子活性相关，能够刺激机体免疫活性，能够作为帕博利珠单抗治疗非小细胞肺癌（NSCLC）疗效的分子标志物[29]。实验发现 PD-L1 高表达能够通过上调 HK-2（hexokinase-2）表达，促进 NSCLC 糖酵解，抑制抗肿瘤免疫反应[30]。且通过分析 59 例 NSCLC 患者发现血液中 HK-2 水平均增高，同时，血液中细胞角蛋白阳性循环肿瘤细胞（CTC）数量较多或比例较高的患者，对表皮生长因子受体（EGFR）抑制治疗的应答差，无进展生存期更短[31]。G6P 在磷酸葡萄糖异构酶（phosphoglucoisomerase，PGI）催化作用下形成 6-磷酸果糖（fructose-6-phosphate，F6P）。F6P 能够作为中间体参与糖蛋白合成，或继续在限速酶磷酸果糖激酶 1（phosphofructokinase 1，PFK1）催化作用下形成 1, 6-二磷酸果糖（fructose 1, 6-biphosphate）。醛缩酶（aldolase，ALDO）催化 1, 6-二磷酸果糖生成磷酸二羟丙酮（dihydroxyacetone phosphate）参与甘油脂合成或 3-磷酸甘油醛（glyceraldehyde-3-phosphate）。磷酸二羟丙酮与 3-磷酸甘油醛能够在磷酸丙糖异构酶（triose phosphate isomerase，TPI）作用下相互转化。3-磷酸甘油醛在 3-磷酸甘油醛脱氢酶（glyceraldehyde-3-phosphate dehydrogenase，GAPDH）催化作用下脱氢氧化生成 1, 3-二磷酸甘油酸（1, 3-diphosphoglyceric acid，1, 3-DPG），进一步在磷酸甘油酸激酶（phosphoglycerate kinase，PGK）催化下，生成腺苷三磷酸（adenosine triphosphate，ATP）及 3-磷酸甘油酸（3-phosphoglyceric acid，3-PG）。在磷酸甘油酸变位酶（phosphoglycerate mutase，PGM）催化作用下，3-磷酸甘油酸与 2, 3-二磷酸甘油酸交换磷酸基团，生成 2-磷酸甘油酸（2-phosphoglycerate）。2-磷酸甘油酸在烯醇化酶（enolase，ENO）催化下脱水生成富含能量的磷酸烯醇式丙酮酸（phosphoenolpyruvate，PEP），最终在丙酮酸激酶（pyruvate kinase，PK）催化下形成烯醇式丙酮酸。由于烯醇式丙酮酸不稳定，自动转变为丙酮酸（pyruvate）。丙酮酸未进入线粒体参与 TCA 循环，在 LDH 催化下生成乳酸（lactate）[32]。乳酸能够在 MCT4 转运蛋白协助下释放到微环境中，导致微环境酸化，抑制免疫细胞的功能，促进肿瘤的浸润和转移[33]。

肺癌是遗传背景非常复杂的肿瘤之一，其突变率最高的基因为 KRAS。KRAS 突变导致的主要特征之一就是代谢重塑，通过增强葡萄糖和谷氨酰胺摄入促进有氧糖酵解[34]。在肺鳞癌临床样本中，ALDO 的表达异常增加，促进了肺癌细胞上皮间质转化（epithelial-mesenchymal transition，EMT）、肿瘤形成、增殖及肿瘤转移[35, 36]。此外，ALDO 还能够发挥非酶活性，降低 miR-145 促进 Oct4/DUSP4/TRAF4 信号轴，进而促进肺癌干性[37]。小鼠实验发现，过表达 PGK-1 降低了 COX-2 表达，反过来影响前列腺素 E2（prostaglandin E2，PGE2）、细胞侵袭、血管生成及免疫功能，最终抑制肿瘤的发展[38]。利用小鼠胚胎成纤维细胞发现，mTOR 信号通路促进 HIF1a 表达，激活 PGM1。PGM1 表达与增强的 mTOR 活性在 NSCLC 组织中呈正相关，且与患者的预后差相关[39]。变构抑制剂 HKB99 在催化过程和与 PGM1-ACTA2（α-smooth muscle actin）相互作用过程中变构阻断了 PGAM1 的构象变化，抑制 PGM1 代谢活性和非代谢功能，增强氧压，改变包括 JNK/c-Jun 在内的多条信号通路，抑制 AKT 和胞外信号调节激酶（extracellular signal-regulated kinase，ERK），抑制 NSCLC 肿瘤生长和转移，并增加了厄洛替尼的敏感性[40]。在多种癌症中，ENO1 的表达都与生存期减少和预后差显著相关，在转移性肺癌细胞系和恶性肿瘤中，ENO1 表达量高，与肺癌患者较短的总生存期相关。敲降 ENO1 后，细胞增殖、侵袭受到抑制；过表达后，肿瘤增殖和生长能力显著提高。ENO1 与肝细胞生长因子受体（hepatocyte growth factor receptor，HGFR）相互作用，通过磷酸化 HGFR 和 Wnt 共同受体 LRP5/6 激活 HGFR 和 Wnt 信号通路。信号通路激活后，通过 Src-PI3K-AKT 信号通路降低 GSK-3β 活性，阻断 β-catenin 降解，上调 SLUG 与 β-catenin，促进肺癌转移[41]。糖酵解途径限速酶 PK 包含四种异构酶（L、R、M1、M2），肿瘤细胞倾向于表达 PKM2。在肺癌细胞中，PKM2 以低活性的二聚体形式表达，有助于糖酵解中间体在糖酵解过程中积累并进入生物合成过程，包括刺激肿瘤增殖的核苷酸、脂质和丝氨酸/甘氨酸合成等[42]。在肺癌细胞中，活性氧（reactive oxygen species，ROS）胞内浓度的迅速增加，抑制 PKM2，促使葡萄糖涌入磷酸戊糖途径，从而产生足量的还原力抵抗 ROS，协助细胞存活[43]。整合分析和临床分析发现，LDH 高表达与 NSCLC 和 SCLC 高风险死亡率呈正相关[44-49]。靶向抑制 LDH 能够调高 NSCLC 对化疗、抗 PD-1 免疫治疗的敏感性[49, 50]。在 CheckMate 331 临床Ⅲ期试验中比较二线纳武利尤单抗和标准化疗治疗复发 SCLC 时发现，患者基线 LDH 不高于正常上限或肝转移且未达到基线 LDH 表达的患者中，纳武利尤单抗显示出一定的生存获益，提示 LDH 在免疫治疗基线表达可以作为 SCLC 免疫治疗的潜在筛选标准[51]。Conroy 等发现在 Kras 突变的肺癌中，视网膜母细胞瘤蛋白（pRb）的缺失能够促进有氧糖酵解表型，且不改变丙酮酸有氧代谢或谷氨酰胺回补[52]。

首先，丙酮酸在 LDH 催化作用下生成乳酸，回收还原成 NADH 的 NAD+，维持糖酵解途径。其次，MCT 如 MCT1、MCT4 将乳酸分泌至细胞外，可消除糖酵解中 GAPDH 催化反应产生的质子，维持细胞内 pH 稳态并酸化细胞外空间。已有大量证据表明，肿瘤组织内较低的 pH 环境能够影响抗肿瘤免疫反应[53]。事实上，肿瘤酸化及高表达的 LDH 活性被视为预后预测的负性调节因子[54]。实验发现，体外用较低 pH 培养或乳酸等酸性条件处理 T 细胞，细胞的增殖、细胞因子产生和细胞毒性作用都受到了抑制[55-57]。这些实验说明，乳酸的释放影响了肿瘤微环境的 pH，以及免疫细胞的增殖与激活，从而影响肿瘤的发生发展[58]。已有实验发现，肿瘤相关成纤维细胞或肿瘤细胞释放的乳酸还能够作为能量来源，转换成丙酮酸，参与氧化磷酸化（oxidative phosphorylation，OXPHOS）[59, 60]。乳酸进出细胞需要 MCT1 和 MCT4 的协助，其也是细胞调节糖酵解和氧化平衡的关键转运蛋白。

2. 磷酸戊糖途径 磷酸戊糖途径（the pentose phosphate pathway，PPP）是糖酵解途径第一步分支出来的代谢途径，以 G6P 作为主要的底物，不仅能够产生磷酸戊糖以供肿瘤细胞高速的核苷酸合成，而且还提供 NADPH，这是在压力条件下合成脂肪酸和细胞存活所必需的[61]。G6P 在葡萄糖-6-磷酸脱氢酶（glucose-6-phosphate dehydrogenase，G6PDH）催化作用下产生 NADPH 和 6-磷酸葡萄糖酸内酯（6-phosphogluconlactone），在磷酸葡萄糖酸内酯酶（phosphogluconolactonase，6PGL）催化下，水解成 6-磷酸葡萄糖酸（6-phosphogluconate）。6-磷酸葡萄糖酸盐在 6-磷酸葡萄糖酸脱氢酶（6-phosphogluconate dehydrogenase，6PGDH）催化作用下，氧化脱羧产生第二个 NADPH 和 5-磷酸核酮糖（ribulose-5-phosphate，Ru5P）。以上反应均为不可逆的氧化阶段，此外，所有 PPP 均为可逆的非氧化阶段。Ru5P 在磷酸核糖异构酶（phosphoribose isomerase）催化下转变为 5-磷酸核糖（ribose-5-phosphate，R5P）[61]。R5P 在转酮酶的作用下，能够转变成 3-磷酸甘油醛；在转醛酶催化下合成 F6P，将 PPP 与糖酵解途径结合在一起。PPP 是细胞产生还原力（NAPDH）的主要途径，NAPDH 在还原性生物合成中起氢负离子供体的作用[62]。在红细胞中，PPP 途径提供的还原力能够确保细胞中的谷胱甘肽（glutathione，GSH）保持还原状态。此外，PPP 途径能够产生细胞重要的生物分子的组成部分，如核糖、ATP 等。

定量蛋白质组学研究发现在 NSCLC 细胞中，糖酵解途径关键酶 GAPDH/PKM2/LDH-A/LDH-B 表达增加的同时，PPP 途径氧化阶段的两个关键酶葡萄糖 G6PDH 和 6PGDH 表达同样增加，促进 NADPH 和 R5P 产生[63]。TIGAR（TP53-induced glycolysis and apoptosis regulator）通过降低 PFK1 活性，抑制糖酵解途径，促进细胞进入 PPP 途径。通过分析 NSCLC 临床样本并在细胞中验证发现，MET/TIGAR 通路促进肿瘤细胞侵袭和转移[64]。在肺癌细胞中，YTHDF2（YTH domain family 2）直接结合 6PGDH 的 3'-端非编码区 m6A 修饰位点，促进 6PGDH 翻译，增强 PPP 途径，进而促进肿瘤生长[65]。NSCLC 细胞中，LSD1（lysine-specific demethylase 1A）促进细胞骨架主要成分角蛋白 6A（keratin 6A，KRT6A）表达，通过 MYC 信号通路促进 G6PHD 表达，增强 PPP 途径，以支持肿瘤细胞生长和侵袭[66]。肿瘤细胞中，PPP 途径保护细胞免于死亡。在肿瘤微环境中，加速的代谢、缺氧或 DNA 损伤所产生的 ROS 会增加促肿瘤突变的概率，激活促肿瘤信号通路。但是，高水平的 ROS 会使肿瘤细胞对能量和氧压更加敏感脆弱。因此，肿瘤细胞中氧化的 PPP 途径会产生相对高水平的 NADPH 以对抗 ROS，是肿瘤细胞中重要的解毒途径[67]。LKB1（tumor suppressor liver kinase B1）突变的 NSCLC 有独特且普遍的分子亚型，治疗选择极少。Lkb1$^{lox/lox}$；Kras^{G12D} 基因小鼠实验发现，PPP 途径下调，脂肪酸氧化受到影响，导致了氧化还原失调，累积的 ROS 能够调节肺腺癌向鳞状细胞癌转分化，导致肺癌产生药物耐受[68]。肺癌中高表达的酪氨酸代谢的重要调节剂——4-羟基苯基丙酮酸双加氧酶（4-hydroxyphenylpyruvate dioxygenase，HPD）能够通过 LKB1-AMPK 信号通路刺激组氨酸去乙酰酶 10（histone deacetylase 10，HDAC10）转位至胞质，增强 G6PD 转录活性，促进 PPP 途径的有氧阶段，从而增加 RNA 合成并降低 ROS 水平，促进肿瘤细胞增殖和肿瘤生长[69]。在顺铂获得性耐药肺癌细胞中，G6PD 表达和酶活性都显著增加，因此通过抑制 G6PD 能够恢复细胞对顺铂的敏感性[70]。近年来，在包括肺癌在内的多种肿瘤中，氧化还原稳态调节中 NRF2（nuclear factor erythroid 2-like factor 2）/KEAP1（Kelch-like ECH-associated protein 1）信号通路的研究越来越多。NRF2 激活能够影响肿瘤的特征及其相关信号通路，包括代谢重编程。NRF2 将葡糖糖引导进入 PPP 途径，累积 NAPDH。灭活 KEAP1 和 PTEN 能够通过激活 PPP 使抗肿瘤免疫受到抑制，促进小鼠模型腺癌产生[64]。研究发现 NRF2 能够上调 PPP 途径 G6PDH、6PGDH、转酮酶的表达，与患者较短的生存期相关[71]。

3. 丝氨酸/甘氨酸途径及一碳代谢　丝氨酸合成途径（serine synthesis pathway，SSP）是葡萄糖转化的关键转折点。糖酵解产生的 3-PG 在三个关键酶磷酸甘油酸脱氢酶（phosphoglycerate dehydrogenase，PHGDH）、磷酸丝氨酸氨基转移酶 1（phosphoserine aminotransferase 1，PSAT1）和磷酸丝氨酸磷酸酶（phosphoserine phosphatase，PSPH）的催化作用下生成丝氨酸，可进一步转化为甘氨酸，并为一碳代谢提供一碳单位。一碳代谢包括叶酸循环、甲硫氨酸循环和转硫途径，支持卟啉、胸苷、嘌呤、谷胱甘肽和 S-腺苷甲硫氨酸（S-adenosylmethionine，SAM）的合成。这些中间代谢物可作为合成蛋白质、脂质、核酸等辅因子的重要前体，形成复杂的代谢网络。在丝氨酸羟甲基转移酶 1/2（serine hydroxymethyl transferase，SHMT1/2）催化作用下，丝氨酸与甘氨酸可以相互转化。

在叶酸循环中，叶酸首先被二氢叶酸还原酶还原两次，最后转化为四氢叶酸（tetrahydrofolate，THF）。THF 接受丝氨酸转化为甘氨酸以形成 N^5，N^{10}-CH_2-THF 单碳单元，后者在亚甲基四氢叶酸脱氢酶（methylenetetrahydrofolate dehydrogenase，MTHFD）1/2/1L 催化下转化为 10-甲酰基四氢叶酸（10-formyltetrahydro-folate，F-THF），或被亚甲基四氢叶酸还原酶（methylenetetrahydrofolate reductase，MTHFR）催化为 5-甲基四氢叶酸（5-methyltetrahydrofolate，mTHF）。mTHF 可以再次去甲基化，并转化回 THF。当 mTHF 去甲基化完成后，叶酸循环结束，开始甲硫氨酸循环。mTHF 将碳单位转移到同型半胱氨酸，然后通过甲硫氨酸腺苷转移酶（methionine adenosine transferase，MAT）将其转化为甲硫氨酸。甲硫氨酸用于生成 SAM。SAM 是甲基化反应的底物，当去甲基化时会形成 S-腺苷高半胱氨酸（S-adenosyl homocysteine，SAH），被 SAH 水解酶（SAH hydrolase，SAHH）催化并转化为同型半胱氨酸，甲硫氨酸循环至此结束[72-74]。转硫途径通过中间体同型半胱氨酸与甲硫氨酸循环相连。丝氨酸可以与同型半胱氨酶促缩合，通过胱硫醚合酶（cystathionine synthase，CBS）生成胱硫醚（cystathione）。胱硫醚随后被胱硫醚裂解酶（cystathione lyase，CGL）裂解，生成 α 酮丁酸（α-ketobutyrate，αKB）和半胱氨酸，可分别用于谷胱甘肽合成及牛磺酸代谢。半胱氨酸的代谢还可以通过 CBS 和 CGL 使其脱硫并产生硫化氢[73]。

DeNicola 等发现，敲除 NSCLC 细胞 NRF2 后，转录调控因子 ATF4 表达下降，其调控的一碳代谢通路相关酶（PHGDH、PSAT1、PSPH、SHMT）表达均下降，细胞丝氨酸和甘氨酸代谢受到影响，说明丝氨酸代谢和甘氨酸代谢与临床肿瘤侵袭程度相关[75]。蛋白质组学分析石蜡包埋 SCLC 样本发现，PHGDH 和胸苷磷酸化酶（thymidine phosphorylase，TYMP）高表达与预后差相关[76]。敲降 SHMT1 后，NSCLC 细胞的 p53 依赖凋亡通路被激活[77]。在 EGFR 抑制剂耐受的肺癌细胞中，PHGDH 表达增加，而 PHGDH 是丝氨酸从头合成过程中的限速酶，因此丝氨酸合成增加，抗氧化剂、核苷酸和 DNA 损伤修复蛋白得到补充[78]。抑制 PHGDH 能够增强细胞过氧压和 DNA 损伤，恢复细胞对 EGFR 抑制剂的敏感性[79]。近期研究发现，E3 泛素化连接酶 Parkin 与 PHGDH 直接结合，泛素化 PHGDH 第 330 位赖氨酸，导致 PHGDH 泛素化降解，抑制丝氨酸合成[80]。近期在多种肿瘤中发现 MTHFD2 表达高，与预后差呈显著正相关。在肺癌中，MTHFD2 敲降后，肿瘤生成和大小都受到明显抑制[81, 82]。Nishimura 等发现高表达的 MTHFD2 通过调节一碳代谢维持肺癌肿瘤干细胞特性，以及吉非替尼耐受[83]。在 P53 缺失的肿瘤中，MTFHD2 与 PARP3 形成复合参与 DNA 损伤应答，抑制 MTFHD2 使肿瘤对化疗药物更加敏感[84]。甲硫氨酸中间体 SAM 是甲基的重要供体，在维持正常甲基化和 DNA 稳定过程中有着重要的作用。血浆中高表达的 SAM 可与胸部 CT 结合，作为肺癌早期诊断的标志物[85]。

4. 三羧酸循环（柠檬酸循环） 有氧糖酵解被认为是快速增殖的特征，在肺癌中这一特点能够作为治疗靶点[86, 87]。有效抑制肺癌细胞中的 EGFR 信号通路导致 HK2 和磷酸化 PKM2 显著降低，同时通过抑制 AKT 和 ERK1/2 使线粒体氧化磷酸化增加，抑制 EGFR 依赖的细胞增殖[88]。靶向抑制糖酵解通路中乳酸转运蛋白 MCT4，促进肿瘤细胞内乳酸浓度，诱导 ROS 依赖细胞凋亡[89]。使用褪黑素抑制 Sirt3（sirtuin 3）及丙酮酸脱氢酶复合体，抑制糖酵解的同时增加细胞的 OXPHOS，从而抑制肺癌细胞的增殖[90]。最近，Padilla 等发现 BACH1（BTB domain and CNC homology 1）能够通过激活乳腺癌和肺癌细胞中丙酮酸脱氢酶激酶的转录，增加肿瘤细胞的糖酵解，促进肿瘤细胞转移[91]。虽然在肿瘤细胞中有氧糖酵解比较常见，但在肺癌在内的一些肿瘤中，氧化代谢及其他线粒体代谢仍然是能量合成和生物合成的中间体的主要来源，支持肿瘤的发生及发展[92-94]。线粒体代谢通路中一个非常重要的代谢通路就是三羧酸循环或柠檬酸循环。丙酮酸穿过线粒体外膜孔蛋白进入线粒体，在丙酮酸脱氢酶系（pyruvate dehydrogenase system）催化作用下，被氧化脱羧后，与辅酶 A 生成乙酰辅酶 A（乙酰 CoA）。乙酰 CoA 与草酰乙酸在柠檬酸合酶（citrate synthase）的催化下，合成柠檬酸。柠檬酸在顺乌头酸酶（aconitase）催化下脱水转变为顺乌头酸，再加水转变为异柠檬酸。异柠檬酸脱氢酶（isocitrate dehydrogenase，IDH）催化异柠檬酸生成草酰琥珀酸（oxalosuccinic acid），并自发脱羧形成 α-酮戊二酸（a-ketoglutarate，α-KG）。随后，α-KG 在 α-酮戊二酸脱氢酶系（α-ketoglutarate dehydrogenase system）催化作用下，氧化脱羧生成琥珀酰 CoA（succinyl CoA），再经琥珀酸激酶（succinate thiokinase）催化，生成琥珀酸（succinic acid）。琥珀酸在琥珀酸脱氢酶（succinate dehydrogenase，SDH）、延胡索酸酶（fumarase，FH）、苹果酸脱氢酶（malate dehydrogenase，MDH）催化作用下一次形成延胡索酸（fumaric acid）、苹果酸（malic acid），最终生成草酰乙酸（oxaloacetate，OAA）。在连续的氧化反应过程中，辅酶 NAD^+ 和 FAD 被还原，通过 OXPHOS 驱动大部分 ATP 的合成，为生物大分子合成和调节细胞氧化还原平衡提供能量[95]。此外，TCA 循环也为脂肪酸及氨基酸合成提供前体。

通过对诱导 EMT 和药物耐受肺癌细胞的代谢组和转录组分析发现，在 EMT 所致的代谢重编程中，丙酮酸脱氢酶激酶 4 表达量降低可将葡萄糖代谢转移至 TCA 循环中，并与肺癌预后不良相关[96]。Sellers 等在分析 NSCLC 患者组织及癌旁组织时发现，丙酮酸羧化酶（pyruvate carboxylase，PC）在肿瘤组织中表达含量更高。在细胞中敲降 PC 后，能够诱导细胞多核化，降低细胞增殖能力，同时，在 NSCLC 早期通过调控回补反应（anaplerosis）以补充 TCA 循环所需中间体[97]。之前研究发现在 *RAS* 突变的肿瘤细胞中葡萄糖摄入及有氧糖酵解均显著增加，导致核苷酸合成和蛋白质糖基化增强[98]。在 NSCLC 细胞中，将葡萄糖转化为乳酸和谷氨酰胺，是 TCA 循环的主要碳来源。Zhang 等利用 miRAN-seq、转录组及代谢组学分析发现，在 *EGFR* 突变的肺癌细胞中，高表达的 miR-147b 能够抑制与 TCA 循环和假性缺氧途径相关的 VHL 和 SDH 表达，导致细胞对奥希替尼（osimertinib）耐受[99]。Sinthupibulyakit 等发现在 p53 缺失的肺癌细胞中抑制糖酵解，细胞不能通过 OXPHOS 补充细胞所需的能量，p53 在代谢压力条件下能够通过提高 OXPHOS 并调节抗氧化物质保护细胞[100]。不同的实验发现，依赖 OXPHOS 的肺癌细胞对靶向代谢的药物也更加敏感，能够作为治疗靶点[101-104]。肺腺癌中，葡萄糖摄入相关的谷氨酰胺-果糖-6-磷酸氨基转移酶 2（glutamine-fructose-6-phosphate aminotransferase，GFAT2）在肿瘤相关成纤维细胞中表达增加，通过己糖胺生物合成途径对细胞外基质重塑，增加 NSCLC 的葡萄糖摄入[105]。蛋白组分析 SCLC 临床样本发现，在谷氨酰胺酶 1（glutaminase1，GLS1）和磷酸核糖焦磷酸酰胺转移酶（phosphoribosyl pyrophosphate amidotransferase，PPAT）的控制下，谷氨酰胺的氮从回补途径转变进入 TCA 循环到核苷酸生物合成，促进 SCLC 的肿瘤进展[106]。

Chen 等在细胞模型和动物模型上发现，放疗联合 OXPHOS 抑制剂能够有效克服 NSCLC 对抗 PD-1 的耐药[107]。肌动蛋白成束蛋白 Fascin 在代谢应激下被直接招募到线粒体上稳定线粒体肌动蛋白细丝，呼吸复合体 I 生物合成增加，OXPHOS 增加，促进肺癌细胞的迁移定植[108]。体外共培养实验还发现，肿瘤相关成纤维细胞中糖酵解活性较高，改变了肿瘤细胞的代谢模型，使肿瘤细胞中 OXPHOS 活动增加[109]。此外，Davidson 等发现，在 NSCLC 小鼠模型中，肿瘤组织中通过消耗葡萄糖产生大量的乳酸，进入 TCA 循环的葡萄糖也同样增加，而谷氨酰胺利用微乎其微，说明 TCA 循环对肿瘤形成的必要性[110]。在 1%的 NSCLC 中发现 IDH1 和 IDH2 突变，会导致 α-KG 转化为 2-羟基戊二酸（2-hydroxyglutarate），而 2-羟基戊二酸是以 α-KG 作为辅助因子的多种双加氧酶的竞争性抑制剂，如组蛋白去甲基化酶，通过引起 DNA 和组蛋白甲基化改变和表观遗传改变从而改变基因表达[111-113]。这些结果都说明，微环境和肿瘤本身遗传学及表观遗传学改变同样重要，能够影响肿瘤细胞的代谢表型。

5. 葡萄糖异生作用 在糖酵解过程中，葡萄糖转变为丙酮酸，而丙酮酸转变为葡萄糖则是葡萄糖异生作用的中心途径。葡萄糖异生是指以非糖物质作为前体物质，合成葡萄糖的过程。之前的研究认为，葡萄糖异生作用只发生在肾脏和肝脏细胞中，但研究发现在肺癌细胞中也有葡萄糖异生作用[114]。葡萄糖异生作用大部分途径是糖酵解过程的逆反应，与糖酵解产生完全一样的中间体，因此任何一个信号通路的增强都能够使细胞生长加快。乳酸或氨基酸在相应酶的催化下生成丙酮酸，丙酮酸在丙酮酸羧化酶（pyruvate carboxylase，PC）催化作用下，形成草酰乙酸。一些氨基酸也在酶催化作用下直接生成草酰乙酸，草酰乙酸在磷酸烯醇式丙酮酸羧基酶（phosphoenolpyruvate carboxykinase，PEPCK）催化作用下生成 PEP（phosphoenolpyruvate）。PEP 在一系列酶的催化作用下形成 1，6-二磷酸果糖，并在 1，6-果糖二磷酸酶（fructose-1，6-bisphosphatase）催化作用下生成 F6P。F6P 转化成为 G6P 后，在葡萄糖-6-磷酸酶（glucose-6-phosphatase）催化作用下最终转化成葡萄糖。

通过代谢组学分析 98 位肺癌患者和 89 位健康对照者的血浆发现，肺癌患者血浆中葡萄糖含量增加，乳酸和磷脂水平降低，说明葡萄糖异生作用增加及膜合成增加[115]。肺癌细胞及 NSCLC 临床样本中发现线粒体 PEPCK（PCK2）亚型，在低糖条件下 PCK2 的表达和活性增强。通过实验发现肺癌细胞高表达 PCK2，利用葡萄糖异生作用克服葡萄糖匮乏时的有害代谢环境[114]。Vincent 等发现葡萄糖限制能够促进谷氨酰胺在 PCK2 活性下产生 PEP，PEP 被用来为通常由葡萄糖维持的生物合成途径提供原料，包括丝氨酸和嘌呤的生物合成。PCK2 的表达是维持体外有限葡萄糖条件下肿瘤细胞增殖和体内肿瘤生长所必需的[116]。

6. 脂肪酸代谢　正常细胞从血液循环中获取脂肪酸，该脂肪酸被称为外源脂肪酸。通常来讲，外源脂肪酸能够满足正常细胞的代谢需求，因而正常细胞几乎不需要从头合成脂肪酸。肿瘤细胞则需要从头合成脂肪酸来满足自身的增殖需求，这样合成的脂肪酸也被称为内源性脂肪酸。乙酰 CoA 在乙酰辅酶 A 羧化酶（acetyl-CoA carboxylase，ACC）和 ACP 转酰基酶（ACP-acyltransferase）催化作用下，分别羧化生成丙二酸单酰 CoA，或乙酰-ACP。随后，乙酰基转移到 β-酮脂酰-ACP 合成酶（b-ketoacyl-ACP synthetase）的半胱氨酸残基上；丙二酸单酰 CoA 在丙二酸单酰 CoA-ACP 转酰酶（ACP-malonyltransferase）催化作用下，将其丙二酰基转移到 ACP 上，生成丙二酸单酰 ACP。β-酮脂酰-ACP 合成酶乙酰化后与丙二酸单酰-ACP 缩合生成乙酰乙酰 ACP，在 β-酮脂酰-ACP 还原酶（b-ketoacyl-ACP reductase）催化下还原成 β-羟丁酰-ACP，并脱水生成 a，b-丁烯酰-ACP。丁烯酰-ACP 还原成为丁酰-ACP，与丙二酸单酰-ACP 缩合成丁酰-乙酰-ACP。这样重复反应，最后生成己酰-ACP，继续与丙二酸单酰-ACP 缩合，重复 6 次后形成 16 碳的软脂酰-ACP，再经转酰基酶作用，与一分子 CoA 反应，生成软脂酰 CoA，用于脂肪的合成。在细胞质基质中合成的脂肪酸可在线粒体或内质网中延长为 18 碳、20 碳、24 碳等高级脂肪酸。

肺的脂质代谢能力强大，而肺癌细胞增殖活跃，肺癌的发生、发展与脂肪酸含量有着更为密切的关系[117]。肿瘤细胞中，脂肪酸代谢的大部分关键酶的表达都异常增加，包括 ATP 柠檬酸裂解酶（ATP citrate lyase，ACLY）、脂肪酸合成酶（fatty acid synthase，FASN）、ACC 等[118]。在对接受纳武利尤单抗治疗的 148 例 NSCLC 患者血浆中胆固醇及其他众多长链脂肪酸进行监测时发现，低密度脂蛋白胆固醇（LDL-cholesterol）（$P=0.003$）、高密度脂蛋白胆固醇（HDL-cholesterol）（$P=0.036$）和月桂酸（lauric acid）（$P=0.036$）可作为 PFS 的独立预测指标，低密度脂蛋白胆固醇（$P=0.008$）和高密度脂蛋白胆固醇（$P=0.031$）可作为预测 OS 的指标。血浆中增高的胆固醇浓度及长链脂肪酸含量能够作为 ICI 治疗疗效的预测指标[119]。此外，多个研究均发现，脂肪酸代谢通路可以作为肺腺癌治疗的潜在靶点[120, 121]。ACLY 在多种肿瘤中的表达量都异常增加，抑制 ACLY 能够抑制 NSCLC 细胞增殖，脂肪酸从头合成途径受到阻断[122-126]。抑制肺癌细胞中高表达的 FASN 能够在不影响脂肪酸氧化的前提下，抑制 NSCLC 原位移植瘤的生长[127]；抑制 FASN 也被作为预防化学因素诱导的肺癌的可能策略[128]。肺癌细胞中，KRAS、EGFR 及 B7-H3 都能够通过调控 FASN 而调节细胞的脂肪酸代谢[129-132]。此外，抑制 ACC

也能够有效抑制脂肪酸合成，从而抑制 NSCLC 生长[133]。脂肪酸代谢除了影响细胞增殖，还能参与肿瘤细胞的 EMT 调控。脂质信号能够募集免疫细胞，刺激肿瘤血管生成，这些信号包括 PGE2、溶血磷脂酸（lysophosphatidic acid，LPA）、1-磷酸鞘氨醇（sphingosine-1-phosphate，S1P）等[134]。

（二）代谢组学在肺癌中发现的潜在治疗靶点

在多个研究中，代谢组学被用于研究肺癌发生发展中的代谢机制、肺癌的耐药机制及可能的代谢靶点。非靶向代谢组学和脂质组学分析比较了强致癌物质苯并[a]芘（BaP）处理后的 THBEc1 细胞和对照细胞，以及 FOXA1 敲除 THBEc1 细胞和对照细胞的代谢模式，鉴定了差异代谢物和脂质，发现 BaP 诱导转化过程中葡萄糖代谢发生改变，糖代谢相关代谢物检测结果显示细胞内乳酸含量降低，培养基中乳酸产量降低，线粒体中柠檬酸含量降低，THBEc1 细胞 ATP 产量增加。该结果在细胞水平反映了化学诱导的肺癌发生过程中的代谢重编程[135]。已有研究发现，对治疗耐受的患者 ALDH1A1 表达高，因此，利用超高效液相色谱-四极杆飞行时间质谱（UPLC-QTOF-MS）对过表达 ALDH1A1 肺腺癌细胞进行代谢组质谱绘制，单变量和多变量分析鉴定到 22 个差异代谢物，包括尿苷一磷酸、尿苷二磷酸、腺苷二磷酸、苹果酸、丙二酰辅酶 A、烟酰胺腺嘌呤二核苷酸、辅酶 A 等，与核苷酸代谢、尿素循环、TCA 循环和甘油磷脂代谢等多个代谢通路异常相关，这些 ALDH1A1 过表达的代谢特征可能揭示了肿瘤耐药的分子机制[136]。利用超高效液相色谱-三重四极杆串联质谱法（UPLC-QQQ-MS/MS）对肺癌细胞系在基本和治疗条件下谷胱甘肽代谢进行了非靶向代谢组分析，发现与敏感细胞相比，药物耐受的细胞中谷胱甘肽代谢发生了显著改变[137]。代谢组学分析敏感和多西紫杉醇获得性耐药的肺癌细胞后发现，耐药细胞的氧化还原稳态微环境改变、胱氨酸内流减少、谷胱甘肽生物合成受到抑制、谷胱甘肽/谷胱甘肽二硫化物（GSH/GSSG）减少及 ROS 增加。通过补充谷胱甘肽能够逆转细胞对多西紫杉醇的耐药情况[138]。

除了常规代谢组学分析，蛋白质组学也被用于代谢分析。有研究者分别用乙酰抑制剂曲古抑菌素-A（Trichostatin A，TSA）和烟酰胺（nicotinamide，NAM）处理 *KRAS* 突变 NSCLC 细胞，采用 iTRAQ 定量蛋白组学技术，分析处理后的 *KRAS* 突变 NSCLC 细胞在常氧和缺氧条件下的代谢特征，发现抑制肿瘤细胞乙酰化后，糖酵解、TCA 循环、氧化磷酸化和脂肪酸合成上调改变，且缺氧条件下，去乙酰化抑制导致的代谢改变效应会增强。这些结果说明，在考虑靶向代谢的治疗方案时，还需考虑肿瘤微环境因素[139]。在分析顺铂耐药相关的潜在机制时，通过将非靶向代谢组学与转录组学相结合，分析药物敏感和顺铂耐药 NSCLC 细胞，发现有 19 种代谢物发生显著变化，部分通路与顺铂耐药密切相关，如氨酰-tRNA 的生物合成、甘油磷脂代谢、谷胱甘肽代谢等。转录组学分析确定与谷胱甘肽代谢相关的四种酶（CD13、GPX4、RRM2B 和 OPLAH）是 NSCLC 顺铂耐药的潜在靶点[140]。基于 UPLC-MS 质谱对细胞代谢组学进行定性和串联质谱定量分析 EGFR-TKI 耐药潜在机制，鉴定出 54 种差异代谢物和 195 种差异表达蛋白，分析发现其氨基酸代谢发生显著改变。在奥希替尼耐药细胞中，调节 P-糖蛋白表达的 HIF-1 信号通路、调节存活蛋白表达的 PI3K-AKT 通路和氧化磷酸化被上调，而调节 NO 产生和糖酵解/糖异生的精氨酸和脯氨酸代谢被下调，这些可作为调节 EGFR-TKI 耐药的代谢靶点[141]。

（三）肿瘤微环境中细胞代谢的免疫效应

在过去 20 多年中，肿瘤代谢研究已经确定细胞的恶性转化能够导致肿瘤细胞获得特征显著的代谢表型，并极大地影响了肿瘤微环境（tumor microenvironment，TME）。TME 由多种细胞群和复杂的基质组成，通常是一个血管分布少、营养物质和氧气难以进入和传输的环境。血管分布少的环境导致了 TME 中营养物质的限制，然而肿瘤细胞需要大量的生物合成能量支持其快速的增殖，免疫细胞也需要能量来发挥其抗肿瘤免疫作用。因此，肿瘤本身的代谢微环境就呈现出一个免疫抑制的情况，促使肿瘤细胞改变代谢特征以适应生存，浸润免疫细胞也需要强制性地改变代谢。由此，肿瘤细胞的代谢改变及免疫细胞的代谢改变都会对抗肿瘤免疫反应造成影响。

肿瘤细胞为了保证自身细胞的快速增殖、迁移等生命活动，通过高表达多种表面转运蛋白，从环境中获得更多的营养，利用糖酵解、OXPHOS 等获得足够 ATP 能量及合成生物大分子的前体。在 TME 中，肿瘤细胞与免疫细胞、成纤维细胞等竞争营养物质，导致浸润的免疫细胞处于营养匮乏的环境中，同时增加了 TME 中免疫抑制代谢物的累积[142-146]。营养限制的环境能够在 T 细胞上施加代谢压，影响 T 细胞的分化及功能[147]。在肿瘤细胞中，糖酵解通路释放大量乳酸至 TME，导致 TME 的 pH 降低，从而削弱了 T 细胞的细胞裂解能力和细胞因子合成及分泌能力。乳酸作为代谢物，能够刺激巨噬细胞向肿瘤相关 M2 型巨噬细胞极化，促进 Treg 细胞适应高乳酸环境保持对效应 T 细胞较强的抑制作用，抑制 T 细胞增殖，诱导 NK 细胞凋亡等[148-151]。为了获取更多的营养物质，肿瘤细胞通常会释放促血管生成因子，促进 TME 中的不规则血管生成，形成不同的节段缺氧区域，限制免疫细胞的浸润，进一步营造一个免疫抑制代谢副产物累积的环境。谷氨酰胺作为重要的氨基酸，在细胞能量和代谢中间体生产中扮演着重要的角色，但由于大多数肿瘤细胞缺乏合成谷氨酰胺的重要酶，因此需要依赖外源的谷氨酰胺。肿瘤细胞对外源性谷氨酰胺的大量摄取，导致 TME 中谷氨酰胺缺乏，免疫细胞的激活和增殖受到明显抑制。选择性抑制肿瘤细胞中谷氨酰胺代谢，能够有效增强 T 细胞的抗肿瘤活性，提高 ICI 治疗效果[152, 153]。谷氨酰胺代谢产生的 α-KG 支持未成熟髓源性细胞扩增，并通过谷氨酸-NMDA 受体轴调节免疫抑制性。靶向谷氨酰胺代谢导致 CSF3 下调，招募髓源性抑制细胞（MDSC），促进免疫细胞死亡，诱导炎性肿瘤相关巨噬细胞增加[154]。而靶向抑制 MDSC 细胞的谷氨酰胺代谢，促进 MDSC 向炎性巨噬细胞转化，犬尿氨酸含量也显著下调，抑制了肿瘤的转移[155]。这些结果都说明，抑制谷氨酰胺代谢能够作为代谢治疗靶点，增强 ICI 疗效。

　　免疫检查点分子通常是一些表达在免疫细胞上的共抑制受体，在防止自身免疫和免疫病理中起着重要的作用，但同时也阻止了抗肿瘤免疫反应。在肿瘤微环境中，一部分浸润免疫细胞有重新被激活的能力[156]。然而，患者体内可能只有少量肿瘤特异性 T 细胞，或其抗肿瘤应答缺失。正如前面提到，TME 中较低 pH 的环境，氧气缺乏、抑制性代谢物存在及营养物质的匮乏导致免疫细胞的代谢产生障碍。免疫检查点分子的存在，能够诱导免疫细胞自身产生代谢障碍。研究发现，CTLA-4 和 PD-1 传导的信号能够减少 AKT 激活，通过不同的信号通路干扰免疫细胞的糖酵解。CTLA-4 与 T 细胞表面的 CD28 结合，能够在 T 细胞启动阶段阻止其激活诱导的糖酵解，因而激活的 T 细胞不能够完全分化成为效应细胞发挥功能[157]。PD-1 则是在 T 细胞持续激活阶段，或在有 PD-L1 表达的细胞存在情况下在 T 细胞上表达。T 细胞在激活的状态下，PD-1 信号启动限制 T 细胞的增殖及其效应功能[158]。由于 CTLA-4 和 PD-1 在不同的阶段阻止 T 细胞的糖酵解，在使用抗 CTLA-4 抑制剂联合抗 PD-1 抑制剂治疗时能促进免疫细胞糖酵解，增强 ICI 治疗应答[159, 160]。此外，PD-1 信号还能够诱导免疫细胞的脂肪酸氧化代谢增加。

　　糖酵解、三羧酸循环及一碳代谢在内的中心碳通路不仅对于肿瘤细胞的增殖很重要，对于 TME 中的内皮细胞、基质细胞、T 细胞、Treg 细胞和髓性细胞的增殖、分化等的功能行使也是至关重要的。葡萄糖摄入使 NK 细胞 OXPHOS 活性增加，促进细胞因子产生，增强抗肿瘤活性。激活的 M1 型巨噬细胞和中性粒细胞中 PPP 信号通路相关酶的表达含量非常高，需要大量的 NADPH 产生超氧化物来对细胞外的细菌进行清除[161]。在 M2 型巨噬细胞中，碳水化合物激酶样蛋白 CARKL（carbohydrate kinase-like protein）表达增加。抑制 CARKL 后能够增加 PPP 途径通量，促进 M1 型巨噬细胞极化。PPP 途径共产生的 NADPH 对于刺激树突状细胞中从头合成脂肪酸非常重要，能够刺激内质网和高尔基体复合物的扩增，以便细胞因子的释放。免疫细胞成熟和发挥功能过程中发生的详细代谢重编程在几篇综述中做了详细的描述[162-165]。不同免疫细胞在不同阶段及不同的特定环境对营养物质摄取不同，代谢通路也有所不同，影响了细胞的激活、招募、抗原识别，以及细胞毒性功能等，从而影响了抗肿瘤免疫。

　　线粒体通过 TCA 循环等产生大量 ATP 维持细胞基本需要的同时，还产生脂质、蛋白质和核苷酸的前体，并协助细胞调节细胞内外的压力，包括氧压，营养和氧气缺乏等。因此，线粒体功能的失调对于细胞生存和功能都有非常大的影响。在免疫耗竭 T 细胞中，存在非常严重的线粒体缺陷，且抗 PD-1 并不能改善肿瘤浸润 T 细胞的线粒体缺陷[166-168]。有研究报道，如果在 T 细胞中恢复线粒体的合成，不仅能够恢复 T 细胞的功能，还能够联合抗 PD-1 增强其抗肿瘤效果[169-171]。另一项研究报道，慢性抗原、低氧环境及 PD-1 信号都能够促进线粒体 ROS 产生，进一步通过表观遗传学改变导致 T 细胞耗竭[172-175]。实验发现，在肿瘤浸润 T 细胞中线粒体 OXPHOS 被抑制，ATP 缺乏限制了 T 细胞的自我更新和效应功能。恢复 T 细胞的氧化还原平衡能够促进 T 细胞的自我更新，增强抗肿瘤免疫[176]。另一个影响线粒体主要功能的因素，即 TME 的缺氧环境。在肿瘤组织中，远离血管的肿瘤核心部位的缺氧度是最高的，大量研究发现越是极度缺氧的区域，耗竭 T 细胞浸润越多，抗肿瘤免疫活性也就越低。氧气除了影响线粒体功能外，还能够影响免疫细胞分化的能量改变及表观遗传学的改变[177]。基于此，如果治疗时能够改善 TME 的缺氧条件可能会提高肿瘤免疫治疗的疗效。纤维肉瘤肺肿瘤小鼠模型研究发现，与 21%氧含量组比较，60%氧含量组小鼠组织内缺氧明显得到改善，T 细胞和 NK 细胞数目及活性明显增加，肿瘤细胞数目显著减少[178]。肝癌模型中也发现，高氧压能够改善肿瘤内浸润免疫细胞数量及活性，增强抗 PD-1 治疗效果[179]。总的来讲，这些数据及其他的实验都表明，氧含量低会阻碍 T 细胞激活，促进 T 细胞耗竭，最终出现 ICI 耐受。

　　甲硫氨酸在 T 细胞分化过程发挥着重要作用，甲硫氨酸代谢产生的中间体 SAM 是重要的甲基化供体，调节表观遗传。实验发现，肿瘤细胞中甲硫氨酸转运蛋白 SLC43A2 高表达，与 T 细胞竞争摄取 TME 中的甲硫氨酸。在甲硫氨酸缺乏的情况下，T 细胞 H3K79me2 减少，导致 T 细胞 STAT5 信号转导缺失，T 细胞细胞因子释放减少，同时 T 细胞凋亡增加。使用抑制剂抑制肿瘤细胞 SLC43A2，联合 ICI 治疗促进 T 细胞细胞因子产生，控制肿瘤生长[145]。

三、肺癌代谢相关临床研究

　　代谢组学在肿瘤学中有着广泛的用途，肺癌临床研究中的生物标志物可根据不同的临床意义分为诊断性（确定患者是否患病）、预测性（判断患者是否临床获益）、药物监测（评估免疫治疗机制、理想剂量、治疗周期、免疫应答未达预期时是否需要联合治疗）。本章节，我们回顾了代谢组学当前和潜在的应用，重点关注其作为肺癌诊断、预后和治疗评估的生物标志物的用途（表 5-1）。

表 5-1 肺癌代谢相关临床研究

NCT 注册号	技术	目的	生物标志物	参考文献
	GC-MS	早期诊断	半胱氨酸、丝氨酸、1-单油酰甘油	[186]
	GC-MS	早期诊断	赤藓糖醇、吲哚-3-乳酸、5-磷酸腺苷、对乙酰氨基酚和苏糖醇	[187]
	UHPLC-Q-TOF/MS	早期诊断	不饱和脂肪酸[FA（20：4）]、饱和脂肪酸[FA（22：0）]、溶血磷脂酰乙醇胺	[188]
	LDI-MS	早期诊断	3-羟基吡啶甲酸、吲哚丙烯酸、半胱氨酸、组胺、脂肪酸（FA）（18：2）、尿酸、尿嘧啶	[189]
	UPLC-ESI-Q-TOF	早期诊断	次黄嘌呤、肌苷、L-色氨酸、吲哚丙烯酸、酰基肉碱C10：1 和 lysoPC（18：2）	[190]
	LC-HRMS	早期诊断	胆固醇酯、溶血磷脂酰胆碱	[191]
	GC-MS	早期诊断	胆固醇、油酸、肌醇、2-羟基丁酸、4-羟基丁酸	[192]
	1HNMR、UPLC-MS/MS	早期诊断	黄嘌呤、S-腺苷甲硫氨酸、癌胚抗原、神经元特异性烯醇化酶、鳞状细胞癌抗原	[194]
	MRS	早期诊断	谷氨酰胺、缬氨酸和甘氨酸	[195]
	ND-EESI-MS	早期诊断	羟苯基乳酸、植物鞘氨醇、N-壬酰基甘氨酸、鞘氨醇、S-羧甲基-L-半胱氨酸	[196]
	LC-MS/MS	早期诊断	可替宁葡萄糖醛酸、D-葡萄糖醛酸	[197]
ChiCTR1900025543	UPLC-Q-TOF/MS	早期诊断	谷氨酰胺、甘氨酸、甲状腺素	[198]
	HPLC	早期诊断	O-氨基马尿酸	[199]
	UPLC/MS	免疫治疗疗效预测	次黄嘌呤、组氨酸	[203]
	NMR	免疫治疗疗效预测	丙氨酸、丙酮酸	[204]
000026140	UPLC-MS	免疫治疗疗效预测	色氨酸、黄嘌呤酸、3-羟基邻氨基苯甲酸	[205]
	ESI-LC-MS/MS、FIA/MS	免疫治疗疗效预测	吲哚胺-2，3-双加氧酶、色氨酸	[206]
	LC/MS、GC/MS	免疫治疗疗效预测	二磷酸腺苷	[208]
	MS、NMR	预后预测	亮氨酰脯氨酸、不对称二甲基精氨酸、异戊烯基腺嘌呤、富马酸、N6-甲基腺苷	[209]

续表

NCT 注册号	技术	目的	生物标志物	参考文献
	UPLC/RSLC、MRM	预后预测	神经酰胺、溶血磷脂酰胆碱、鞘磷脂	[212]
	LC-MS	预后预测	3-羟基苯乙酸、N-乙酰基-d-苯丙氨酸	[213]
	UPLC-MS、NMR	预后预测	甲酸盐、2-羟基丁酸、甘氨酸、肌醇、鞘脂、酰基肉碱、溶血磷脂酰胆碱	[214]
	单细胞 OMC	预后预测	AXL	[215]
	UPLC-Q-TOF/MS	疗效评估	L-色氨酸、尿酸、N-乙酰唑尼沙胺	[222]
	GC-MS/SPME	疗效评估	吲哚及其衍生物、醛类、醇类	[225]
	UPLC-ESI-Q-TOF	疗效评估	支链氨基酸、甲基组胺、维生素、3-氧胆酸	[226]
	GC-MS/SPME、1H-NMR	免疫治疗疗效预测	2-戊酮和十三烷、短链脂肪酸、赖氨酸、烟酸	[227]
	GC-MS、NMR	免疫治疗疗效预测	短链脂肪酸、醛类、醇类和酚类	[228]
	UPLC	免疫治疗疗效预测	短链脂肪酸	[230]

（一）肺癌代谢与早诊

病理学是当前诊断肺癌的金标准，然而由于部分患者的肿瘤部位、大小和身体状况等原因，不适合接受病理穿刺活检。同时，肺癌的侵袭性高，大部分患者确诊时已经是晚期阶段。因此，肺癌的早期筛查至关重要，寻找新的且安全灵敏的诊断方法具有十分重要的临床意义。代谢重编程是肿瘤的重要特征之一，因此研究代谢的代谢组学已经被广泛地应用于研究不同肿瘤的代谢特征，以期找到能够作为早期诊断的新生物标志物。用于代谢组学检测的样品类型丰富，包括血清、血浆、唾液、痰、尿液、细胞和组织提取液等[180-183]。

一项通过系统的文献回顾及整合分析了包括53项具有297种代谢物的研究发现5种代谢物（可替宁、肌酐核苷、N-乙酰神经氨酸、脯氨酸和r-1,t-2,3,c-4-四羟基-1,2,3,4-四氢菲）和5个代谢物组[总3-羟基可替宁、总可替宁、总尼古丁、总4-（甲基亚硝胺）-1-（3-吡啶基）-1-丁醇（代谢物及其葡萄糖醛酸的浓度总和）和总烟碱当量（总3-羟可替宁总和、总可替宁和总尼古丁）]与较高的肺癌风险相关，而其他3种（叶酸、蛋氨酸和色氨酸）与较低的肺癌风险相关。同时，大多数研究都发现了肺癌代谢的异质性，进行代谢组学分析以筛选生物标志物时，需考虑地理、饮食等外界因素[184, 185]。

　　多项研究利用代谢组学对患者和健康人的血清进行代谢组谱分析，探寻肺癌早期诊断的代谢组学生物标志物。一项研究纳入 136 名不吸烟的女性受试者（65例 NSCLC、6 例肺良性肿瘤和 65 例健康对照），利用半靶向 GC-MS 对治疗前血清的代谢组进行分析，最终结果显示 3 个代谢物——半胱氨酸、丝氨酸、1-单油酰甘油能够有效作为生物标志物诊断患有 NSCLC 的非吸烟女性[186]。郑州大学第一附属医院收集 31 例肺癌患者及 29 名健康志愿者血清，进行非靶向 GC-MS 代谢组学分析，鉴定到 23 个（共 169 个）代谢物有显著性差异。经 PLS-DA 模型进一步分析，其中 13 个代谢物可变重要性>1，5 个代谢物（赤藓糖醇、吲哚-3-乳酸、5-磷酸腺苷、对乙酰氨基酚和苏糖醇）AUC（Area Under Curve）>0.9，主要差异代谢通路为嘌呤代谢通路[187]。大连医科大学和大连市体检中心利用高效液相色谱-四级杆飞行时间串联质谱仪（UHPLC-Q-TOF/MS），基于遗传算法和二元逻辑回归对 NSCLC 和健康个体进行非靶向脂质组分析，分析组纳入 10 例原位肺癌、12 例Ⅰ～Ⅱ期肺癌、17 例Ⅲ～Ⅳ期肺癌及 46 例健康个体，验证组纳入 3 例原位肺癌、3 例Ⅰ～Ⅱ期肺癌、15 例Ⅲ～Ⅳ期肺癌及 17 例健康个体。所有入组患者和健康志愿者皆为女性，且无吸烟史。结果显示肺癌患者血清中不饱和脂肪酸[脂肪酸 FA（20：4）]含量下降，饱和脂肪酸[FA（22：0）]和溶血磷脂酰乙醇胺[LPE（20：4）]含量显著增加，三者结合可能可以作为非吸烟女性早期诊断肺癌的生物标志物[188]。为开发早期肺腺癌的诊断方法，上海胸科医院分别收集了 200 例早期肺腺癌患者、200 例健康志愿者、36 例鳞癌和小细胞癌及 45 例良性肺病（肺炎、错构瘤、肺结核、肉芽肿等）患者血清，通过优化铁粒子辅助激光解吸/电离质谱（LDI-MS），计算机语言学习对仅 50nl 血清样本的代谢谱加以分析，再用 58 个血清样本（23 例早期肺腺癌/35 例健康对照）进行验证。分析结果显示，在早期肺腺癌患者血清中，3-羟基吡啶甲酸（HPA）、吲哚丙烯酸（IA）增加，半胱氨酸（Cys）、组胺（His）、脂肪酸（FA）（18：2）、尿酸（UA）和尿嘧啶（Ura）降低，且这 7个指标组合能作为早期肺腺癌诊断的生物指标（AUC=0.894）[189]。郑州大学第一附属医院用 UPLC-ESI-Q-TOF 系统对 142 名 NSCLC 患者（49 例鳞癌和 93 例腺癌）和 159 名健康对照进行了非靶向代谢组学分析，发现 35 种代谢物在 NSCLC患者和健康对照之间存在显著性差异，其中 6 种代谢物[次黄嘌呤、肌苷、L-色氨酸、吲哚丙烯酸、酰基肉碱 C10：1 和 lysoPC（18：2）]AUC 值、敏感度和特异度分别为 0.99、0.98 和 0.99，可联合作为 NSCLC 诊断的标志物。进一步对 TCGA数据库的 1027 例 NSCLC 患者和 108 个相邻肿瘤周围组织的转录组学分析，从转录水平上验证了代谢组学结果[190]。另一项研究，通过对两个独立的筛查研究中的健康参与者和肺癌患者的血清代谢物进行比较，分析了血清代谢组谱，其中一个队列来自 2015～2018 年 Gdansk 医科大学进行的肺癌筛查项目 MOLTEST-BIS，其中 369 例患者作为代谢组学的测试组，平均分为三组，分别为肺癌确诊患者、

CT 检测到肺结节且确诊良性患者及 CT 未检测到肺结节且无其他肿瘤相关疾病问题患者；另一组队列来自米兰 Humanitas 研究中心于 2018～2021 年进行的吸烟者健康多重行动（SMAC）研究，其中 93 例参与者作为验证组，同样分为三组。结果发现肺癌患者中胆固醇酯血清和溶血磷脂酰胆碱含量显著降低，并且作者认为生活习惯等其他因素可能影响血清中代谢产物的差异，应该纳入筛选肿瘤标志物的考虑因素[191]。

代谢组学还可与其他组学（基因组学、转录组学和蛋白质组学）进行结合，共同用于研究早期诊断生物标志物。利用 GC-MS 技术对肺癌患者和健康对照者的血清进行非靶向和靶向代谢组学分析，采用单变量和多变量统计分析来筛选差异代谢物。结果表明 15 种代谢物变化显著，其中胆固醇、油酸、肌醇、2-羟基丁酸和 4-羟基丁酸的组合能够作为生物标志物，可很好地区分肺癌组与健康组。结合转录组学的分子相互作用分析揭示了 Ca^{2+} 信号通路参与调节胆固醇、油酸、肌醇、2-羟基丁酸和 4-羟基丁酸[192]。

肺癌的组织学亚型包括腺癌、鳞状细胞癌、小细胞癌和大细胞癌，分型对于确定治疗方案至关重要，已有研究发现不同类型肺癌的代谢特征不同，因此代谢组特征或许可以替代有创性病理学或放射性成像，对肺癌进行亚型分类[193]。通过 1HNMR 和 UPLC-MS/MS 技术进行非靶向代谢组学，对 143 例腺癌、鳞状细胞癌和小细胞癌血清样品进行分析，并采用逐步判别分析和多层感知器来筛选最有效的标记组合以进行分类。17 种代谢物通过 UPLC-MS/MS 进一步定量。逐步判别分析筛选出血清黄嘌呤、S-腺苷甲硫氨酸、癌胚抗原、神经元特异性烯醇化酶和鳞状细胞癌抗原对腺癌、鳞状细胞癌和小细胞癌分类影响显著。多层感知器模型分析其平均准确率达到 92.3%，ROC=0.97[194]。哈佛医学院研究团队利用磁共振波谱（magnetic resonance spectroscopy，MRS）研究了 93 个配对的组织-血清样本的肺癌代谢组学[27 例腺癌，平均生存时间为（43.4 ± 6.4）个月；27 例鳞癌，平均生存时间为（39.2 ± 6.7）个月]，研究发现其存在血清代谢组学特征，患者生存期延长与血清谷氨酰胺、缬氨酸和甘氨酸升高，谷氨酸和脂质降低存在显著相关性，但仍需大量临床数据对该组合进行验证[195]。

除了常用的血清作为代谢组学检测样本外，痰液、尿液等也是常用的检测样本。一项包含 76 例肺癌患者和 67 例健康对照者的研究利用中性解吸萃取电喷雾电离质谱（ND-EESI-MS）和碰撞诱导解离（CID）用于检测自发痰样本的痰代谢物，发现在 19 种差异代谢物中，5 种代谢物（羟苯基乳酸、植物鞘氨醇、N-壬酰基甘氨酸、鞘氨醇、S-羧甲基-L-半胱氨酸）具有显著诊断性能（$P<0.05$ 和 AUC>0.75），同时，用于预测肺癌诊断性能评估的交叉验证准确率为 87.9%。代谢途径分析发现，鞘脂代谢、脂肪酸代谢、肉碱合成和 Warburg 效应对疾病的反应影响最大。该研究结果表明痰液用于早期诊断肺癌的可能性[196]。多项研究对肺癌患者的尿液样本进行分析，以筛选可能的生物标志物。在一项关于两个种族吸烟者患肺癌风险的研究中，利用非靶向代谢组学对非裔美国人（$n=30$）和白人（$n=30$）吸烟者的尿液样本进行分析，确定了两组代谢途径的整体差异，包括糖类、氨基酸、核苷酸、脂肪酸和尼古丁的代谢。使用靶向 LC-MS/MS 方法确认了尼古丁降解途径（可替宁葡萄糖醛酸化）在两组人群中存在显著差异[197]。一项巢式病例对照研究纳入中国 275 名不吸烟女性肺癌患者和 289 名不吸烟的无癌症对照参与者，利用 UPLC-MS-NMR 对诊断前尿液样本进行非靶向代谢组分析，5-甲基-2-糠酸的峰值代谢物与较低的肺癌风险显著相关[OR=0.57；95% CI，0.46～0.72；$P<0.001$；错误发现率（false discovery rate，FDR）=0.039]。另一项临床研究利用 UPLC-Q-OF/MS，对肺癌患者的尿液进行代谢组学分析，鉴定出 35 个潜在标记，发现肺癌发生与D-谷氨酰胺和 D-谷氨酸代谢紊乱、氨基酸失衡密切相关（ChiCTR1900025543）[198]。此外，日本一项纳入了 46 名肺癌患者（41.3%为Ⅰ期、8.7%为Ⅱ期、19.6%为Ⅲ期和 30.4%为Ⅳ期患者）和 185 名健康志愿者的研究，利用 HPLC 对参与者当日晨尿中的荧光代谢物进行分析，发现 O-氨基马尿酸[AUC=0.837（95% CI，0.769～0.898；$P<0.001$）]可作为肺癌预测的尿液荧光代谢物[199]。这些研究结果说明，不同种族人群预测肺癌的生物标志物可能不同，同时显示了尿液可作为体液样本用于肺癌早期诊断的可能性[200]。

（二）肺癌代谢特征与免疫治疗

多项研究已经明确免疫治疗与代谢组学的相互关系，因此评估免疫治疗前后肺癌患者的代谢组特征，能够为治疗方案确定、疗效评估和联合治疗靶点提供新的思路[201]。

最近公布的数据显示，纳武利尤单抗治疗 12 个月后停止继续治疗与较短的预后生存期相关。对 45 个 NSCLC 患者进行回顾性分析，利用正电子反射断层造影，2-[^{18}F]fluoro-2-deoxy-D-glucose 成像，评估原发部位代谢活性，发现停药 24 个月后，29 个完全代谢缓解（complete metabolic response，CMR）（64%）患者均为非一线治疗患者，14 个 CMR 患者停止治疗后无疾病进展。中位随访时间为 5.6 个月（0.8～17.0）。CMR 可作为评估患者姑息性免疫治疗安全治疗时间的标准，显示了代谢可作为评估治疗时间的标准的可能性[202]。

在一项纳入 74 名中国晚期肺癌患者（ⅢB/Ⅳ期）的研究中，包含一个实验队列，用纳武利尤单抗治疗；2 个验证队列，用纳武利尤单抗或替雷利珠单抗治疗。收集患者第一次注射抗 PD-1 2～3 周后血清样本，采用 UPLC/MS 进行非靶向代谢组学分析，发现早期治疗血清中次黄嘌呤和组氨酸含量高，PFS 得到改善（HR=0.078；95% CI，0.027～0.221；$P<0.001$），总生存改善（HR=0.124；95% CI，0.039～0.397；$P<0.001$）。血清代谢物在两个队列中能够有效区分单抗治疗应答

和非应答患者，灵敏度高、特异性好，ROC 下面积为 0.933 和 1.000[203]。另一项研究纳入 34 个化疗后接受纳武利尤单抗二线治疗的 NSCLC 患者和 19 例接受帕博利珠单抗一线治疗患者。利用 NMR 对患者血清样本进行代谢组学分析，发现纳武利尤单抗治疗无应答患者血清样本中丙氨酸和丙酮酸含量较高（丙氨酸 $P=0.02$，丙酮酸 $P=0.03$，FDR<0.05）[204]。采用 UPLC-MS 对 19 例接受纳武利尤单抗或帕博利珠单抗治疗的 NSCLC 患者治疗前血样中的一组代谢物含量进行代谢组学分析，包括色氨酸代谢物，血浆中色氨酸、犬尿氨酸、5-羟色胺、5-羟基吲哚乙酸、吲哚-3-乙酸、邻氨基苯甲酸、犬尿氨酸、喹哪啶酸、3-吲哚丁酸、3-羟基犬尿氨酸、3-羟基蒽醌酸、黄尿酸和喹啉酸含量。结果发现，与 10 名健康志愿者相比，19 名 NSCLC 患者的色氨酸（$P=0.002$）和黄嘌呤酸（$P=0.032$）水平显著降低，3-羟基邻氨基苯甲酸（3-HAA）（$P=0.028$）水平显著升高。达到客观缓解患者的 3-HAA 水平显著低于无应答的患者（$P=0.045$）。3-HAA 对客观缓解的临界值为 35.4pmol/ml（敏感度：87.5% 和特异度：83.3%）。3-HAA 水平<35.4pmol/ml 患者的中位无进展生存期（7.0 个月）显著长于 3-HAA 水平>35.4pmol/ml 患者的中位无进展生存期（1.6 个月，$P=0.022$）[205]。另一项纳入 23 例接受纳武利尤单抗或帕博利珠单抗治疗的转移性 NSCLC 患者（9 例疾病对照，14 例进展性疾病），20 例正常个体作为对照的研究中，利用 ESI-LC-MS/MS 和 FIA/MS（low-injection analysis mass spectrometry）对血浆的 167 个代谢物进行分析，发现色氨酸和犬尿氨酸浓度在原发性 ICI 耐受患者中较高，indoleamine-2，3-dioxygenase（IDO）吲哚胺-2，3-双加氧酶增加，支链氨基酸减少。根据 ROC 分析，基线色氨酸水平 ≥49.3μmol/L 在第一次随访扫描中预测疾病控制，敏感度为 89%，特异度为 71%。该结果说明色氨酸（tryptophan，Trp）可作为 IDO 活性的替代参数，有可能成为预测 ICI 治疗是否应答的生物标志物[206]。也有研究表明，色氨酸代谢参与形成肿瘤免疫抑制微环境，并和 ICI 的疗效密切相关。目前，靶向抑制色氨酸代谢中的犬尿氨酸（kynurenine，Kyn）途径的药物已经进入临床试验阶段[207]。

（三）其他肺癌潜在代谢相关治疗靶点

近期通过整合肿瘤与正常组织的代谢组学、转录组学和基因图谱的方法对肺鳞癌（$n=20$）和肺腺癌（$n=17$）患者的肿瘤组织和邻近正常组织进行分析，发现介导 Warburg 效应的代谢途径增加，利于止血、血管生成、血小板活化和细胞增殖的代谢物和基因在两种亚型中占主导地位，其中二磷酸腺苷在通过血小板活化和血管生成促进癌症转移中发挥重要作用，可能是一个潜在的肺癌治疗靶点[208]。

（四）肺癌预后相关的代谢组学生物标志物

肺癌的代谢组学特征可用于探索肺癌诊断标志物，还可用于筛选肺癌预后相关的生物标志物。使用 MS 和 NMR 对手术切除前后 35 名早期 NSCLC 患者的代谢谱变化进行评估,分析尿液和血清,确定了 17 种尿液中和 31 种血清中的差异代谢物。嘌呤/嘧啶和蛋白质比其他类别的代谢物变化更加明显($P<0.05$),包括亮氨酰脯氨酸、不对称二甲基精氨酸、异戊烯基腺嘌呤、富马酸(手术后均下调),以及 N6-甲基腺苷和若干种脱氧胆酸(手术后上调),这些部分在手术后上调,但该研究并未明确改变的代谢产物与肿瘤病理的关系,还需要更多病患数据和随访资料进行验证及预后分析[209]。表皮生长因子受体(EGFR)在 60%NSCLC 患者中有表达,因而作为重要的药物靶点被大量研究,而表皮生长因子受体酪氨酸激酶抑制剂(EGFR-TKI)获得性耐药仍然是 EGFR 突变肺腺癌临床治疗的主要障碍[210]。研究表明肿瘤细胞能量代谢紊乱对 EGFR-TKI 耐药的产生具有重要的诱导作用[211]。临床发现,EGFR-TKI 治疗 EGFR 敏感突变(mEGFR)晚期肺腺癌患者的疗效存在差异。一项研究将 49 名接受埃克替尼治疗的 mEGFR(19 处缺失或21 处 L858R 突变)肺腺癌患者分为 25 名 PFS 超过 11 个月的应答者和 24 名 PFS短于 11 个月的低反应者,分别对他们的血清和组织样本进行了靶向代谢组学检测和新一代测序,鉴定到溶血磷脂酰胆碱 16:1、溶血磷脂酰胆碱 22:(5~1)和溶血磷脂酰乙醇胺 18:2 在低反应者中降低,而神经酰胺 36:(1~3)、神经酰胺 38:(1~3)、鞘磷脂 36:(1~2)和鞘磷脂 42:2 在低应答者中升高,确定了脂质代谢和 mEGFR 同时突变的基因与埃克替尼的疗效相关[212]。一项临床研究利用 LC-MS 对 EGFR-TKI 未治疗组($n=30$)和 EGFR-TKI 耐药组($n=18$)的胸腔积液进行分析,多变量统计分析鉴定出 34 种显著差异代谢物。获得性 EGFR-TKI耐药组的 L-赖氨酸、牛磺酸、鸟氨酸和瓜氨酸水平较高,L-色氨酸、犬尿氨酸、L-苯丙氨酸、L-亮氨酸、N-甲酰基-L-蛋氨酸、3-羟基苯乙酸和 N-乙酰-D-苯丙氨酸水平较低,其中 3-羟基苯乙酸和 N-乙酰基-D-苯丙氨酸在 ROC 曲线分析中的AUC 值较高,分别为 0.934 和 0.929。该研究从代谢上解析了 EGFR-TKI 耐受患者中主要的代谢通路,为治疗提供靶点[213]。为分析铂类化疗患者的代谢组特征,利用 NMR 光谱($n=341$)和超高效液相色谱-质谱(UPLC-MS)($n=297$)对从随机Ⅲ期试验基线收集的治疗前转移性 NSCLC 样本进行分析,单变量分析确定 16种极性代谢物与 OS 显著相关($P<0.025$)。甲酸盐、2-羟基丁酸、甘氨酸和肌醇用于多变量模型分析发现,高风险组的中位 OS 为 6.6 个月,而低风险组的中位OS 为 11.4 个月(HR=1.99;95% CI,1.45~2.68;$P<0.0001$)。按类别(鞘脂、酰基肉碱和溶血磷脂酰胆碱)对脂质进行建模显示,高风险组中位 OS 为 5.7 个月,低风险组中位 OS 为 11.9 个月(HR,2.23;95% CI,1.55~3.20;$P<0.0001$)。这些结果表明,铂类治疗前样本的代谢特征可能有助于对接受化疗的 mNSCLC患者的临床结果进行分层[214]。在一项包含 32 例肺腺癌患者的实验中,使用单细胞芯片代谢分析仪和荧光代谢探针,对胸腔积液中罕见的播散性肿瘤细胞的

代谢表型进行分析，揭示了肿瘤细胞具有广泛的代谢异质性，其差异性参与了糖酵解和线粒体氧化。糖酵解表型与间充质样细胞状态、AXL 和免疫检查点配体的表达升高相关[215]。

（五）肺癌患者的肠道菌群代谢

人类微生物组非常复杂，它们对宿主的代谢、免疫、激素和体内稳态功能等产生许多至关重要的影响。最近动物模型和临床相关研究，研究了肠道和肿瘤微生物群对全身抗癌治疗反应及治疗毒性的影响[216-218]。大量研究发现，微生物常通过释放不同的代谢产物对宿主的疾病进程及治疗反应产生影响[219, 220]。

研究也发现了肠道微生物和肺部微生物在肺癌发生、发展及治疗中的重要作用[221]。临床前动物模型研究整合细菌的宏基因组学、基因组学和细菌转录组学，以及对小鼠肠道转录组和血清代谢组数据的分析，揭示了细菌可决定癌症治疗效果的另一种机制。对 96 个 NSCLC 患者的肠道微生物组进行分析，发现双歧杆菌在对治疗有反应的患者中含量丰富。在用商品化双歧杆菌菌株处理同基因小鼠肿瘤时发现，只有特定的双歧杆菌菌株才能通过激发抗肿瘤宿主免疫反应与抗 PD-1或奥沙利铂治疗协同降低肿瘤负荷。实验结果说明，肠道微生物对肿瘤免疫治疗起正向调节作用[222]。肺部微生物失调或肠-肺轴的破坏可通过引起 DNA 损伤、诱导基因组不稳定或改变宿主对致癌物质的易感性来促进肺癌发生[223]。回顾性人类临床研究分析发现幽门螺杆菌（*H. pylori*）血清阳性与抗 PD-1 治疗的非小细胞肺癌患者存活率降低有关。*H. pylori* 血清阳性患者的中位生存期为 6.7 个月，而血清阴性患者的中位生存期为 15.4 个月（$P=0.001$）。在另一个队列中，也发现 *H. pylori* 血清阳性与抗 PD-1 治疗的 NSCLC 患者 PFS 缩短有显著相关性（$P=0.048$）[224]。最近一项研究使用网络分析和加权基因共同表达网络分析来确定肠道生态系统与其代谢物之间的生物相互作用，表明吲哚及其衍生物、醛类和醇类可以在肠道微生物功能中起信号作用，短链脂肪酸与健康肠道微生物的相关性较强。此外，与 NSCLC 患者相比，健康个体中共生细菌更丰富[225]。这个结果显示，肠道微生物与肺癌患者之间存在着一定的关系。另一项研究在整合 31 名肺癌患者的基因组学和血浆代谢组学中发现，恶病质患者血浆中支链氨基酸（BCAA）、甲基组胺和维生素显著减少，肠道微生物群的脂多糖生物合成能力显著增强，而非恶病质患者血浆中的 BCAA、3-氧胆酸，分别与肠道微生物菌种 *Prevotella copri*和 *Lactobacillus gasseri* 呈正相关。研究结果表明肠道微生物群可能对恶病质产生影响，并可能应用于治疗[226]。

宿主体内微生物除了对疾病的进展有影响外，对免疫治疗疗效也有非常重要的调节作用。在一项药物研究中，基因小鼠模型接受人参多糖（GPs）、抗 PD-1单克隆抗体治疗及粪便移植的联合治疗。通过 16S PacBio 单分子实时（SMRT）

测序评估联合疗法对肠道微生物群的敏化抗肿瘤作用，以及对血浆样品进行代谢组学分析，结果发现 GP 通过增加微生物代谢物戊酸和降低 L-犬尿氨酸及 Kyn/Trp 的比率来增强抗 PD-1 抗肿瘤反应。微生物分析表明，抗 PD-1 应答者中 *Parabacteroides distasonis* 和 *Bacteroides vulgatus* 的丰度高于临床上无反应者。一项纳入 11 例二线接受纳武利尤单抗治疗 NSCLC 患者的研究，利用 GC-MS/SPME 和 1H-NMR 对肠道微生物代谢组学进行了分析，发现 11 名患者中有 4 名（36%）出现早期进展，而 11 名患者中有 7 名（64%）在 12 个月后出现疾病进展。2-戊酮（酮）和十三烷（烷烃）与早期进展显著相关，而短链脂肪酸（即丙酸、丁酸）、赖氨酸和烟酸与长期获益显著相关[227]。另一项探索性研究纳入 22 例纳武利尤单抗治疗 NSCLC 患者，对其肠道代谢组谱进行分析，结果鉴定到一组 114 种代谢物，67 种（59%）挥发性有机化合物和 47（41%）种非挥发性有机化合物。在这些化合物中，42 种与共生或生态失调有关，挥发性有机化合物显示出与共生相关的代谢物属于短链脂肪酸（即丁酸、丙酸、乙酸和戊酸）和萜烯；与生态失调相关的代谢物是醛类（即丁醛 3-甲基、苯乙醛）、醇类（即乙醇、2-辛醇）和酚类。在应答患者中，共发现 14 种化合物，其中 9 种（64%）可能与共生有关，5 种（36%）与生态失调有关，而不应答患者中显示 17 种代谢物，2 种（12%）可能与共生有关，15 种（88%）与生态失调有关。这个结果进一步说明了微生物代谢产物对免疫治疗的影响[228]。

北京协和医学院附属医院呼吸内科对 63 例接受抗 PD-1 治疗的晚期 NSCLC 患者治疗前的粪便样本进行前瞻性分析，发现拟杆菌门、厚壁菌门、变形菌门和放线菌门占研究粪便样本中的大部分细菌群落。与 PFS<6 个月组相比，PFS≥6 个月组的患者在基线水平上肠道微生物组的 β 多样性显著更高。两组之间的微生物群组成也存在差异。PFS≥6 个月组的样本富含 *Parabacteroides* 和 *Methanobrevibacter*，而 PFS<6 个月组的样本富含 *Veillonella*、*Selenomoadales* 和 *Negativicutes*。细菌代谢物分析表明，两组之间甲醇和甲烷的代谢潜力存在显著差异[229]。另一项研究对 52 名包括肺癌（2 例）在内的实体肿瘤接受纳武利尤单抗或帕博利珠单抗治疗患者进行分析，根据《实体瘤疗效评价标准 1.1 版》将患者分为应答组和非应答组。在入组的 52 名患者中，患者的中位（范围）年龄为 67（27～84）岁，其中 23 名（44%）为女性。给予 PD-1 抑制剂后幸存者的中位随访时间为 2.0（0.4～4.1）年，总体响应率为 28.8%。代谢组学分析发现短链脂肪酸的高浓度与较长的无进展生存期相关，包括粪便乙酸（HR=0.29；95% CI, 0.15～0.54）、丙酸（HR=0.08；95% CI, 0.03～0.20）、丁酸（HR=0.31；95% CI, 0.16～0.60）、戊酸（HR=0.53；95% CI, 0.29～0.98）和血浆异戊酸（HR=0.38；95% CI, 0.14～0.99）。结果说明粪便中短链脂肪酸浓度可能与 PD-1 抑制剂疗效有关[230]。

四、代谢组学临床应用的展望

代谢组学技术日益成熟，研究不断深入，其在临床研究中将有广阔的发展前景。大量研究表明，包括肺癌在内的不同肿瘤存在异质性，其肿瘤组织内部细胞类型和代谢组学特征并非单一。为了更好地了解复杂的肿瘤组织的代谢特征，目前单细胞代谢组学已问世。单细胞代谢组学的优势在于能够整合细胞异质性，使组织分类更精确，进而发现更加准确的新的生物标志物。此外，单细胞代谢组学还能够增强单个细胞对环境刺激反应的动态功能，提供疾病诊断的重要信息，对药物研发和诊断评估都具有重要意义[231]。

此外，已有研究探索了免疫治疗后不同个体的代谢组学特征，将这些特征结合药物应答情况、预后获益情况，再结合不同个体代谢特征，能更精准地进行免疫治疗，制订个体化治疗方案。同时，探究免疫治疗后的不同代谢特征，探索不同的代谢靶点，可以提高免疫治疗的疗效。已有研究发现，通过改变宿主饮食可以改变肿瘤微环境中的营养供应，这可能是抑制肿瘤生长的一种具有前景的安全策略[232, 233]。

目前，代谢组学仍未广泛地应用于临床检测，原因可能包括：①代谢物数量庞大且复杂。例如，血浆代谢物组成是肝脏、肌肉和其他器官水平代谢、饮食摄入、微生物组活动和其他因素的表现，而代谢组学与其他组学技术的不同之处在于，没有一种代谢组学方法可以完全覆盖全部代谢组。因此，为了尽可能覆盖代谢组的所有方面，需要多种设备平台来满足不同的方法对数据量进行互补，而在许多基础研究和临床研究的实验室中，无法实现多个仪器平台共通。就检测样本来讲，饮食差异、周围环境、种族差异都能够对个体代谢组造成非常大的影响，因此，分析代谢组学时需要更加谨慎和全面地将各种因素考虑在内。②目前数据处理和分析的软件平台众多，尤其在进行非靶向代谢组学分析时。并且，不同算法对于峰值的选择所产生的结果不尽相同。在对数据量庞大的代谢组学分析时，需要非常仔细地对实验方案进行设计，结合分析化学、统计学和生物学知识，才能够得到可信准确的统计分析结果。此外，由于代谢组学涉及多方法学、多平台、多算法，以及临床实验室环境的不同，将代谢组学应用到临床检测还需多方协商，进行行业标准的规范。③将不同机构分析数据和报告标准化也非常困难。当前，大多数代谢组学研究得到的结果多为相对定量。跨不同平台的数据若要得到统一且被认可的报告，需要对代谢组学分析进行绝对定量。2007年，代谢组学协会已发起一项数据标准化计划，以此作为代谢组学数据报告的最低标准。然而，纵览过去10多年发表的数据，由于不同实验室之间缺乏共识，数据结果仍然没有达到这一最低标准[234]。

　　总而言之，虽然代谢组学与其他组学相比仍面临着许多挑战，但根据已发表的数据分析，代谢组学因其可检测样品种类多、取样可做到无创和低伤害、组学分析速度快、检测灵敏度高及数据量大等优势，将在肿瘤的筛查、诊断、预后评估和治疗方面发挥极其重要的作用。代谢组学与其他组学方法相结合形成的多组学研究，也将为进一步发现癌细胞的特点进而诊断做出重大贡献。

（许　川　苏春霞）

参 考 文 献

[1] Sung H，Ferlay J，Siegel RL，et al. Global cancer statistics 2020：GLOBOCAN estimates of incidence and mortality worldwide for 36 cancers in 185 countries. CA Cancer J Clin，2021，71（3）：209-249.

[2] Ludwig JA，Weinstein JN. Biomarkers in cancer staging，prognosis and treatment selection. Nat Rev Cancer，2005，5（11）：845-856.

[3] Zamboni N，Saghatelian A，Patti GJ. Defining the metabolome：size，flux，and regulation. Mol Cell，2015，58（4）：699-706.

[4] Liang L，Sun F，Wang H, et al. Metabolomics, metabolic flux analysis and cancer pharmacology. Pharmacol Ther，2021，224：107827.

[5] Hanahan D，Weinberg RA. Hallmarks of cancer：the next generation. Cell，2011，144（5）：646-674.

[6] Pavlova NN，Thompson CB. The emerging hallmarks of cancer metabolism. Cell Metab，2016，23（1）：27-47.

[7] Depeaux K，Delgoffe GM. Metabolic barriers to cancer immunotherapy. Nat Rev Immunol，2021，21（12）：785-797.

[8] Spratlin JL，Serkova NJ，Eckhardt SG. Clinical applications of metabolomics in oncology：a review. Clin Cancer Res，2009，15（2）：431-440.

[9] Weiner H. The Concept of Psychosomatic Medicine//Wallace ER，Gach J. History of psychiatry and medical psychology：with an epilogue on psychiatry and the mind-body relation. Boston，MA：Springer US. 2008：485-516.

[10] Schwann T. Ueber das wesen des verdauungsprocesses. Annalen der Physik，1836，114（6）：358-364.

[11] Bing FC. The history of the word 'metabolism'. J Hist Med Allied Sci，1971，26（2）：158-180.

[12] Caetano-Anollés G，Yafremava LS，Gee H，et al. The origin and evolution of modern metabolism. Int J Biochem Cell Biol，2009，41（2）：285-297.

[13] Guimerà R，Nunes Amaral LA. Functional cartography of complex metabolic networks. Nature，2005，433（7028）：895-900.

[14] Guimerà R，Amaral LA. Cartography of complex networks：modules and universal roles. J Stat Mech，2005，2005（P02001）：nihpa35573.

[15] Schwann T. Microscopical researches into the accordance in the structure and growth of animals and plants. Рипол Классик，1847.

[16] Babbitt PC，Gerlt JA. Understanding enzyme superfamilies. Chemistry As the fundamental determinant in the evolution of new catalytic activities. J Biol Chem，1997，272（49）：30591-30594.

[17] Breitling R，Ritchie S，Goodenowe D，et al. Ab initio prediction of metabolic networks using fourier transform mass spectrometry data. Metabolomics，2006，2（3）：155-164.

[18] Alves TC，Pongratz RL，Zhao X，et al. Integrated，step-wise，mass-isotopomeric flux analysis of the TCA cycle. Cell Metab，2015，22（5）：936-947.

[19] Park JO，Rubin SA，Xu YF，et al. Metabolite concentrations，fluxes and free energies imply efficient enzyme usage. Nat Chem Biol，2016，12（7）：482-489.

[20] Link H，Fuhrer T，Gerosa L，et al. Real-time metabolome profiling of the metabolic switch between starvation and growth. Nat Methods，2015，12（11）：1091-1097.

[21] 李维薇，杨燕，汪受传，等. 细胞代谢组学研究进展. 南京中医药大学学报，2017，33（2）：187-192.

[22] Alseekh S，Aharoni A，Brotman Y，et al. Mass spectrometry-based metabolomics：a guide for annotation，quantification and best reporting practices. Nat Methods，2021，18（7）：747-756.

[23] Liu X，Locasale JW. Metabolomics：A primer. Trends Biochem Sci，2017，42（4）：274-284.

[24] Teicher BA，Linehan WM，Helman LJ. Targeting cancer metabolism. Clin Cancer Res，2012，18（20）：5537-5545.

[25] Vernieri C，Casola S，Foiani M，et al. Targeting cancer metabolism：dietary and pharmacologic interventions. Cancer Discov，2016，6（12）：1315-1333.

[26] Vander Heiden MG，Cantley LC，Thompson CB. Understanding the Warburg effect：the metabolic requirements of cell proliferation. Science，2009，324（5930）：1029-1033.

[27] Vansteenkiste J，Crinò L，Dooms C，et al. 2nd ESMO consensus conference on lung cancer：early-stage non-small-cell lung cancer consensus on diagnosis，treatment and follow-up. Ann Oncol，2014，25（8）：1462-1474.

[28] Mamede M，Higashi T，Kitaichi M，et al. [18F] FDG uptake and PCNA，Glut-1，and Hexokinase-II expressions in cancers and inflammatory lesions of the lung. Neoplasia，2005，7（4）：369-379.

[29] Tuo Z，Zheng X，Zong Y，et al. HK3 is correlated with immune infiltrates and predicts response to immunotherapy in non-small cell lung cancer. Clin Transl Med，2020，10（1）：319-330.

[30] Kim S，Jang JY，Koh J，et al. Programmed cell death ligand-1-mediated enhancement of hexokinase 2 expression is inversely related to T-cell effector gene expression in non-small-cell lung cancer. J Exp Clin Cancer Res，2019，38（1）：462.

[31] Yang L，Yan X，Chen J，et al. Hexokinase 2 discerns a novel circulating tumor cell population associated with poor prognosis in lung cancer patients. Proc Natl Acad Sci U S A，2021，118（11）：e2012228118.

[32] Wagner A. The large-scale structure of metabolic networks：a glimpse at life's origin?

Complexity, 2002, 8（1）: 15-19.

[33] Romero-Garcia S, Moreno-Altamirano MM, Prado-Garcia H, et al. Lactate contribution to the tumor microenvironment: mechanisms, effects on immune cells and therapeutic relevance. Front Immunol, 2016, 7: 52.

[34] Vander Heiden MG, Deberardinis RJ.Understanding the intersections between metabolism and cancer biology.Cell, 2017, 168（4）: 657-669.

[35] Fu H, Gao H, Qi X, et al. Aldolase a promotes proliferation and G. Cancer Commun（Lond）, 2018, 38（1）: 18.

[36] Chang YC, Chiou J, Yang YF, et al. Therapeutic targeting of aldolase a interactions inhibits lung cancer metastasis and prolongs survival. Cancer Res, 2019, 79（18）: 4754-4766.

[37] Chang YC, Yang YF, Chiou J, et al. Nonenzymatic function of aldolase A downregulates miR-145 to promote the Oct4/DUSP4/TRAF4 axis and the acquisition of lung cancer stemness. Cell Death Dis, 2020, 11（3）: 195.

[38] Tang SJ, Ho M Y, Cho HC, et al. Phosphoglycerate kinase 1-overexpressing lung cancer cells reduce cyclooxygenase 2 expression and promote anti-tumor immunity in vivo. Int J Cancer, 2008, 123（12）: 2840-2848.

[39] Sun Q, Li S, Wang Y, et al. Phosphoglyceric acid mutase-1 contributes to oncogenic mTOR-mediated tumor growth and confers non-small cell lung cancer patients with poor prognosis. Cell Death Differ, 2018, 25（6）: 1160-1173.

[40] Huang K, Liang Q, Zhou Y, et al. A novel allosteric inhibitor of phosphoglycerate mutase 1 suppresses growth and metastasis of non-small-cell lung cancer. Cell Metab, 2019, 30（6）: 1107-1119.

[41] Li HJ, Ke FY, Lin CC, et al. ENO1 promotes lung cancer metastasis via HGFR and WNT signaling-driven epithelial-mesenchymal transition. Cancer Res, 2021, 81（15）: 4094-4109.

[42] Mazurek S. Pyruvate kinase type M2: a key regulator of the metabolic budget system in tumor cells. Int J Biochem Cell Biol, 2011, 43（7）: 969-980.

[43] Anastasiou D, Poulogiannis G, Asara JM, et al. Inhibition of pyruvate kinase M2 by reactive oxygen species contributes to cellular antioxidant responses. Science, 2011, 334（6060）: 1278-1283.

[44] Zhang X, Guo M, Fan J, et al. Prognostic significance of serum LDH in small cell lung cancer: A systematic review with meta-analysis. Cancer Biomark, 2016, 16（3）: 415-423.

[45] Deng T, Zhang J, Meng Y, et al. Higher pretreatment lactate dehydrogenase concentration predicts worse overall survival in patients with lung cancer. Medicine（Baltimore）, 2018, 97（38）: e12524.

[46] Huang W, Liu P, Zong M, et al. Combining lactate dehydrogenase and fibrinogen: potential factors to predict therapeutic efficacy and prognosis of patients with small-cell lung cancer. Cancer Manag Res, 2021, 13: 4299-4307.

[47] Varma G, Seth P, Coutinho de Souza P, et al. Visualizing the effects of lactate dehydrogenase（LDH）inhibition and LDH-A genetic ablation in breast and lung cancer with hyperpolarized

pyruvate NMR. NMR Biomed，2021，34（8）：e4560.

[48] Banna GL，Signorelli D，Metro G，et al. Neutrophil-to-lymphocyte ratio in combination with PD-L1 or lactate dehydrogenase as biomarkers for high PD-L1 non-small cell lung cancer treated with first-line pembrolizumab. Transl Lung Cancer Res，2020，9（4）：1533-1542.

[49] Yang Y，Chong Y，Chen M，et al. Targeting lactate dehydrogenase a improves radiotherapy efficacy in non-small cell lung cancer：from bedside to bench. J Transl Med，2021，19（1）：170.

[50] Qiao T，Xiong Y，Feng Y，et al. Inhibition of LDH-A by oxamate enhances the efficacy of anti-PD-1 treatment in an NSCLC humanized mouse model. Front Oncol，2021，11：632364.

[51] Spigel DR，Vicente D，Ciuleanu TE，et al. Second-line nivolumab in relapsed small-cell lung cancer：CheckMate 331. Ann Oncol，2021，32（5）：631-641.

[52] Conroy LR，Dougherty S，Kruer T，et al. Loss of Rb1 enhances glycolytic metabolism in kras-driven lung tumors in vivo. Cancers（Basel），2020，12（1）：237.

[53] Weide B，Martens A，Hassel JC，et al. Baseline biomarkers for outcome of melanoma patients treated with pembrolizumab. Clin Cancer Res，2016，22（22）：5487-5496.

[54] Ke L，Wang L，Yu J，et al. Prognostic significance of SUVmax combined with lactate dehydrogenase in advanced lung cancer patients treated with immune checkpoint inhibitor plus chemotherapy：a retrospective study. Front Oncol，2021，11：652312.

[55] Calcinotto A，Filipazzi P，Grioni M，et al. Modulation of microenvironment acidity reverses anergy in human and murine tumor-infiltrating T lymphocytes. Cancer Res，2012，72（11）：2746-2756.

[56] Pilon-Thomas S，Kodumudi KN，El-Kenawi AE，et al. Neutralization of Tumor Acidity Improves Antitumor Responses to Immunotherapy. Cancer Res，2016，76（6）：1381-1390.

[57] Mendler AN，Hu B，Prinz PU，et al. Tumor lactic acidosis suppresses CTL function by inhibition of p38 and JNK/c-Jun activation. Int J Cancer，2012，131（3）：633-640.

[58] Lacroix R，Rozeman EA，Kreutz M，et al. Targeting tumor-associated acidity in cancer immunotherapy. Cancer Immunol Immunother，2018，67（9）：1331-1348.

[59] Pavlides S，Whitaker-Menezes D，Castello-Cros R，et al. The reverse Warburg effect：aerobic glycolysis in cancer associated fibroblasts and the tumor stroma. Cell Cycle，2009，8（23）：3984-4001.

[60] Faubert B，Li KY，Cai L，et al. Lactate metabolism in human lung tumors. Cell，2017，171（2）：358-371.e9.

[61] Patra KC，Hay N. The pentose phosphate pathway and cancer. Trends Biochem Sci，2014，39（8）：347-354.

[62] Wood T. Physiological functions of the pentose phosphate pathway. Cell Biochem Funct，1986，4（4）：241-247.

[63] Martín-Bernabé A，Cortés R，Lehmann SG，et al. Quantitative proteomic approach to understand metabolic adaptation in non-small cell lung cancer. J Proteome Res，2014，13（11）：4695-4704.

[64] Best SA，De Souza DP，Kersbergen A，et al. Synergy between the KEAP1/NRF2 and PI3K pathways drives non-small-cell lung cancer with an altered immune microenvironment. Cell

Metab, 2018, 27（4）: 935-943.e4.

[65] Sheng H, Li Z, Su S, et al. YTH domain family 2 promotes lung cancer cell growth by facilitating 6-phosphogluconate dehydrogenase mRNA translation. Carcinogenesis, 2020, 41（5）: 541-550.

[66] Che D, Wang M, Sun J, et al. KRT6A promotes lung cancer cell growth and invasion through MYC-regulated pentose phosphate pathway. Front Cell Dev Biol, 2021, 9: 694071.

[67] Nogueira V, Hay N. Molecular pathways: reactive oxygen species homeostasis in cancer cells and implications for cancer therapy. Clin Cancer Res, 2013, 19（16）: 4309-4314.

[68] Li F, Han X, Wang R, et al. LKB1 inactivation elicits a redox imbalance to modulate non-small cell lung cancer plasticity and therapeutic response. Cancer Cell, 2015, 27（5）: 698-711.

[69] Shan C, Lu Z, Li Z, et al. 4-hydroxyphenylpyruvate dioxygenase promotes lung cancer growth via pentose phosphate pathway（PPP）flux mediated by LKB1-AMPK/HDAC10/G6PD axis. Cell Death Dis, 2019, 10（7）: 525.

[70] Hong W, Cai P, Xu C, et al. Inhibition of Glucose-6-Phosphate Dehydrogenase Reverses Cisplatin Resistance in Lung Cancer Cells via the Redox System. Front Pharmacol, 2018, 9: 43.

[71] Singh A, Happel C, Manna SK, et al. Transcription factor NRF2 regulates miR-1 and miR-206 to drive tumorigenesis. J Clin Invest, 2013, 123（7）: 2921-2934.

[72] Ducker GS, Rabinowitz JD. One-carbon metabolism in health and disease. Cell Metab, 2017, 25（1）: 27-42.

[73] Locasale JW. Serine, glycine and one-carbon units: cancer metabolism in full circle. Nat Rev Cancer, 2013, 13（8）: 572-583.

[74] Pan S, Fan M, Liu Z, et al. Serine, glycine and one-carbon metabolism in cancer（Review）. Int J Oncol, 2021, 58（2）: 158-170.

[75] DeNicola GM, Chen PH, Mullarky E, et al. NRF2 regulates serine biosynthesis in non-small cell lung cancer. Nat Genet, 2015, 47（12）: 1475-1481.

[76] Fujii K, Miyata Y, Takahashi I, et al. Differential Proteomic Analysis between Small Cell Lung Carcinoma（SCLC）and Pulmonary Carcinoid Tumors Reveals Molecular Signatures for Malignancy in Lung Cancer. Proteomics Clin Appl, 2018, 12（6）: e1800015.

[77] Paone A, Marani M, Fiascarelli A, et al. SHMT1 knockdown induces apoptosis in lung cancer cells by causing uracil misincorporation. Cell Death Dis, 2014, 5（11）: e1525.

[78] Queiroz AL, Vakifahmetoglu-Norberg H, Norberg E. Resistant to targeted therapy - aim for metabolic liabilities. Theranostics, 2018, 8（7）: 2061-2063.

[79] Dong JK, Lei HM, Liang Q, et al. Erratum: Overcoming erlotinib resistance in EGFR mutation-positive lung adenocarcinomas through repression of phosphoglycerate dehydrogenase: Erratum. Theranostics, 2021, 11（8）: 3963.

[80] Liu J, Zhang C, Wu H, et al. Parkin ubiquitinates phosphoglycerate dehydrogenase to suppress serine synthesis and tumor progression. J Clin Invest, 2020, 130（6）: 3253-3269.

[81] Chan CH, Wu CY, Dubey NK, et al. Modulating redox homeostasis and cellular reprogramming through inhibited methylenetetrahydrofolate dehydrogenase 2 enzymatic activities in lung cancer.

Aging（Albany NY），2020，12（18）：17930-17947.

[82] Yu C，Yang L，Cai M，et al. Down-regulation of MTHFD2 inhibits NSCLC progression by suppressing cycle-related genes. J Cell Mol Med，2020，24（2）：1568-1577.

[83] Nishimura T，Nakata A，Chen X，et al. Cancer stem-like properties and gefitinib resistance are dependent on purine synthetic metabolism mediated by the mitochondrial enzyme MTHFD2. Oncogene，2019，38（14）：2464-2481.

[84] Li G，Wu J，Li L，et al. p53 deficiency induces MTHFD2 transcription to promote cell proliferation and restrain DNA damage. Proc Natl Acad Sci U S A，2021，118（28）：e2019822118.

[85] Greenberg AK，Rimal B，Felner K，et al. S-adenosylmethionine as a biomarker for the early detection of lung cancer. Chest，2007，132（4）：1247-1252.

[86] Abdel-Haleem AM，Lewis NE，Jamshidi N，et al. The emerging facets of non-cancerous Warburg effect. Front Endocrinol（Lausanne），2017，8：279.

[87] Wei J，Huang K，Chen Z，et al. Characterization of glycolysis-associated molecules in the tumor microenvironment revealed by pan-cancer tissues and lung cancer single cell data. Cancers（Basel），2020，12（7）：1788.

[88] de Rosa V，Iommelli F，Monti M，et al. Reversal of warburg effect and reactivation of oxidative phosphorylation by differential inhibition of egfr signaling pathways in non-small cell lung cancer. Clin Cancer Res，2015，21（22）：5110-5120.

[89] Kuo TC，Huang KY，Yang SC，et al. Monocarboxylate transporter 4 is a therapeutic target in non-small cell lung cancer with aerobic glycolysis preference. Mol Ther Oncolytics，2020，18：189-201.

[90] Chen X，Hao B，Li D，et al. Melatonin inhibits lung cancer development by reversing the Warburg effect via stimulating the SIRT3/PDH axis. J Pineal Res，2021，71（2）：e12755.

[91] Padilla J，Lee J. A novel therapeutic target，bach1，regulates cancer metabolism. Cells，2021，10（3）：634.

[92] Moreno-Sánchez R，Rodríguez-Enríquez S，Marín-Hernández A，et al. Energy metabolism in tumor cells. FEBS J，2007，274（6）：1393-1418.

[93] Sohoni S，Ghosh P，Wang T，et al. Elevated heme synthesis and uptake underpin intensified oxidative metabolism and tumorigenic functions in non-small cell lung cancer cells. Cancer Res，2019，79（10）：2511-2525.

[94] Rao S，Mondragón L，Pranjic B，et al. AIF-regulated oxidative phosphorylation supports lung cancer development. Cell Res，2019，29（7）：579-591.

[95] Smeitink J，van Den Heuvel L，Dimauro S. The genetics and pathology of oxidative phosphorylation. Nat Rev Genet，2001，2（5）：342-352.

[96] Sun Y，Daemen A，Hatzivassiliou G，et al. Metabolic and transcriptional profiling reveals pyruvate dehydrogenase kinase 4 as a mediator of epithelial-mesenchymal transition and drug resistance in tumor cells. Cancer Metab，2014，2（1）：20.

[97] Sellers K，Fox MP，Bousamra M，et al. Pyruvate carboxylase is critical for non-small-cell lung

cancer proliferation. J Clin Invest, 2015, 125（2）: 687-698.

[98] Ying H, Kimmelman AC, Lyssiotis CA, et al. Oncogenic Kras maintains pancreatic tumors through regulation of anabolic glucose metabolism. Cell, 2012, 149（3）: 656-670.

[99] Zhang WC, Wells JM, Chow KH, et al. miR-147b-mediated TCA cycle dysfunction and pseudohypoxia initiate drug tolerance to EGFR inhibitors in lung adenocarcinoma. Nat Metab, 2019, 1（4）: 460-474.

[100] Sinthupibulyakit C, Ittarat W, St Clair WH, et al. p53 Protects lung cancer cells against metabolic stress. Int J Oncol, 2010, 37（6）: 1575-1581.

[101] Cruz-Bermúdez A, Vicente-Blanco RJ, Laza-Briviesca R, et al. PGC-1alpha levels correlate with survival in patients with stage Ⅲ NSCLC and may define a new biomarker to metabolism-targeted therapy. Sci Rep, 2017, 7（1）: 16661.

[102] Lissanu DY, Sun Y, Terranova C, et al. Mutations in the SWI/SNF complex induce a targetable dependence on oxidative phosphorylation in lung cancer. Nat Med, 2018, 24（7）: 1047-1057.

[103] Cruz-Bermúdez A, Laza-Briviesca R, Vicente-Blanco RJ, et al. Cisplatin resistance involves a metabolic reprogramming through ROS and PGC-1α in NSCLC which can be overcome by OXPHOS inhibition. Free Radic Biol Med, 2019, 135: 167-181.

[104] Cheng MH, Huang HL, Lin YY, et al. BA6 induces apoptosis via stimulation of reactive oxygen species and inhibition of oxidative phosphorylation in human lung cancer cells. Oxid Med Cell Longev, 2019, 2019: 6342104.

[105] Zhang W, Bouchard G, Yu A, et al. GFPT2-Expressing cancer-associated fibroblasts mediate metabolic reprogramming in human lung adenocarcinoma. Cancer Res, 2018, 78（13）: 3445-3457.

[106] Kodama M, Oshikawa K, Shimizu H, et al. A shift in glutamine nitrogen metabolism contributes to the malignant progression of cancer. Nat Commun, 2020, 11（1）: 1320.

[107] Chen D, Barsoumian HB, Fischer G, et al. Combination treatment with radiotherapy and a novel oxidative phosphorylation inhibitor overcomes PD-1 resistance and enhances antitumor immunity. J Immunother Cancer, 2020, 8（1）: e000289.

[108] Lin S, Huang C, Gunda V, et al. Fascin controls metastatic colonization and mitochondrial oxidative phosphorylation by remodeling mitochondrial actin filaments. Cell Rep, 2019, 28（11）: 2824-2836.e8.

[109] Cruz-Bermúdez A, Laza-Briviesca R, Vicente-Blanco RJ, et al. Cancer-associated fibroblasts modify lung cancer metabolism involving ROS and TGF-β signaling. Free Radic Biol Med, 2019, 130: 163-173.

[110] Davidson SM, Papagiannakopoulos T, Olenchock BA, et al. Environment impacts the metabolic dependencies of Ras-Driven non-small cell lung cancer. Cell Metab, 2016, 23（3）: 517-528.

[111] Sun N, Chen Z, Tan F, et al. Isocitrate dehydrogenase 1 is a novel plasma biomarker for the diagnosis of non-small cell lung cancer. Clin Cancer Res, 2013, 19（18）: 5136-5145.

[112] Rodriguez EF, de Marchi F, Lokhandwala PM, et al. IDH1 and IDH2 mutations in lung

adenocarcinomas: evidences of subclonal evolution. Cancer Med, 2020, 9（12）: 4386-4394.

[113] Kaelin WG, Mcknight SL. Influence of metabolism on epigenetics and disease. Cell, 2013, 153（1）: 56-69.

[114] Leithner K, Hrzenjak A, Trötzmüller M, et al. PCK2 activation mediates an adaptive response to glucose depletion in lung cancer. Oncogene, 2015, 34（8）: 1044-1050.

[115] Louis E, Adriaensens P, Guedens W, et al. Detection of lung cancer through metabolic changes measured in blood plasma. J Thorac Oncol, 2016, 11（4）: 516-523.

[116] Vincent EE, Sergushichev A, Griss T, et al. Mitochondrial phosphoenolpyruvate carboxykinase regulates metabolic adaptation and enables glucose-independent tumor growth. Mol Cell, 2015, 60（2）: 195-207.

[117] 张翠翠，秦婷婷，孟昭婷，等. 肺癌相关异常脂代谢的研究进展. 中国癌症杂志，2021，31（1）: 76-80.

[118] 常慧，张雅萌，丁选胜，等. 非小细胞肺癌中脂质代谢的研究进展. 中国药科大学学报，2020，51（1）: 107-113.

[119] Karayama M, Inui N, Inoue Y, et al. Increased serum cholesterol and long-chain fatty acid levels are associated with the efficacy of nivolumab in patients with non-small cell lung cancer. Cancer Immunol Immunother, 2021, 71（1）: 203-217.

[120] Yano K. Lipid metabolic pathways as lung cancer therapeutic targets: a computational study. Int J Mol Med, 2012, 29（4）: 519-529.

[121] Liu X, Lu Y, Chen Z, et al. The ubiquitin-specific peptidase USP18 promotes lipolysis, fatty acid oxidation, and lung cancer growth. Mol Cancer Res, 2021, 19（4）: 667-677.

[122] Lin R, Tao R, Gao X, et al. Acetylation stabilizes ATP-citrate lyase to promote lipid biosynthesis and tumor growth. Mol Cell, 2013, 51（4）: 506-518.

[123] Migita T, Narita T, Nomura K, et al. ATP citrate lyase: activation and therapeutic implications in non-small cell lung cancer. Cancer Res, 2008, 68（20）: 8547-8554.

[124] Hanai J, Doro N, Sasaki A T, et al. Inhibition of lung cancer growth: ATP citrate lyase knockdown and statin treatment leads to dual blockade of mitogen-activated protein kinase（MAPK）and phosphatidylinositol-3-kinase（PI3K）/AKT pathways. J Cell Physiol, 2012, 227（4）: 1709-1720.

[125] Osugi J, Yamaura T, Muto S, et al. Prognostic impact of the combination of glucose transporter 1 and ATP citrate lyase in node-negative patients with non-small lung cancer. Lung Cancer, 2015, 88（3）: 310-318.

[126] Csanadi A, Kayser C, Donauer M, et al. Prognostic value of malic enzyme and ATP-citrate lyase in non-small cell lung cancer of the young and the elderly. PLoS One, 2015, 10（5）: e0126357.

[127] Orita H, Coulter J, Lemmon C, et al. Selective inhibition of fatty acid synthase for lung cancer treatment. Clin Cancer Res, 2007, 13（23）: 7139-7145.

[128] Orita H, Coulter J, Tully E, et al. Inhibiting fatty acid synthase for chemoprevention of chemically induced lung tumors. Clin Cancer Res, 2008, 14（8）: 2458-2464.

[129] Gouw AM, Eberlin LS, Margulis K, et al. Oncogene KRAS activates fatty acid synthase, resulting in specific ERK and lipid signatures associated with lung adenocarcinoma. Proc Natl Acad Sci U S A, 2017, 114 (17): 4300-4305.

[130] Qiao S, Koh SB, Vivekanandan V, et al. REDD1 loss reprograms lipid metabolism to drive progression of RAS mutant tumors. Genes Dev, 2020, 34 (11-12): 751-766.

[131] Ali A, Levantini E, Teo JT, et al. Fatty acid synthase mediates EGFR palmitoylation in EGFR mutated non-small cell lung cancer. EMBO Mol Med, 2018, 10 (3): e8313.

[132] Luo D, Xiao H, Dong J, et al. B7-H3 regulates lipid metabolism of lung cancer through SREBP1-mediated expression of FASN. Biochem Biophys Res Commun, 2017, 482 (4): 1246-1251.

[133] Svensson RU, Parker SJ, Eichner LJ, et al. Inhibition of acetyl-CoA carboxylase suppresses fatty acid synthesis and tumor growth of non-small-cell lung cancer in preclinical models. Nat Med, 2016, 22 (10): 1108-1119.

[134] Che D, Zhang S, Jing Z, et al. Macrophages induce EMT to promote invasion of lung cancer cells through the IL-6-mediated COX-2/PGE$_2$/β-catenin signalling pathway. Mol Immunol, 2017, 90: 197-210.

[135] Zhou C, Ma X, Chen J, et al. Untargeted metabolomics and lipidomics analysis identified the role of FOXA1 in remodeling the metabolic pattern of BaP-transformed 16HBE cells. Toxicol Appl Pharmacol, 2021, 426: 115640.

[136] Wang Y, Wang CH, Zhang YF, et al. UPLC-MS-based metabolomics reveals metabolic dysregulation in ALDH1A1-overexpressed lung adenocarcinoma cells. Metabolomics, 2019, 15 (4): 52.

[137] Wu H, Wang L, Zhan X, et al. A UPLC-Q-TOF/MS-based plasma metabolomics approach reveals the mechanism of compound kushen injection-based intervention against non-small cell lung cancer in Lewis tumor-bearing mice. Phytomedicine, 2020, 76: 153259.

[138] Li SJ, Cao B, Lu ZY, et al. Cystine supplementation rebalances the redox homeostasis of microenvironment in non-small cell lung cancer cells and reverses their resistance to docetaxel. Acta Pharmacol Sin, 2021, 42 (12): 2132-2143.

[139] Martín-Bernabé A, Tarragó-Celada J, Cunin V, et al. Quantitative proteomic approach reveals altered metabolic pathways in response to the inhibition of lysine deacetylases in A549 cells under normoxia and hypoxia. Int J Mol Sci, 2021, 22 (7): 3378.

[140] Shi Y, Wang Y, Huang W, et al. Integration of metabolomics and transcriptomics to reveal metabolic characteristics and key targets associated with cisplatin resistance in nonsmall cell lung cancer. J Proteome Res, 2019, 18 (9): 3259-3567.

[141] Ma Q, Wang J, Ren Y, et al. Pathological mechanistic studies of osimertinib resistance in non-small-cell lung cancer cells using an integrative metabolomics-proteomics analysis. J Oncol, 2020, 2020: 6249829.

[142] Chang CH, Curtis JD, Maggi LB, et al. Posttranscriptional control of T cell effector function by aerobic glycolysis. Cell, 2013, 153 (6): 1239-1251.

[143] Ho PC，Bihuniak JD，Macintyre AN，et al. Phosphoenolpyruvate is a metabolic checkpoint of anti-tumor T cell responses. Cell，2015，162（6）：1217-1228.

[144] Koundouros N，Karali E，Tripp A，et al. Metabolic fingerprinting links oncogenic pik3ca with enhanced arachidonic acid-derived eicosanoids. Cell，2020，181（7）：1596-1611.e27.

[145] Bian Y，Li W，Kremer DM，et al. Cancer SLC43A2 alters T cell methionine metabolism and histone methylation. Nature，2020，585（7824）：277-282.

[146] Ringel AE，Drijvers JM，Baker GJ，et al. Obesity shapes metabolism in the tumor microenvironment to suppress anti-tumor immunity. Cell，2020，183（7）：1848-1866.e26.

[147] Kishton RJ，Sukumar M，Restifo NP. Metabolic Regulation of T cell longevity and function in tumor immunotherapy. Cell Metab，2017，26（1）：94-109.

[148] Harmon C，Robinson MW，Hand F，et al. Lactate-Mediated acidification of tumor microenvironment induces apoptosis of liver-resident nk cells in colorectal liver metastasis. Cancer Immunol Res，2019，7（2）：335-346.

[149] Fischer K，Hoffmann P，Voelkl S，et al. Inhibitory effect of tumor cell-derived lactic acid on human T cells. Blood，2007，109（9）：3812-3819.

[150] Colegio OR，Chu NQ，Szabo AL，et al. Functional polarization of tumour-associated macrophages by tumour-derived lactic acid. Nature，2014，513（7519）：559-563.

[151] Chen P，Zuo H，Xiong H，et al. Gpr132 sensing of lactate mediates tumor-macrophage interplay to promote breast cancer metastasis. Proc Natl Acad Sci U S A，2017，114（3）：580-585.

[152] Byun JK，Park M，Lee S，et al. Inhibition of glutamine utilization synergizes with immune checkpoint inhibitor to promote antitumor immunity. Mol Cell，2020，80（4）：592-606.e8.

[153] Edwards DN，Ngwa VM，Raybuck AL，et al. Selective glutamine metabolism inhibition in tumor cells improves antitumor T lymphocyte activity in triple-negative breast cancer. J Clin Invest，2021，131（4）：e140100.

[154] Wu WC，Sun HW，Chen J，et al. Immunosuppressive immature myeloid cell generation is controlled by glutamine metabolism in human cancer. Cancer Immunol Res，2019，7（10）：1605-1618.

[155] Oh MH，Sun IH，Zhao L，et al. Targeting glutamine metabolism enhances tumor-specific immunity by modulating suppressive myeloid cells. J Clin Invest，2020，130（7）：3865-3584.

[156] 王丽萍. 非小细胞肺癌的靶向和免疫治疗进展. 郑州大学学报（医学版），2020，55（2）：176-182.

[157] Grosso JF，Jure-Kunkel MN. CTLA-4 blockade in tumor models：an overview of preclinical and translational research. Cancer Immun，2013，13：5.

[158] Patsoukis N，Bardhan K，Chatterjee P，et al. PD-1 alters T-cell metabolic reprogramming by inhibiting glycolysis and promoting lipolysis and fatty acid oxidation. Nat Commun，2015，6：6692.

[159] Sukumar M，Roychoudhuri R，Restifo NP. Nutrient competition：a new axis of tumor immunosuppression. Cell，2015，162（6）：1206-1208.

[160] Zappasodi R, Serganova I, Cohen IJ, et al. CTLA-4 blockade drives loss of T_{reg} stability in glycolysis-low tumours. Nature, 2021, 591 (7851): 652-658.

[161] Shapouri-Moghaddam A, Mohammadian S, Vazini H, et al. Macrophage plasticity, polarization, and function in health and disease. J Cell Physiol, 2018, 233 (9): 6425-6540.

[162] Andrejeva G, Rathmell JC. Similarities and distinctions of cancer and immune metabolism in inflammation and tumors. Cell Metab, 2017, 26 (1): 49-70.

[163] Reina-Campos M, Scharping NE, Goldrath AW. CD8+ T cell metabolism in infection and cancer. Nat Rev Immunol, 2021: 21 (11): 718-738.

[164] Rogers T, Deberardinis RJ. Metabolic plasticity of neutrophils: relevance to pathogen responses and cancer. Trends Cancer, 2021, 7 (8): 700-713.

[165] Rosser EC, Mauri C. The emerging field of regulatory B cell immunometabolism. Cell Metab, 2021, 33 (6): 1088-1097.

[166] Yu YR, Imrichova H, Wang H, et al. Disturbed mitochondrial dynamics in CD8+ TILs reinforce T cell exhaustion. Nat Immunol, 2020, 21 (12): 1540-1551.

[167] Li W, Cheng H, Li G, et al. Mitochondrial damage and the road to exhaustion. Cell Metab, 2020, 32 (6): 905-907.

[168] Soto-Heredero G, Desdín-Micó G, Mittelbrunn M. Mitochondrial dysfunction defines T cell exhaustion. Cell Metab, 2021, 33 (3): 470-472.

[169] Chamoto K, Chowdhury PS, Kumar A, et al. Mitochondrial activation chemicals synergize with surface receptor PD-1 blockade for T cell-dependent antitumor activity. Proc Natl Acad Sci U S A, 2017, 114 (5): E761-E770.

[170] Chowdhury PS, Chamoto K, Kumar A, et al. PPAR-Induced Fatty Acid Oxidation in T Cells Increases the Number of Tumor-Reactive CD8+ T cells and facilitates Anti-PD-1 therapy. Cancer Immunol Res, 2018, 6 (11): 1375-1387.

[171] Kumar A, Chamoto K, Chowdhury PS, et al. Tumors attenuating the mitochondrial activity in T cells escape from PD-1 blockade therapy. Elife, 2020, 9: e52330.

[172] Zarour HM. Reversing T-cell dysfunction and exhaustion in cancer. Clin Cancer Res, 2016, 22 (8): 1856-1864.

[173] Hashimoto M, Kamphorst AO, Im SJ, et al. CD8 T cell exhaustion in chronic infection and cancer: opportunities for interventions. Annu Rev Med, 2018, 69: 301-318.

[174] Blank CU, Haining WN, Held W, et al. Defining 'T cell exhaustion'. Nat Rev Immunol, 2019, 19 (11): 665-674.

[175] Scharping NE, Rivadeneira DB, Menk AV, et al. Mitochondrial stress induced by continuous stimulation under hypoxia rapidly drives T cell exhaustion. Nat Immunol, 2021, 22 (2): 205-215.

[176] Vardhana SA, Hwee MA, Berisa M, et al. Impaired mitochondrial oxidative phosphorylation limits the self-renewal of T cells exposed to persistent antigen. Nat Immunol, 2020, 21 (9): 1022-1033.

[177] Park JH, Kim HJ, Kim CW, et al. Tumor hypoxia represses γδ T cell-mediated antitumor

immunity against brain tumors. Nat Immunol，2021，22（3）：336-346.

[178] Hatfield SM，Kjaergaard J，Lukashev D，et al. Immunological mechanisms of the antitumor effects of supplemental oxygenation. Sci Transl Med，2015，7（277）：277ra30.

[179] Liu X，Ye N，Liu S，et al. Hyperbaric oxygen boosts PD-1 antibody delivery and t cell infiltration for augmented immune responses against solid tumors. Adv Sci（Weinh），2021：e2100233.

[180] Zhang L，Zheng J，Ahmed R，et al. A high-performing plasma metabolite panel for early-stage lung cancer detection. Cancers（Basel），2020，12（3）：622.

[181] You L，Fan Y，Liu X，et al. Liquid chromatography-mass spectrometry-based tissue metabolic profiling reveals major metabolic pathway alterations and potential biomarkers of lung cancer. J Proteome Res，2020，19（9）：3750-3760.

[182] Fan Y，Noreldeen H AA，You L，et al. Lipid alterations and subtyping maker discovery of lung cancer based on nontargeted tissue lipidomics using liquid chromatography-mass spectrometry. J Pharm Biomed Anal，2020，190：113520.

[183] Li X，Cheng J，Shen Y，et al. Metabolomic analysis of lung cancer patients with chronic obstructive pulmonary disease using gas chromatography-mass spectrometry. J Pharm Biomed Anal，2020，190：113524.

[184] Lee KB，Ang L，Yau WP，et al. Association between metabolites and the risk of lung cancer: a systematic literature review and meta-analysis of observational studies. Metabolites，2020，10（9）：362.

[185] Callejón-Leblic B，Arias-Borrego A，Rodríguez-Moro G，et al. Advances in lung cancer biomarkers：The role of（metal-）metabolites and selenoproteins. Adv Clin Chem，2021，100：91-137.

[186] Mu Y，Zhou Y，Wang Y，et al. Serum metabolomics study of nonsmoking female patients with non-small cell lung cancer using gas chromatography-mass spectrometry. J Proteome Res，2019，18（5）：2175-2184.

[187] Sun Q，Zhao W，Wang L，et al. Integration of metabolomic and transcriptomic profiles to identify biomarkers in serum of lung cancer. J Cell Biochem，2019，120（7）：11981-11989.

[188] Noreldeen HAA，Du L，Li W，et al. Serum lipidomic biomarkers for non-small cell lung cancer in nonsmoking female patients. J Pharm Biomed Anal，2020，185：113220.

[189] Huang L，Wang L，Hu X，et al. Machine learning of serum metabolic patterns encodes early-stage lung adenocarcinoma. Nat Commun，2020，11（1）：3556.

[190] Ruiying C，Zeyun L，Yongliang Y，et al. A comprehensive analysis of metabolomics and transcriptomics in non-small cell lung cancer. PLoS One，2020，15（5）：e0232272.

[191] Widłak P，Jelonek K，Kurczyk A，et al. Serum metabolite profiles in participants of lung cancer screening study：comparison of two independent cohorts. Cancers（Basel），2021，13（11）：2714.

[192] Zheng Y，He Z，Kong Y，et al. Combined Metabolomics with Transcriptomics Reveals Important Serum Biomarkers Correlated with Lung Cancer Proliferation through a Calcium

Signaling Pathway. J Proteome Res，2021，20（7）: 3444-3454.

[193] Staal-Van den Brekel AJ，Schols AM，Dentener MA，et al. Metabolism in patients with small cell lung carcinoma compared with patients with non-small cell lung carcinoma and healthy controls. Thorax，1997，52（4）: 338-341.

[194] Yu J，Du F，Yang L，et al. Identification of potential serum biomarkers for simultaneously classifying lung adenocarcinoma，squamous cell carcinoma and small cell carcinoma. Cancer Biomark，2021，30（3）: 331-342.

[195] Berker Y，Vandergrift LA，Wagner I，et al. Magnetic Resonance spectroscopy-based metabolomic biomarkers for typing, staging, and survival estimation of early-stage human lung cancer. Sci Rep，2019，9（1）: 10319.

[196] Zheng Q，Zhang J，Wang X，et al. Neutral Desorption Extractive Electrospray Ionization Mass Spectrometry Analysis Sputum for Non-Invasive Lung Adenocarcinoma Detection. Onco Targets Ther，2021，14: 469-479.

[197] Dator R，Villalta PW，Thomson N，et al. Metabolomics profiles of smokers from two ethnic groups with differing lung cancer risk. Chem Res Toxicol，2020，33（8）: 2087-2098.

[198] Zhao C，Kong X，Han S，et al. Analysis of differential metabolites in lung cancer patients based on metabolomics and bioinformatics. Future Oncol，2020，16（18）: 1269-1287.

[199] Funai K，Honzawa K，Suzuki M，et al. Urinary fluorescent metabolite O-aminohippuric acid is a useful biomarker for lung cancer detection. Metabolomics，2020，16（10）: 101.

[200] Gasparri R，Sedda G，Caminiti V，et al. Urinary biomarkers for early diagnosis of lung cancer. J Clin Med，2021，10（8）: 1723.

[201] Bader JE，Voss K，Rathmell JC. Targeting metabolism to improve the tumor microenvironment for cancer immunotherapy. Mol Cell，2020，78（6）: 1019-1033.

[202] Ferdinandus J，Metzenmacher M，Kessler L，et al. Complete metabolic response in patients with advanced nonsmall cell lung cancer with prolonged response to immune checkpoint inhibitor therapy. J Immunother Cancer，2021，9（3）: e002262.

[203] Nie X，Xia L，Gao F，et al. Serum metabolite biomarkers predictive of response to pd-1 blockade therapy in non-small cell lung cancer. Front Mol Biosci，2021，8: 678753.

[204] Ghini V，Laera L，Fantechi B，et al. Metabolomics to Assess Response to Immune Checkpoint Inhibitors in Patients with Non-Small-Cell Lung Cancer. Cancers（Basel），2020，12（12）: 3574.

[205] Karayama M，Masuda J，Mori K，et al. Comprehensive assessment of multiple tryptophan metabolites as potential biomarkers for immune checkpoint inhibitors in patients with non-small cell lung cancer. Clin Transl Oncol，2021，23（2）: 418-423.

[206] Kocher F，Amann A，Zimmer K，et al. High indoleamine-2，3-dioxygenase 1（IDO）activity is linked to primary resistance to immunotherapy in non-small cell lung cancer（NSCLC）. Transl Lung Cancer Res，2021，10（1）: 304-313.

[207] 高雅媚，王斌，李中信，等. 色氨酸代谢在肿瘤免疫检查点抑制剂治疗中的意义及前景. 肿瘤防治研究，2021，48（5）: 541-546.

[208] Hoang LT，Domingo-Sabugo C，Starren ES，et al. Metabolomic，transcriptomic and genetic integrative analysis reveals important roles of adenosine diphosphate in haemostasis and platelet activation in non-small-cell lung cancer. Mol Oncol，2019，13（11）：2406-2421.

[209] Ahmed N，Kidane B，Wang L，et al. Metabolic changes in early-stage non-small cell lung cancer patients after surgical resection. Cancers（Basel），2021，13（12）：3012.

[210] da Cunha Santos G，Shepherd FA，Tsao MS. EGFR mutations and lung cancer. Annu Rev Pathol，2011，6：49-69.

[211] 伍宇，高薇，刘浩，等. 代谢重编程在非小细胞肺癌表皮生长因子受体酪氨酸激酶抑制剂耐药中的作用. 中南大学学报（医学版），2021，46（5）：545-551.

[212] Han X，Luo R，Wang L，et al. Potential predictive value of serum targeted metabolites and concurrently mutated genes for EGFR-TKI therapeutic efficacy in lung adenocarcinoma patients with EGFR sensitizing mutations. Am J Cancer Res，2020，10（12）：4266-4286.

[213] Li N，Mao W，Gao Y，et al. Liquid chromatography-mass spectrometry based metabolic characterization of pleural effusion in patients with acquired EGFR-TKI resistance. J Pharm Biomed Anal，2021，202：114147.

[214] Hao D，Sengupta A，Ding K，et al. Metabolites as prognostic markers for metastatic non-small cell lung cancer（NSCLC）patients treated with first-line platinum-doublet chemotherapy. Cancers（Basel），2020，12（7）：1926.

[215] Li Z，Wang Z，Tang Y，et al. Liquid biopsy-based single-cell metabolic phenotyping of lung cancer patients for informative diagnostics. Nat Commun，2019，10（1）：3856.

[216] Cogdill AP，Gaudreau PO，Arora R，et al. The impact of intratumoral and gastrointestinal microbiota on systemic cancer therapy. Trends Immunol，2018，39（11）：900-920.

[217] Sethi V，Vitiello GA，Saxena D，et al. The Role of the Microbiome in Immunologic Development and its Implication For Pancreatic Cancer Immunotherapy. Gastroenterology，2019，156（7）：2097-2115.e2.

[218] Helmink BA，Khan MAW，Hermann A，et al. The microbiome，cancer，and cancer therapy. Nat Med，2019，25（3）：377-388.

[219] Gopalakrishnan V，Helmink BA，Spencer CN，et al. The influence of the gut microbiome on cancer，immunity，and cancer immunotherapy. Cancer Cell，2018，33（4）：570-580.

[220] Zheng L，Sun R，Zhu Y，et al. Lung microbiome alterations in NSCLC patients. Sci Rep，2021，11（1）：11736.

[221] Guo H，Zhao L，Zhu J，et al. Microbes in lung cancer initiation，treatment，and outcome：Boon or bane? Semin Cancer Biol，2021，86（Pt 2）：1190-1206.

[222] Lee SH，Cho SY，Yoon Y，et al. Bifidobacterium bifidum strains synergize with immune checkpoint inhibitors to reduce tumour burden in mice. Nat Microbiol，2021，6（3）：277-288.

[223] Khan FH，Bhat BA，Sheikh BA，et al. Microbiome dysbiosis and epigenetic modulations in lung cancer：From pathogenesis to therapy. Semin Cancer Biol，2022，86（Pt 3）：732-742.

[224] Oster P，Vaillant L，Riva E，et al. Helicobacter pylori infection has a detrimental impact on the efficacy of cancer immunotherapies. Gut，2022，71（3）：457-466.

[225] Vernocchi P, Gili T, Conte F, et al. Network analysis of gut microbiome and metabolome to discover microbiota-linked biomarkers in patients affected by non-small cell lung cancer. Int J Mol Sci, 2020, 21 (22): 8730.

[226] Ni Y, Lohinai Z, Heshiki Y, et al. Distinct composition and metabolic functions of human gut microbiota are associated with cachexia in lung cancer patients. ISME J, 2021, 15 (11): 3207-3220.

[227] Botticelli A, Vernocchi P, Marini F, et al. Gut metabolomics profiling of non-small cell lung cancer (NSCLC) patients under immunotherapy treatment. J Transl Med, 2020, 18 (1): 49.

[228] Zizzari I G, di Filippo A, Scirocchi F, et al. Soluble Immune Checkpoints, Gut Metabolites and Performance Status as Parameters of Response to Nivolumab Treatment in NSCLC Patients. J Pers Med, 2020, 10 (4): 208.

[229] Song P, Yang D, Wang H, et al. Relationship between intestinal flora structure and metabolite analysis and immunotherapy efficacy in Chinese NSCLC patients. Thorac Cancer, 2020, 11 (6): 1621-1632.

[230] Nomura M, Nagatomo R, Doi K, et al. Association of short-chain fatty acids in the gut microbiome with clinical response to treatment with Nivolumab or Pembrolizumab in patients with solid cancer tumors. JAMA Netw Open, 2020, 3 (4): e202895.

[231] Hu R, Li Y, Yang Y, et al. Mass spectrometry-based strategies for single-cell metabolomics. Mass Spectrom Rev, 2021, 42 (1): 67-94.

[232] Orillion A, Damayanti NP, Shen L, et al. Dietary protein restriction reprograms tumor-associated macrophages and enhances immunotherapy. Clin Cancer Res, 2018, 24 (24): 6383-6395.

[233] Kanarek N, Petrova B, Sabatini DM. Dietary modifications for enhanced cancer therapy. Nature, 2020, 579 (7800): 507-517.

[234] Schmidt DR, Patel R, Kirsch DG, et al. Metabolomics in cancer research and emerging applications in clinical oncology. CA Cancer J Clin, 2021, 71 (4): 333-358.

第六章 液态活检在评估肺癌免疫治疗疗效中的现状及展望

一、概　述

（一）液态活检的基本概念

液态活检是指利用人体体液作为标本来源检测获取肿瘤相关信息的技术[1]，样本来源包括循环肿瘤细胞（circulating tumor cell，CTC）、循环核酸如循环肿瘤DNA（circulating tumor deoxyribonucleic acid，ctDNA）、游离 RNA（cell-free ribonucleic acid，lncRNA 和 microRNA）、细胞外囊泡如外泌体、肿瘤驯化的血小板及其他体液内蛋白质、代谢产物等[2,3]。相较于传统侵入式的组织活检，液态活检具有标本获取简便快速、创伤小、患者依从性好、可动态检测等优势；更重要的是，液态活检能在一定程度上克服肿瘤异质性。因此，液态活检有望成为癌症早期辅助诊断、伴随诊断、治疗监测及预后评估的理想技术，有望给肿瘤的临床诊断和治疗带来革命性的突破。2015 年《麻省理工科技评论》（*MIT Technology Review*）杂志将液态活检技术评为 2015 年度十大突破技术之一。

（二）液态活检的临床应用

液态活检技术的临床潜在应用十分广泛，大致包括但不限于：①肿瘤早期筛查及辅助诊断；②靶向药物的伴随诊断；③实时临床疗效监测；④肿瘤复发检测及预后判断；⑤探索肿瘤耐药机制。随着技术的不断发展，液态活检在未来有效指导治疗决策等方面具有十分广阔的前景。

二、液态活检在肺癌免疫治疗疗效评估中的应用

（一）概述

免疫治疗极大地改变了多种实体肿瘤包括肺癌的治疗策略，可使部分患者从中获益，显著延长患者总生存。晚期非小细胞肺癌（NSCLC）程序性死亡配体 1（PD-L1）高表达[肿瘤比例评分（TPS）≥50%]的患者接受程序性死亡受体 1（PD-1）

抑制剂单药治疗的 5 年生存率已超过 30%[4]。多个临床研究的数据已经证实肿瘤或免疫细胞 PD-L1 高表达的患者更能从免疫治疗中获益，因此针对不同的 PD-1/PD-L1 抑制剂有相应的 PD-L1 伴随诊断检测试剂盒［免疫组织化学法（immunohistochemistry，IHC）］。但是，组织 PD-L1 表达检测的临床应用面临着困境和挑战，并非预测 PD-1/PD-L1 抑制剂疗效最理想的生物标志物。主要的限制：①不同的检测抗体和诊断平台、不同的评分标准、不同的阈值及 PD-L1 表位的不稳定性、IHC 结果判读的主观性等都使得 PD-L1 IHC 检测较难实现规范化和同质化；②瘤间及瘤内异质性使得晚期肺癌穿刺及活检样本难以代表肿瘤病灶 PD-L1 表达的真实性或全貌，另外 PD-L1 表达具有动态性及构成性。这些因素限制了 PD-L1 IHC 检测的临床实践。另一个肺癌免疫治疗疗效预测标志物——肿瘤突变负荷（TMB），美国国家综合癌症网络（NCCN）指南将 TMB 限定在纳武利尤单抗单药及联用伊匹木单抗上。大量的研究数据表明 PD-1/PD-L1 抑制剂对 PD-L1 高表达或高 TMB 的 NSCLC 患者的客观缓解率仍然有限，而在 PD-L1 表达阴性或低 TMB 的患者中有部分患者对免疫治疗产生应答，说明 PD-L1 表达和 TMB 只能筛选出一部分对免疫治疗有反应的患者。因此，为了扩大免疫治疗的获益人群，探索新的疗效预测标志物迫在眉睫，而在这一领域当中，液态活检有望成为新的突破口。

（二）液态活检在肺癌免疫治疗疗效评估中的探索和应用

虽然液态活检尚未在常规免疫治疗临床实践中实施，但最近有前景的数据和正在快速发展的技术表明，该方法有潜力很快对接受免疫治疗的癌症患者进行个性化的临床管理，特别是 cfDNA、CTC 及外泌体是开发新生物标志物有前途的工具[5]。

1. 基于 cfDNA/ctDNA 的生物标志物

（1）血液肿瘤突变负荷（blood tumor mutation burden，bTMB）是一种可能驱动治疗选择的生物标志物。通过优化 bTMB 基因检测组合和算法[6]，发现 bTMB 可能是 NSCLC 患者接受 PD-1/PD-L1 抑制剂治疗临床获益的潜在生物标志物。在一项回顾性研究中发现，高 bTMB 水平与 NSCLC 患者接受 PD-L1 抑制剂治疗获得更长的无进展生存（PFS）呈显著正相关，阈值≥16 可能是定义高 bTMB 和具有临床意义的可靠的切入点[7]。另一项评估双免疫联合治疗在 NSCLC 一线治疗中疗效的临床试验（MYSTIC）也揭示了 bTMB 可作为潜在的疗效预测标志物。这项研究虽然未达到主要研究终点，但是在亚组分析中发现 bTMB≥16 的患者接受免疫联合治疗的中位总生存期（OS）优于标准化疗（HR=0.62；95% CI，0.45～0.86）[8]。Ares 等在 2021 年欧洲肺癌大会上报道了 Checkmate-9LA 研究的亚组中同样发现 bTMB≥16 或 bTMB≥20 的患者接受双免疫联合化疗的 PFS 优于单纯化疗，但是在 OS 上未见差异。此外，在 2021 年美国癌症研究协会年会上发布了另一项结果：Gandara 等采用三种方法对 POPLAR 和 OAK 两项临床研究数据中的 bTMB 阈值进行定义，结果发现三种方法所获得的阈值均与 PD-L1 抑制剂的疗效相关，但"marker-by-treatment 预测曲线"所确定的阈值（cutoff≥10）似乎相关性更强。虽然这些数据表明 bTMB 可能可预测免疫治疗疗效，但是检测方法同质化、最佳阈值设定等仍需进一步探讨。

（2）T 细胞表面受体（TCR）多样性和克隆性与免疫治疗疗效的关系也受到关注。基于 B 细胞受体（BCR）和 TCR 免疫组库的评估，来监测不同 T 细胞克隆释放至血液的 cfDNA 变化及 T 细胞表面标志物的动态变化可能可为每位患者确定有效的治疗类型提供线索[9, 10]。王洁等通过流式分选及 ctDNA 靶向捕获测序和免疫组库测序分析血液中 T 细胞的多样性和克隆性，发现外周血 CD8$^+$PD-1$^+$TCR 多样性越高 NSCLC 患者接受免疫治疗的效果越好，CD8$^+$PD-1$^+$TCR 克隆性升高则与患者接受免疫治疗后生存期延长相关[11]。

（3）有一些研究提出 cfDNA 可作为免疫治疗反应的预测标志物。一项概念论证性研究认为 cfDNA 浓度的变化可能是评估抗 PD-1 药物治疗患者肿瘤反应的有价值的工具[12]。在第一次免疫治疗疗效评估（2 个月）时检测 cfDNA，发现低浓度 cfDNA 与 PD-1 抑制剂的长期获益有关[13]。另外一项研究也发现接受 PD-1 抑制剂治疗的 NSCLC，cfDNA 水平低于中位值的患者其生存时间明显长于高于中位值的患者[14]。这提示 cfDNA 水平可以帮助筛选免疫治疗获益的患者。

2. 基于 PD-L1 表达的生物标志物

（1）可溶性 PD-L1：PD-L1 不仅表达在细胞表面，也存在于外泌体和细胞囊泡表面，还有一部分以游离的形式存在，非细胞膜上的 PD-L1 表达统称为可溶性 PD-L1。肿瘤细胞、免疫细胞均可分泌 PD-L1（soluble PD-L1，sPD-L1），在肾细胞癌和多发性骨髓瘤中，较高的 sPD-L1 水平与较差的预后相关。在多个接受 CLTA-4 抑制剂治疗的患者队列中，基线较高水平的 sPD-L1（＞1.4ng/ml）与病情进展有关[15]。外泌体 PD-L1（exosome PD-L1，exoPD-L1）是可溶性 PD-L1 的另一种重要形式，表达 PD-L1 的外泌体可能由肿瘤细胞、免疫细胞、间充质干细胞及肿瘤微环境或肿瘤外的其他细胞产生。由于外泌体不仅可以在其表面表达多个 PD-L1 分子，还可以表达其他对 T 细胞信号转导至关重要的蛋白，如 MHC 分子，因此 exoPD-L1 能够很好地介导 PD-1 交联和免疫抑制，可以直接和系统地抑制抗肿瘤免疫反应[16]。免疫治疗开始后早期，应答者中 exoPD-L1 的增加幅度显著高于非应答者，而总 PD-L1、微泡型 PD-L1 和无膜型 PD-L1 的差异不显著，提示 exoPD-L1 是适应性免疫激活的标志。目前尚不清楚 exoPD-L1 的增加是来自于肿瘤细胞或免疫细胞的外泌体，还是两者都有。在黑色素瘤临床队列中发现，监测 exoPD-L1 可以在开始免疫治疗的 2 个月内将患者分为应答者和受益于不同类型治疗的患者[17]。因此，exoPD-L1 在临床监测癌症免疫治疗的疗效方面可能是有用的。Gunasekaran 等提出 PD-L1 阳性肿瘤来源外泌体（tumor-derived exosome，TEX）可作为接受免疫治疗的 NSCLC 患者的预测性生物标志物，对免疫治疗有反应的患者 PD-L1$^+$TEX 呈现降低的趋势。然而，这种差异没有统计学意义。但是有趣的是，exoPD-L1 的动态变化（治疗前 vs. 治疗 8 周）可预测患者免疫治疗的 PFS 和OS，局限是研究只纳入了 25 例 NSCLC 患者[18]。

（2）CTC PD-L1 表达：虽然 PD-L1 在组织样本中的表达是选择治疗的金标准生物标志物，但是由于肿瘤的异质性，在小的活检组织中 PD-L1 表达状态不能代表整个肿瘤，而使 PD-L1 的预测价值被低估，导致可能由于组织取样偏倚而不接受免疫治疗。在 CTC 中进行 PD-L1 分析可能是解决这一问题的一个很好的选择。有研究发现免疫治疗前 PD-L1 表达阳性的 CTC（PD-L1$^+$CTC≥1%的细胞）与预后和生存不良相关[19, 20]。而在免疫治疗 6 个月后，PD-L1$^+$CTC 持续存在可能代表了肿瘤免疫逃逸的发生，并导致疾病进展[21]。应用分期调整的 Cox 模型，认为PD-L1$^+$CTC 高比例可能是死亡率的预测因子[22]。Kloten 等回顾分析了检测PD-L1$^+$CTC 的文章，虽然受制于样本量及方法学的差异，这一研究未能得到一个系统性的结论，但是揭示了 PD-L1$^+$CTC 也许可以预测不同免疫治疗的疗效[23]。另外，在 2021 年欧洲肺癌大会上展示的一项研究发现 PD-L1$^+$CTC 联合 Ki67 可能是 NSCLC 免疫治疗预后不佳的标志物，该研究分别对第一个周期治疗前和治疗后外周血单个核细胞（peripheral blood mononuclear cell，PBMC）进行了细胞角蛋白（cytokeratin，CK）、PD-L1 和 Ki67 的三重免疫荧光检测，对不同 PD-L1/Ki67表达患者行临床获益比较。结果显示 PD-L1 高表达且 Ki67 阳性 CTC 的表型（PD-L1^{high}/Ki67$^+$ CTC）与短 OS 显著相关，而 PD-L1 中度表达且 Ki67 阴性表型（PD-L1^{med}/Ki67$^-$CTC）则与长 OS 显著相关。

3. 外周血的其他生物标志物

（1）T 细胞相关的生物标志物：肿瘤抗原特异性 T 细胞是肿瘤免疫应答的关键细胞，与免疫治疗疗效密切相关，但是大部分为小样本研究，得到的研究结果各异。有研究发现免疫治疗前 CD3$^+$、CD4$^+$和 CD8$^+$ T 细胞总数百分比较高的患者PFS 和 OS 较好，对 PD-1 抑制剂治疗疗效有一定的预测作用[24]。治疗前高比例的自然杀伤性细胞（NK 细胞）和 PD-1$^+$CD8$^+$T 细胞预示着患者有更好的预后[25]。而外周血高比例的调节性 T 细胞（Treg 细胞）则与 NSCLC 接受 PD-L1 抑制剂疗效差相关[26]。此外，一些研究发现记忆性 T 细胞比例也与免疫治疗疗效相关。与疾病进展（progression disease，PD）患者相比，疾病稳定（stable disease，SD）和部分缓解（partial response，PR）患者治疗前 CD4$^+$中央记忆 T 细胞（central memory T cell，Tcm）（CD4$^+$CD45RO$^+$CCR7$^+$）的百分比更高[24]。另一项研究在基线和 PD-1抑制剂治疗期间动态监测 T 细胞比例变化发现与 PD 组比较，PR 组 CD45RA$^+$

CCR7⁻CD8⁺ T 细胞的百分比呈现升高的趋势[27]。在另一个 74 例晚期 NSCLC 患者的队列中,疾病控制良好的患者其治疗前耗竭性 CD8⁺ T 细胞(CD8⁺PD1⁺Eomes⁺)的比例明显降低[24]。一项回顾性研究根据不同标志物的百分比(% LAG-3⁺CD8⁺ T 细胞、% Ki67⁺CD8⁺T 细胞、% Tim-3⁺CD8⁺ T 细胞和% ICOS⁺CD8⁺T 细胞)定义了四类免疫亚型,发现外周血中免疫细胞标志物的特征可能是预测免疫检查点抑制剂治疗反应的生物标志物,在这个免疫特征中 LAG3⁺ 提供了一个识别预后较差患者的关键信息[28]。虽然这项研究没有纳入 NSCLC 患者,但是其提供的证据表明,在治疗开始前对患者外周血免疫细胞的特征进行描述,可能为临床决策提供可操作的数据,包括识别可能与癌症患者个体相关的免疫治疗靶点的潜力,当然要将这个概念推进到临床实践中还需要前瞻性的验证。

(2)外周血细胞比值:在一项纳入了 4 个中心接受 PD-1 抑制剂治疗的进展期/复发 NSCLC 患者的研究中,发现低中性粒细胞绝对值(absolute neutrophil count,ANC)、高淋巴细胞绝对值(absolute neutrophil count,ALC)、高嗜酸性粒细胞绝对值(absolute eosinophil counts,AEC)与更好的 PFS 和 OS 显著相关[29]。另一项多中心回顾性研究纳入了 14 个研究中心,评估患者的临床病理特征、实验室结果、影像学特征在二线及后线接受 PD-1 抑制剂治疗的 NSCLC 中的作用,结果发现基线时中性粒细胞/淋巴细胞比值(neutrophil-to-lymphocyte ratio,NLR)高与较短的 PFS 和 OS 相关,血小板/淋巴细胞比值(platelet-to-lymphocyte ratio,PLR)高与较短的 PFS 和 OS 及较低的总缓解率和疾病控制率相关[30]。尽管目前 NLR 和其他类似的外周血标志物研究规模较小,结果仍需要前瞻性研究加以验证,但是这些标志物可能对接受免疫治疗患者的疗效有一定的预测作用。

(3)肿瘤细胞驯化的血小板:血小板是外周血中含量第二丰富的细胞类型,与肿瘤细胞相互作用的血小板被称为肿瘤驯化的血小板(tumor-educated platelet,TEP)。TEP 能够促进肿瘤转移,并且基于肿瘤类型 TEP 的 RNA 表现为不同的特征。初步证据表明 TEP RNA 谱可以预测患者对免疫治疗的反应。通过对 65 名接受 PD-1 单抗治疗的晚期肺癌患者的基线血小板 RNA 谱进行测序,以其中 40 例样本作为发现组,在有临床获益与无临床获益的两个患者组中,基因聚类差异显著($P<0.001$)。基于该算法,可以以 85%的准确率预测其余 24 名患者对 PD-1 抑制剂的反应[31]。当然,仍然需要前瞻性的研究对结果进行验证。

三、液态活检的展望

免疫治疗为晚期恶性肿瘤患者的长期生存带来了很大的希望,而生物标志物的发展对于更好地选择从免疫治疗中获得最大益处的患者至关重要。液态活检提供了一种更方便的获取样本用于生物标志物分析的方法,多种液态活检技术目前正在科学探索和临床发展当中。

液态活检对于 NSCLC 患者在免疫治疗中是一个非常好的附加工具。在过去几年中,一些综合性生物学策略应用于寻找非侵入性标志物来预测 NSCLC 患者对免疫治疗的反应。现有的观察性研究及分析平台的持续发展推动了基于 cfDNA 的液态活检诊断进入下一个发展阶段。由于它有潜力选择特定免疫疗法(单独或组合)的人群并预测响应者/无响应者或耐药性的出现,因此我们预计 cfDNA 分析将变得越来越重要。以肺癌为例,cfDNA 检测最大限度地减少了对肿瘤组织活检的需求,cfDNA 指导选择和跟踪免疫治疗反应的能力正在评估之中。CTC 是完整的活细胞,具有肿瘤特异性信息,也可用于癌症诊断和治疗评估。分析其表面蛋白(如 PD-L1 或 PD-1)的存在或缺失有望成为未来指导和选择治疗的可选策略,但这些策略需要在可靠的研究中得到验证。其他的液态活检标志物同样需要更多的前瞻性数据加以验证和支持。

不论是哪一种液态活检技术应用至临床,在液态活检检查之前都应对其关键步骤进行标准化,并对这些步骤进行充分报告,在提高指导治疗决策价值的同时,也可以对不同研究的结果进行比较和(或)合并。人工智能(artificial intelligence,AI)已经用于改善不同液态活检的分析性能,并促进它们未来融入临床的工作流程中。例如,采用机器学习方法检测和鉴定 CTC,用于肿瘤检测和定位的 ctDNA 分析,用于整合多组学分析,以及未来将液态活检与其他临床基因组学、代谢组学、免疫组学、微生物组学和稳态组学等数据相结合,以指导治疗决策。AI 的引入有望提高液态活检分析的性能,并加速其引入临床实践,因此需要更多的关注。Ignatiadis 等[32]对液态活检的重要研究领域进行了梳理,这也是未来液态活检技术的主要研究方向,包括:①预分析变量的标准化;②AI 技术在改进液态活检分析中的应用;③数据共享和国际学术合作;④液态活检分析整合至临床工作流程;⑤液态活检检测相关分子变异评估靶向治疗临床获益;⑥精准医学中 CTC 作为 ctDNA 互补工具的价值论证;⑦CTC 和 ctDNA 的评价作为标准影像学评价的补充;⑧应用液态活检分析优化肿瘤的免疫治疗;⑨在早期疾病治疗后的随访监测中,通过 ctDNA 检测和后续治疗来提高总生存率;⑩在不影响生活质量的前提下癌症诊断有助于提高总体生存率。在未来几年,解决上述这些挑战,将液态活检作为实时评估和管理肿瘤的工具引入临床实践,将导致肿瘤学实践的深刻变化,而这些领域的突破和进展也将推动液态活检在肺癌免疫治疗疗效评估中的探索和临床实践。

(李雪飞　徐　嵩　苏春霞)

参 考 文 献

[1] 中华医学会检验医学分会，国家卫生健康委员会临床检验中心. 液体活检在临床肿瘤诊疗应用和医学检验实践中的专家共识. 中华检验医学杂志，2018，41（10）：724-733.

[2] Heitzer E，Haque IS.，Roberts CE S，et al. Current and future perspectives of liquid biopsies in genomics-driven oncology. Nat. Rev. Genet，2019，20（2）：71-88.

[3] Ramalingam N，Jeffrey SS. Future of liquid biopsies with growing technological and bioinformatics studies：opportunities and challenges in discovering tumor heterogeneity with single- cell level analysis. Cancer J，2018，24（2）：104-108.

[4] Brahmer JR. KEYNOTE-024 5-year OS update：First-line（1L）pembroliz umab（pembro）vs platinum-based chemotherapy（chemo）in patients（pts）with metastatic NSCLC and PD-L1 tumour proportion score（TPS）≥50% Annals of Oncology. 2020：S1181-S1182.

[5] Brozos-Vázquez E M，Díaz-Peña R，García-González J，et al. Immunotherapy in nonsmall-cell lung cancer：current status and future prospects for liquid biopsy. Cancer Immunol Immunother，2021，70（5）：1177-1188.

[6] Wang ZJ，Duan JC，Cai SL，et al. Assessment of blood tumor mutational burden as a potential biomarker for immunotherapy in patients with non-small cell lung cancer with use of a next-generation sequencing cancer gene panel. JAMA Oncol，2019，5（5）：696-702.

[7] Gandara DR，Paul SM，Kowanetz M，et al. Blood-based tumor mutational burden as a predictor of clinical benefit in non-small-cell lung cancer patients treated with atezolizumab. Nat Med，2018，24（9）：1441-1448.

[8] Si H，Kuziora M，Quinn KJ，et al. A blood-based assay for assessment of tumor mutational burden in first-line metastatic nsclc treatment：results from the MYSTIC study. Clin Cancer Res，2021，27（6）：1631-1640.

[9] Akyüz N，Brandt A，Stein A，et al. T-cell diversification reflects antigen selection in the blood of patients on immune checkpoint inhibition and may be exploited as liquid biopsy biomarker. Int J Cancer，2017，140（11）：2535-2544.

[10] Gedvilaitė V，Schveigert D，Cicėnas S. Cell-free DNA in non-small cell lung cancer. Acta Med Litu，2017，24（2）：138-144.

[11] Han J，Duan J，Bai H，et al. TCR repertoire diversity of peripheral PD-1 + CD8 + T cells predicts clinical outcomes after immunotherapy in patients with non-small cell lung cancer. Cancer Immunol Res，2020，8（1）：146-154.

[12] Cabel L，Riva F，Servois V，et al. Circulating tumor DNA changes for early monitoring of anti-PD1 immunotherapy：a proof-of-concept study. Ann Oncol，2017，28（8）：1996-2001.

[13] Leprieur EG，Herbretau G，Dumenil C，et al. Circulating tumor DNA evaluated by Next-Generation Sequencing is predictive of tumor response and prolonged clinical benefit with nivolumab in advanced non-small cell lung cancer. Oncoimmunology，2018，7（5）：e1424675.

[14] Alama A，Coco S，Genova C，et al. Prognostic relevance of circulating tumor cells and circulating cell-free DNA association in metastatic non-small cell lung cancer treated with

Nivolumab. J Clin Med，2019，8（7）：1011.

[15] Zhou J，Mahoney KM，Giobbie-Hurder A，et al. Soluble PD-L1 as a biomarker in malignant melanoma treated with checkpoint blockade. Cancer Immunol Res，2017，5（6）：480-492.

[16] Daassi D，Mahoney KM，Freeman GJ. The importance of exosomal PDL1 in tumour immune evasion. Nat Rev Immunol，2020，20（4）：209-215.

[17] Chen G，Huang AC，Zhang W，et al. Exosomal PD-L1 contributes to immunosuppression and is associated with anti-PD-1 response. Nature，2018，560（7718）：382-386.

[18] Gunasekaran M，Russo A，Cardona AF，et al. Exosomal PD-L1 expression as non-invasive biomarker for immune checkpoint inhibitors in non-small cell lung cancer. J Immunol，2020，204（1 Supplement）90.10.

[19] Guibert N，Delaunay M，Lusque A，et al. PD-L1 expression in circulating tumor cells of advanced non-small cell lung cancer patients treated with nivolumab. Lung Cancer，2018，120：108-112.

[20] Boffa DJ，Graf RP，Salazar MC，et al. Cellular expression of PD-L1 in the peripheral blood of lung cancer patients is associated with worse survival. Cancer Epidemiol Biomarkers Prev，2017，26（7）：1139-1145.

[21] Nicolazzo C，Raimondi C，Mancini ML，et al. Monitoring PD-L1 positive circulating tumor cells in non-small cell lung cancer patients treated with the PD-1 inhibitor Nivolumab. Sci Rep，2016，6：31726.

[22] Boffa DJ，Graf RP，Salazar MC，et al. Cellular expression of PD-L1 in the peripheral blood of lung cancer patients is associated with worse survival. Cancer Epidemiol Biomarkers Prev，2017，26（7）：1139-1145.

[23] Kloten V，Lampignano R，Krahn T，et al. Circulating tumor cell PD-L1 expression as biomarker for therapeutic efficacy of immune checkpoint inhibition in NSCLC. Cells，2019，8（8）：809.

[24] Ottonello S，Genova C，Cossu I，et al. Association between response to nivolumab treatment and peripheral blood lymphocyte subsets in patients with non-small cell lung cancer. Front Immunol，2020，11：125.

[25] Mazzaschi G，Facchinetti F，Missale G，et al. The circulating pool of functionally competent NK and CD8+ cells predicts the outcome of anti-PD1 treatment in advanced NSCLC. Lung Cancer，2019，127：153-163.

[26] Zhuo ML，Chen HX，Zhang TZ，et al. The potential predictive value of circulating immune cell ratio and tumor marker in atezolizumab treated advanced non-small cell lung cancer patients. Cancer Biomark，2018，22（3）：467-476.

[27] Kunert A，Basak EA，Hurkmans DP，et al. CD45RA（+）CCR7（-）CD8 T cells lacking co-stimulatory receptors demonstrate enhanced frequency in peripheral blood of NSCLC patients responding to nivolumab. J Immunother Cancer，2019，7（1）：149.

[28] Shen RL，Postow MA，Adamow M，et al. LAG-3 expression on peripheral blood cells identifies patients with poorer outcomes after immune checkpoint blockade. Sci Transl Med，2021，13（608）：eabf5107.

[29] Tanizaki J，Haratani K，Hayashi H，et al. Peripheral blood biomarkers associated with clinical outcome in non-small cell lung cancer patients treated with nivolumab. J Thorac Oncol，2018，13（1）：97-105.

[30] Diem S，Schmid S，Krapf M，et al. Neutrophil-to-Lymphocyte ratio（NLR）and Platelet-to-Lymphocyte ratio（PLR）as prognostic markers in patients with non-small cell lung cancer（NSCLC）treated with nivolumab. Lung Cancer，2017，111：176-181.

[31] Muller M，Best MG，Sol N，et al. Abstract LB-248：RNA-sequencing of tumor-educated platelets enables nivolumab immunotherapy response prediction. Cancer Res，2017，77（13 Supplement）：LB-248-LB-248.

[32] Ignatiadis M，Sledge GW，Jeffrey SS. Liquid biopsy enters the clinic - implementation issues and future challenges. Nat Rev Clin Oncol，2021，18（5）：297-312.

第七章　影像组学在评估肺癌免疫治疗疗效中的现状及展望

一、影像组学在评估肿瘤免疫治疗疗效中的应用

影像组学的概念由荷兰学者在 2012 年第一次提出，其理论基础是计算机断层扫描（computed tomography，CT）、磁共振成像（magnetic resonance imaging，MRI）、正电子发射计算机断层显像（positron emission tomography-computed tomography，PET/CT）等影像学图像，除可显示病灶大小、形态、密度等信息外，还包含了大量超越临床医生能描述范围的生物学信息特征，如血管化、炎症程度、空间特性和组织异质性等，这些特征信息被以高分辨率成像技术及数字量化的方式呈现与存储[1-3]。影像组学是通过将数据挖掘算法应用于医学图像分析中，通过高通量提取大量图像信息、量化特异性组织特征，从而产生高维的图像相关特征标志物的过程[4]。此过程可理解为将视觉影像信息转化为深层次的特异性数据来进行量化研究和分析[5, 6]，这些特异性数据可以从简单的描述性定量信息如外部形态和内部强度，到复杂的高阶特征如纹理、小波等[4, 7, 8]，这些特征信息可精准量化图像中感兴趣区（region of interest，ROI）的肿瘤表型及微环境信息，同时量化的数据分析能避免人工阅片带来的主观差异[9]。

影像组学的处理及应用流程可归纳为影像数据的获取、ROI 标定、ROI 分割、ROI 特征提取和量化、代表性特征的滤过及筛选、建立影像数据库、指导临床决策[1, 3]。影像组学进行特征提取的目的是通过量化所选 ROI 的表型来描述不同肿瘤病灶的异质性[9]。以提取的特异性影像组学特征作为临床结局的自变量，结合其他临床信息，通过统计分析建立具有肿瘤诊断、疗效评价或结局预测的模型，为个体化精准诊疗提供有价值的信息[10, 11]。近些年来，随着高通量计算和人工智能资源爆发的推动，肿瘤影像组学在帮助理解肿瘤生物学和指导精准医疗决策支持方面发挥着越来越重要的作用[12-14]。

影像组学早期的研究多集中在利用影像资料评价肿瘤分子表型，这一领域被称为放射基因组学[15]。该领域最早起源于利用肿瘤的影像特征（如水肿和坏死的存在）与不同的基因表达的相关性进行预测。随着计算技术的进步，高通量计算和自动定量特征提取使得影像与基因组的相关性不再局限于少数特征，现在可以

跨越数百个图像特征进行研究[16]。相较于放射基因组学，肿瘤微环境（TME）则定义了更为复杂的肿瘤局部的生物学特征信息，而这也就需要更大范围的影像学特征来支持对 TME 异质性的分析，这也是目前研究的热点方向。随着肿瘤免疫治疗在临床应用中发挥的作用越来越重要，其对于免疫微环境的评估在指导肿瘤免疫治疗中的意义也越来越重大。

虽然目前肿瘤的免疫治疗取得了重大进展，但是以下问题仍限制了免疫治疗的进一步发展[17-19]。第一，50%～80%的癌症患者没有从肿瘤的免疫治疗中持续受益，仅 20%～50%的晚期实体肿瘤患者对免疫治疗有应答[17, 20]。免疫疗法费用高昂且可能带来免疫毒性，因此在治疗前需要根据可能的获益情况对患者进行分层，而目前临床中多种生物标志物如程序性死亡受体配体 1（PD-L1）表达水平无法有效做到这一点。第二，免疫治疗的反应模式具有特殊性，传统影像学评价方法仅能提供解剖信息，关注的是肿瘤大小的变化，未充分考虑肿瘤异质性的变化，这不利于临床治疗中疗效评价，容易造成疗效误判[21]。第三，免疫毒性是免疫治疗广泛应用的一个潜在问题，与免疫相关性肺炎等不良事件的发生也严重制约了部分患者从免疫治疗中受益。目前迫切需要一种准确和可重复的评价方法来确定最可能或最不可能对免疫治疗产生反应的患者群体。

目前，穿刺活检仍是评价肿瘤免疫表型的金标准，由于肿瘤在空间和时间上都具有异质性，为获得肿瘤组织全面的信息来指导个性化治疗，多位点取样是不可避免的[22, 23]，而影像组学作为一种非侵入性的评价方法在这方面具有很高的临床应用价值。第一，影像学检查在肿瘤的诊疗过程中应用普遍，广泛用于肿瘤的分期及疗效评价，图像信息在时间与空间范围内广泛可用；第二，影像学检查具有无创、可重复、快速的特点，可作为一种非侵入性的工具提取分子生物学信息来捕获肿瘤异质性，监测肿瘤变化和治疗反应；第三，影像学检查能提供整个肿瘤的全面视图，不像传统的活检分析只代表肿瘤的一个样本，其图像信息可反映整个肿瘤负荷，因此不受采样偏移影响，这在免疫治疗中尤为重要，因为不同的病变有不同的 TME，可能导致不同的反应模式[4, 24, 25]。

目前基于影像组学的生物标志物在不同类型的肿瘤诊疗评价中显示出了成功，多项研究显示特异性影像组学特征与 TME 生物学变化相关。影像组学作为新兴的评价手段可提供肿瘤表型的全面生物学信息用于评估及预测肿瘤的免疫治疗。

二、影像组学生物标志物参与评估及预测肺癌免疫治疗疗效

（一）肺癌免疫治疗的影像学评价

肿瘤免疫治疗是通过重新启动并维持肿瘤-免疫循环，恢复机体正常的抗肿瘤免疫反应，从而控制与清除肿瘤的一种治疗方法，其不同于传统的放化疗对肿瘤

细胞的直接杀伤作用，免疫治疗的过程还包括炎性细胞浸润、水肿和坏死等，表现出新的动力学特性。因此，肿瘤免疫治疗后的影像学表现不单限于肿瘤体积的变化，还伴有肿瘤内部密度变化及病灶周边正常组织的变化等[26]。

传统基于放射影像学的实体肿瘤反应评价标准（response evaluation criteria in solid tumors，RECIST）并不能完整反映免疫治疗的独特反应进程[26,27]。基于免疫治疗的动力学基础，多个改进的标准被用来评估免疫治疗疗效，其中目前应用最多的是免疫治疗相关评价标准（immune-related response criteria，irRC）[28,29]。但研究结果表明 irRC 在临床应用中也具有一定的局限性，对于在免疫治疗过程中出现的多种特殊现象，如假性进展、超进展和免疫治疗相关不良事件等都不能进行有效的评估[21,30]。

肺癌患者在接受免疫治疗后出现假性进展表现多样，如肺癌原发灶的变化、新病灶的出现，心包积液和胸腔积液，脑转移病灶及水肿等，这些现象的本质是肿瘤免疫被激活后炎性细胞浸润，此外，延迟的免疫反应也是原因之一。由于影像诊断测量的可变性及不同时间点的限制，RECIST 或 irRC 尚不能进行全面、有效、及时的疗效评价[21,31]。除放射影像学评估和血液中各种指标可用于肿瘤进展的评估，病理组织学检查更为直观和准确，是假性进展诊断的金标准[21]，但由于假性进展本身并不是真的肿瘤进展，最终会出现肿瘤负荷缩小，因此不合理的有创检查不仅缺乏临床价值，还会增加患者痛苦和医疗支出。既往研究报道，肺癌患者接受免疫治疗后假性进展的发生率高达 5.8%[21,32,33]，这可能导致患者不适当地停止免疫治疗。

此外，部分患者在接受免疫治疗后 2 个月内肿瘤负荷相比于基线水平增长超过 50%，且肿瘤生长速度超过之前速度 2 倍以上，这种非典型肿瘤进展模式称为肿瘤的超进展，在非小细胞肺癌（NSCLC）中，肿瘤超进展的发生率可达 14%[21,34,35]。对于此类患者，免疫治疗会造成生存期缩短。因此，明确肿瘤超进展的生物标志物是非常必要的，不但能促使出现肿瘤超进展的患者在接受免疫治疗过程中及时停药，还能通过患者风险分层来避免对此类患者进行免疫治疗。目前尚没有特别有效的生物标志物可预测超进展现象的发生[8]。

肿瘤的假性进展或超进展都会导致患者无法从免疫治疗中受益，寻找代表肿瘤免疫反应状态的阳性生物标志物是当务之急，通过生物标志物来区分肿瘤不同的进展模式是为患者提供精准治疗决策的关键。而目前研究表明影像组学的发展有望在临床工作中解决此类难题[4]。影像组学可描述更为准确而全面的 TME 生物学信息，其特征性标志物具有高度的特异性，影像组学数据可成为临床肿瘤学的强大资源，有利于精准评估和纵向跟踪免疫治疗反应[36,37]。

（二）影像组学生物标志物评估及预测免疫检查点抑制剂治疗肺癌的效果

目前关于影像组学生物标志物的研究多集中在对于肿瘤组织及瘤周微环境的

特征性分析[37]。多项研究证实影像组学可通过筛选特异性定量特征、评价免疫治疗相关的生物标志物及 TME 组成特征等方法，联合临床相关检查结果形成免疫治疗评估模型，此类模型不但能够有效评估肺癌的免疫治疗疗效，还可对患者进行有效分层，并进行有效预测。

　　TME 包含肿瘤浸润淋巴细胞（TIL）、微血管、各种信号分子和细胞外基质等与免疫治疗有效性密切相关的成分。在晚期 NSCLC 患者中，CT 影像学特征及临床特征在 PD-L1 阳性及 PD-L1 阴性患者中无显著差异，但在基于 CT 图像的影像组学分析中发现多项基于影像组学的纹理特征与 PD-L1 的表达水平相关，影像组学评分在 PD-L1 阳性组中明显增高。联合临床变量与基于纹理的特异性影像组学特征评分的预测模型有助于对 PD-L1 表达的无创评估，具有较高的预测价值[38]。另一项基于 PET/CT 数据的影像组学分析也实现了对 NSCLC 患者的 PD-L1 表达状态的个体化稳定评估，研究证实基于影像组学的特征标志物，特别是基于 CT 图像衍生的预测模型，可以准确地预测 NSCLC 患者 PD-L1 的表达状态[39]。这两项研究对临床免疫治疗有一定的指导意义，值得进一步研究。

　　TIL 富集程度是免疫治疗是否有效的重要因素，影像组学作为无创的评价手段可用于动态监测 TIL 的状态，为临床治疗决策提供更全面的信息。根据 TIL 富集程度，有三种不同的免疫表型已被描述：免疫炎症型、免疫豁免型和免疫沙漠型[40]。免疫炎症型由于其更密集的功能性 TIL 浸润和高突变负担，对于免疫治疗能产生更好的应答。多项研究表明影像组学可通过评价 TIL 丰度来区分不同的免疫表型，实现疗效预测及预后评估。Sun 等利用 CT 图像提取多个影像组学特征，并通过与 CD8 细胞的基因表达特征进行交叉验证而开发了 8 个特异性的影像组学标志物，此类标志物能够准确判别 CD8 细胞富集程度，影像组学评分越高，免疫治疗效果越好，总体生存期也越长[40, 41]。另一项研究也发现多种影像组学的纹理特征（如同质化程度及灰度值信息等）与 CD8 细胞高评分呈正相关，同质化程度高和低灰度值的肿瘤和瘤周组织代表着更多的 CD8 细胞浸润，此类特征在预测 CD8 细胞浸润程度中可达到 73% 的敏感度和 57% 的特异度，均质性肿瘤与更高的免疫反应概率相关。该试验中对于 CD8 细胞浸润程度的高敏感性表明，此类肿瘤异质性特征可用于预测 CD8 细胞浸润程度，有利于更多的患者从免疫检查点抑制剂的治疗中受益[22]。

　　为了尽可能更详尽地描述 TME，更有研究利用影像组学方法创建了能够预测 NSCLC 患者 TME 特征的模型。Tang 等从治疗基线水平的 CT 图像中提取并筛选出的 12 个特征性影像组学特征可有效区分免疫激活肿瘤（CD3 细胞数量多，表达 PD-L1 的肿瘤细胞比例低）和免疫抑制肿瘤（CD3 细胞数量少，表达 PD-L1 的肿瘤细胞比例高），免疫激活肿瘤组的图像强度低而异质性高，该类患者免疫治疗后预后更好[42]。越来越多的研究也证实了肿瘤 TME 表型中 T 细胞的浸润与影像组学与 PET/CT 中 18-氟-脱氧葡萄糖（^{18}F-fluorodesoxyglucose，^{18}F-FDG）的摄取特征相关[43]。对 PET 图像及参数的研究发现，较高的标准摄取值和病变总糖酵解值与较高的 T 细胞浸润和 PD1/PD-L1 表达相一致[44]。基于 CT 图像的影像组学研究认为，低复杂度的 CT 组学特征与更好的生存预后相关，包括更大的肿瘤曲度、更小的体积和肿瘤致密性等形态学特征[31, 33, 44]，以及多项更高阶的纹理特征等[24, 45]。总的来说，CT 上的异质性纹理和 FDG 摄取可能有助于通过预测 T 细胞的存在和 PD-L1 状态来指导免疫治疗在肺癌中的应用。

TIL 的浸润、新生血管和肿瘤细胞坏死都与形态学的不规则有关，不规则的血管化可能导致不均匀的生长，同时阻碍炎症细胞的浸润[46]。Trebeschi 等在基于 CT 图像的影像组学研究中发现对免疫治疗更有反应的病灶通常表现为不均质、密度不均匀、病灶边界紧密（高曲度、更呈球形轮廓），这些影像组学标志物与参与细胞周期进程和有丝分裂的基因表达密切相关[36]。此研究表明拥有肿瘤高增殖特性的病灶对于免疫治疗有着良好反应，这种联系也为免疫治疗在侵袭性快速扩张的癌症的早期阶段应用提供了理论依据[36]。NSCLC 是否具有侵袭性的一个重要标志是 TME 中新生血管结构和血管增生的程度。有研究利用影像组学方法来描述分析 TME 中微循环状态，并开发出多个有助于识别超进展患者的特异性标志物，包括瘤周 5～10mm 区域的 Gabor 纹理特征族和两个 TME 局部的血管曲度定量特征（quantitative vessel tortuosity，QVT）。研究发现在接受免疫治疗的晚期 NSCLC 患者中，QVT 显著下降水平与治疗反应应答程度呈负相关，出现疗程中肿瘤超进展的患者 QVT 特征显示出更多曲折和紊乱的血管结构，此结果显示 QVT 特征作为一种无创性评价工具可用以识别哪些患者在免疫治疗中处于超进展风险[8]。

此外，影像组学特征作为独立预测因子或联合临床数据的预测模型在评价免疫治疗效果及患者分层中也有着较高的临床价值。Tunali 等在研究中发现，临床数据及影像学特征两者单独在预测免疫治疗反应方面表现平平，而通过整合来自治疗基线水平的增强 CT 图像的 14 项特异性影像组学特征和临床数据（全身系统治疗史、免疫治疗前的治疗、英国皇家马斯登医院免疫标志预后评分、肝和骨转移、乳酸脱氢酶同工酶 3、白蛋白、白细胞、中性粒细胞占比）创建的预测模型，可识别 NSCLC 患者中快速进展表型[47]。接受免疫治疗前后病灶在影像组学特征上的改变，称为 Delta 放射组学特征（Delta-radiomics texture，DelRADx）。多项研究表明，基于 CT 图像中肿瘤内外的 DelRADx 可有效评估 TME 的变化，有着良好的评估预后潜力。其中最具有临床指导价值的纹理特征包括瘤内 Haralick 纹理特征（与肿瘤局部缺氧及酸中毒程度相关）、瘤周 Gabor 纹理特征（与瘤周 TIL 浸润的程度相关）、瘤周 LAWs 纹理特征（与肿瘤周围血管的侵犯和肿瘤周围新生血管的形成相关）等。Khorrami 等也强调了间隔分析的重要性，通过比较接受 2～

3 个周期免疫治疗前后肿瘤内外 CT 图像的 DelRADx 变化与活检标本中的 TIL 密度发现两者存在紧密的关联。DelRADx 特征作为评价工具可准确评估及预测 NSCLC 患者对免疫治疗的应答状态和总体生存期[26]。研究人员表示将 DelRADx 纳入晚期 NSCLC 患者的个性化决策中，可以帮助确定该疾病的独特表型，其作为一种非侵入性的评价工具，可用于确定哪些患者将从免疫治疗中获益最大，同时避免其他患者产生副作用。另一项研究使用包括临床因素[卡氏评分（Kamofsky performance status，KPS）KPS、病理类型、T 及 N 分期及总分期]、治疗前影像组学特征和 DelRADx 的多变量模型来对 NSCLC 患者总生存率、远处转移发生率和局部复发率等进行评估及预测，发现此多变量模型可有效评估 NSCLC 患者对免疫治疗的应答，并对高风险和低风险患者进行分层[48]。

此外，NSCLC 患者在接受免疫治疗过程中发生的免疫相关不良事件（irAE），其中免疫检查点抑制剂相关性肺炎（immune checkpoint inhibitor-related pneumonitis，ICI-肺炎）仍缺乏有效的生物标志物来进行患者治疗前风险分层及监测；与其他感染性肺炎相比，ICI-肺炎缺乏典型的影像学表现，这也给临床医生带来了更多挑战，而影像组学评价工具有望改变这一局面。有研究通过对全肺不同位置 ROI 提取的一阶及二阶纹理特性进行分析，发现灰度共生矩阵（gray level concurrence matrix，GLCM）的偏度以及平方和的角度方差对 ICI-肺炎有着较高的预测价值[49]。此类影像组学纹理特征可以在免疫治疗前对随后可能会发生 ICI-肺炎的患者进行分类和预测，进而实现有效的风险分层、密切监测和及时管理 irAE，提高患者的生活质量。不过，此类影像组学标志物的临床适用性，还需要多中心、大样本量的前瞻性研究来进一步验证[49]。

三、影像组学标志物作为评价工具的不足及未来发展

影像组学研究在评价及预测肺癌免疫治疗领域已经取得了可喜的成果，无论是单独作为免疫治疗的预测模型，还是作为组织学和 TME 生物标志物分析的辅助工具均是这样。然而该领域也面临着许多问题，其核心点在于：①影像组学特征是否能够一致和稳健地代表潜在的免疫生物学特征；②影像组学标志物是否能够稳定地预测与评估免疫治疗反应。

在影像组学研究中，图像数据源的信息不统一性是我们面临的首要挑战。CT 图像作为最主要的数据源，其采集和重建时的技术因素，如辐射剂量、重建方法、扫描厚度、呼吸门控等，对容积测量的可变性有着很大影响。成像采集参数和预处理技术的变化对成像特征计算有显著影响，不仅影响图像特征的再现性，还会使单个数据集中的特征不一致。在适当情况下，应考虑更标准化的方法，如通过参考同体健康组织，或基于统计方法学中的更稳健的计算模型[50]。此外，为减少

测量的可变性，在未来的多中心研究中，应尽可能统一图像采集的参数标准。在实际应用时，还要修正呼吸运动伪影、胸腔积液、血胸或气胸存在等混杂因素，从而降低在 ROI 标定分割时肿瘤轮廓和体积评估的不可靠性[4]。

虽然影像组学特征提取的自动化可以弱化临床医生对于 ROI 的勾画偏移，但 ROI 的勾画仍可能是影像组学分析过程中最大的偏倚来源。手动肿瘤分割通常由熟悉肿瘤影像评估的影像科医生完成，目前被视为影像组学分析的金标准，但仍然容易出现观察者之间和观察者内部的标准可变性[51]。此外，由于肿瘤的边界不清楚，要勾画出肿瘤的轮廓也较为困难。在进行特征提取分析时应充分考虑这种偏倚的影响[52]。单纯人工 ROI 分割具有潜在的勾画偏移，而全自动机器分割工具有时也会造成 ROI 的部分丢失，两者均有不足之处，通过半自动化方法获得肿瘤 ROI 可有效提高图像标定及分割的准确性和可靠性[3]。在快速准确的肿瘤分割方面，基于深度学习的分割方法可能是未来的解决方案，深度学习能够对肿瘤进行精确的定位和分割，显示出提高肿瘤分割准确性和稳定性的潜力。随着当前人工智能的爆炸式进展，利用深度学习技术完成 ROI 的自动标定与分割可能会解决 ROI 勾画偏移的问题，但这些技术的推广及应用仍有待于进一步的研究及验证[53]。

此外，对与影像学特征相关的免疫表型标志物也应仔细检查与验证。虽然这些关联将有助于阐明其他复杂成像标志物的生物学基础，但并不是所有的免疫表型在预后和疗效预测方面都有着明确的治疗指导价值及临床意义。例如，部分研究阐释了影像组学标志物与 PD-L1 表达水平之间的关联，但 PD-L1 也不总是能预测免疫治疗的应答反应，因此影像组学标志物通过评估 PD-L1 表达水平来预测免疫治疗的效果还有待于进一步研究[54]。虽然影像组学模型可以预测 TIL 状态和重要免疫基因和蛋白的表达，但影像组学模型目前可能更适合作为直接生物标志物[55]。因为现阶段影像组学的研究还不够成熟，很少有影像组学特征与生物学基础间的关联得到彻底的验证，因此其还不足以完全作为免疫生物学的替代预测因子。影像组学标志物建模的未来可能在于其纵向应用价值，而不是局限于作为现有分子标记的代理。总之，基于影像组学的评价模型应用于肿瘤免疫生物学尚处于起步阶段。临床相关影像免疫生物组学模型的开发需要生物学基础的验证以及对其他生物组学、临床数据的有效整合，进而开发更准确的复合模型。

目前关于影像组学评估肺癌免疫治疗的研究队列多为回顾性研究。受制于回顾性研究的特点，多数结果的准确性与敏感性也有待于得到进一步验证。目前大多数研究中影像免疫生物组的关联和建模的主要限制因素是肿瘤队列较小和缺乏有效的外部验证。较小的研究规模和缺乏外部验证增加了许多报道的假阳性率。因此，影像-免疫生物组学模型还需要多中心的规范化联合研究来进行前瞻性分析，进一步提高模型的准确性与敏感性。

不同于单纯基于 CT 或 PET/CT 的模型，多模态成像结合了两种或两种以上成像模式的优点，可促进对肿瘤免疫治疗应答更早和更敏感的诊断。多模态成像通常结合具有高空间分辨率的解剖信息和具有高灵敏度的分子生物学信息[56]。因此，多模态成像和影像组学的研究进展可能为免疫治疗的精确成像提供新的方向。目前，分子影像学已被证明是可行和有效的评估免疫治疗的工具，然而安全性和生产工艺等因素限制了其在免疫治疗中的进一步应用。鉴于其在精准肿瘤学的患者分层、反应评估和后续免疫治疗方面具有相当大的潜力，未来基于分子影像学的多模态成像模式与影像组学的结合有望实现对免疫治疗的精准评价。而这还需要多学科肿瘤团队之间的协作以克服这些技术壁垒所带来的挑战[4]。未来仍需要进行前瞻性多中心临床试验，以验证观察结果并优化评估标准。

（马　旭　徐　嵩　苏春霞）

参 考 文 献

[1] Gillies RJ，Kinahan PE，Hricak H. Radiomics：Images are more than pictures，they are data. Radiology，2016，278（2）：563-577.

[2] Lambin P，Rios-Velazquez E，Leijenaar R，et al. Radiomics：extracting more information from medical images using advanced feature analysis. Eur J Cancer，2012，48（4）：441-446.

[3] 张利文，方梦捷，臧亚丽，等. 影像组学的发展与应用. 中华放射学杂志，2017，51（1）：75-77.

[4] Wang JH，Wahid KA，Van Dijk LV，et al. Radiomic biomarkers of tumor immune biology and immunotherapy response. Clin Transl Radiat Oncol，2021，28：97-115.

[5] Thawani R，Mclane M，Beig N，et al. Radiomics and radiogenomics in lung cancer：A review for the clinician. Lung Cancer，2018，115：34-41.

[6] Balagurunathan Y，Gu Y，Wang H，et al. Reproducibility and prognosis of quantitative features extracted from CT images. Transl Oncol，2014，7（1）：72-87.

[7] Aerts HJ，Velazquez ER，Leijenaar RT，et al. Decoding tumour phenotype by noninvasive imaging using a quantitative radiomics approach. Nat Commun，2014，5：4006.

[8] Vaidya P，Bera K，Patil PD，et al. Novel，non-invasive imaging approach to identify patients with advanced non-small cell lung cancer at risk of hyperprogressive disease with immune checkpoint blockade. J Immunother Cancer，2020，8（2）：e001343.

[9] 王芳，夏雨薇，柴象飞，等. 影像组学分析流程及临床应用的研究进展. 中华解剖与临床杂志，2021，26（2）：236-241.

[10] Avanzo M，Stancanello J，Pirrone G，et al. Radiomics and deep learning in lung cancer. Strahlenther Onkol，2020，196（10）：879-887.

[11] 吴亚平，林予松，顾建钦，等. 影像组学的研究进展与挑战. 中华放射学杂志，2017，51（12）：983-985.

[12] Sanduleanu S，Woodruff HC，De Jong EEC，et al. Tracking tumor biology with radiomics：A

systematic review utilizing a radiomics quality score. Radiother Oncol, 2018, 127（3）: 349-360.

[13] Lambin P, Van Stiphout RG, Starmans MH, et al. Predicting outcomes in radiation oncology--multifactorial decision support systems. Nat Rev Clin Oncol, 2013, 10（1）: 27-40.

[14] Lambin P, Leijenaar RTH, Deist TM, et al. Radiomics: the bridge between medical imaging and personalized medicine. Nat Rev Clin Oncol, 2017, 14（12）: 749-762.

[15] Bodalal Z, Trebeschi S. Radiogenomics: bridging imaging and genomics. Abdom Radiol（NY）, 2019, 44（6）: 1960-1984.

[16] Aerts HJ. The potential of radiomic-based phenotyping in precision medicine: a review. JAMA oncol, 2016, 2（12）: 1636-1642.

[17] Du Y, Qi Y, Jin Z, et al. Noninvasive imaging in cancer immunotherapy: the way to precision medicine. Cancer Lett, 2019, 466: 13-22.

[18] Whiteside TL, Demaria S, Rodriguez-Ruiz ME, et al. Emerging Opportunities and Challenges in Cancer Immunotherapy. Clin Cancer Res, 2016, 22（8）: 1845-1855.

[19] Fukumura D, Kloepper J, Amoozgar Z, et al. Enhancing cancer immunotherapy using antiangiogenics: opportunities and challenges. Nat Rev Clin Oncol, 2018, 15（5）: 325-340.

[20] Champiat S, Dercle L, Ammari S, et al. Hyperprogressive disease is a new pattern of progression in cancer patients treated by Anti-PD-1/PD-L1. Clin Cancer Res, 2017, 23（8）: 1920-1928.

[21] Wang Q, Gao J, Wu X. Pseudoprogression and hyperprogression after checkpoint blockade. Int Immunopharmacol, 2018, 58: 125-135.

[22] Ligero M, Garcia-Ruiz A. A CT-based radiomics signature is associated with response to immune checkpoint inhibitors in advanced solid tumors. Radiology, 2021, 299（1）: 109-119.

[23] Gerlinger M, Rowan AJ, Horswell S, et al. Intratumor heterogeneity and branched evolution revealed by multiregion sequencing. N Engl J Med, 2012, 366（10）: 883-892.

[24] Mu W, Tunali I, Gray J E, et al. Radiomics of（18）F-FDG PET/CT images predicts clinical benefit of advanced NSCLC patients to checkpoint blockade immunotherapy. Eur J Nucl Med Mol Imaging, 2020, 47（5）: 1168-1182.

[25] Ninatti G, Kirienko M, Neri E, et al. Imaging-Based Prediction of Molecular Therapy Targets in NSCLC by Radiogenomics and AI Approaches: A Systematic Review. Diagnostics（Basel, Switzerland）, 2020, 10（6）: 359.

[26] Khorrami M, Prasanna P, Gupta A. Changes in CT radiomic features associated with lymphocyte distribution predict overall survival and response to immunotherapy in Non-Small cell lung cancer. Cancer Immunol Res, 2020, 8（1）: 108-119.

[27] Lee G, Bak SH, Lee HY, et al. Measurement Variability in Treatment Response Determination for Non-Small Cell Lung Cancer: Improvements Using Radiomics. J Thorac Imaging, 2019, 34（2）: 103-115.

[28] Carter BW, Halpenny DF, Ginsberg MS, et al. Immunotherapy in Non-Small cell lung cancer treatment: current status and the role of imaging. J Thorac Imaging, 2017, 32（5）: 300-312.

[29] Katz SI, Hammer M, Bagley SJ, et al. Radiologic pseudoprogression during anti-PD-1 therapy

for advanced non-small cell lung cancer. J Thorac Oncol，2018，13（7）：978-986.

[30] Vrankar M，Unk M. Immune RECIST criteria and symptomatic pseudoprogression in non-small cell lung cancer patients treated with immunotherapy. Radiol Oncol，2018，52（4）：365-369.

[31] Chiou VL，Burotto M. Pseudoprogression and immune-related response in solid tumors. J Clin Oncol，2015，33（31）：3541-3543.

[32] Gettinger S，Rizvi NA，Chow LQ，et al. Nivolumab monotherapy for first-line treatment of advanced non-small-cell lung cancer. J Clin Oncol，2016，34（25）：2980-2987.

[33] Kim HK，Heo MH，Lee HS，et al. Comparison of RECIST to immune-related response criteria in patients with non-small cell lung cancer treated with immune-checkpoint inhibitors. Cancer Chemother Pharmacol，2017，80（3）：591-598.

[34] Ferrara R，Mezquita L，Texier M，et al. Hyperprogressive disease in patients with advanced non-small cell lung cancer treated with PD-1/PD-L1 inhibitors or with single-agent chemotherapy. JAMA Oncology，2018，4（11）：1543-1552.

[35] Kato S，Goodman A，Walavalkar V，et al. Hyperprogressors after Immunotherapy：analysis of genomic alterations associated with accelerated growth rate. Clin Cancer Res，2017，23（15）：4242-4250.

[36] Trebeschi S，Drago SG，Birkbak NJ，et al. Predicting response to cancer immunotherapy using noninvasive radiomic biomarkers. Ann Oncol，2019，30（6）：998-1004.

[37] Porcu M，Solinas C，Mannelli L，et al. Radiomics and "radi-…omics" in cancer immunotherapy：a guide for clinicians. Crit Rev Oncol Hematol，2020，154：103068.

[38] Yoon J，Suh YJ. Utility of CT radiomics for prediction of PD-L1 expression in advanced lung adenocarcinomas. Thorac Cancer，2020，11（4）：993-1004.

[39] Jiang M，Sun D，Guo Y，et al. Assessing PD-L1 expression level by radiomic features from pet/ct in nonsmall cell lung cancer patients：an initial result. Academic Radiology，2020，27（2）：171-179.

[40] Sun R，Limkin EJ，Vakalopoulou M，et al. A radiomics approach to assess tumour-infiltrating CD8 cells and response to anti-PD-1 or anti-PD-L1 immunotherapy：an imaging biomarker，retrospective multicohort study. Lancet Oncol，2018，19（9）：1180-1191.

[41] Sun R，Sundahl N，Hecht M. Radiomics to predict outcomes and abscopal response of patients with cancer treated with immunotherapy combined with radiotherapy using a validated signature of CD8 cells. J Immunother Cancer，2020，8（2）：e001429.

[42] Tang C，Hobbs B，Amer A. Development of an immune-pathology informed radiomics model for non-small cell lung cancer. Sci Rep，2018，8（1）：1922.

[43] Grossmann P，Stringfield O，El-Hachem N，et al. Defining the biological basis of radiomic phenotypes in lung cancer. Elife，2017，6：e23421.

[44] Seban RD，Mezquita L，Berenbaum A，et al. Baseline metabolic tumor burden on FDG PET/CT scans predicts outcome in advanced NSCLC patients treated with immune checkpoint inhibitors. Eur J Nucl Med Mol Imaging，2020，47（5）：1147-1157.

[45] Nardone V，Tini P，Pastina P，et al. Radiomics predicts survival of patients with advanced

non-small cell lung cancer undergoing PD-1 blockade using Nivolumab. Oncol Lett, 2020, 19 (2): 1559-1566.

[46] Huang Y, Goel S, Duda DG, et al. Vascular normalization as an emerging strategy to enhance cancer immunotherapy. Cancer Res, 2013, 73 (10): 2943-2948.

[47] Tunali I, Gray JE, QI J, et al. Novel clinical and radiomic predictors of rapid disease progression phenotypes among lung cancer patients treated with immunotherapy: An early report. Lung Cancer, 2019, 129: 75-79.

[48] Fave X, Zhang L, Yang J. Delta-radiomics features for the prediction of patient outcomes in non-small cell lung cancer. Sci Rep, 2017, 7 (1): 588.

[49] Colen RR, Fujii T, Bilen MA, et al. Radiomics to predict immunotherapy-induced pneumonitis: proof of concept. Radiomics to predict immunotherapy-induced pneumonitis: proof of concept. Invest New Drugs, 2018, 36 (4): 601-607.

[50] Scalco E, Belfatto A, Mastropietro A, et al. T2w-MRI signal normalization affects radiomics features reproducibility. Med Phys, 2020, 47 (4): 1680-1691.

[51] Pavic M, Bogowicz M. Influence of inter-observer delineation variability on radiomics stability in different tumor sites. Acta Oncol, 2018, 57 (8): 1070-1074.

[52] Traverso A, Wee L, Dekker A, et al. Repeatability and Reproducibility of Radiomic Features: A Systematic Review. Phys Imaging Radiat Oncol, 2018, 102 (4): 1143-1158.

[53] Owens CA, Peterson CB, Tang C, et al. Lung tumor segmentation methods: Impact on the uncertainty of radiomics features for non-small cell lung cancer. PLoS One, 2018, 13 (10): e0205003.

[54] Shukuya T, Carbone DP. Predictive markers for the efficacy of Anti-PD-1/PD-L1 antibodies in lung cancer. J Thorac Oncol, 2016, 11 (7): 976-988.

[55] Kaira K, Higuchi T, Naruse I, et al. Metabolic activity by (18) F-FDG-PET/CT is predictive of early response after nivolumab in previously treated NSCLC. Eur J Nucl Med Mol Imaging, 2018, 45 (1): 56-66.

[56] Vasaikar S, Huang C, Wang X, et al. Proteogenomic analysis of human colon cancer reveals new therapeutic opportunities. Cell, 2019, 177 (4): 1035-1049.e19.

第八章 围手术期的肺癌免疫生物标志物

免疫检查点抑制剂（ICI）目前已成为晚期肺癌一线及二线治疗的重要药物。众多临床试验相继证明，PD-L1、TMB、免疫微环境等因素与 ICI 的疗效相关[1]。近期，ICI 在多个可切除 NSCLC 新辅助治疗临床研究中明显提高病理完全缓解（pCR）及主要病理学缓解（MPR）率。该结果也出现在 CheckMate816 全球多中心的随机对照研究中，免疫联合化疗提高患者 pCR 至 24%，而化疗组患者仅为 2.2%，提高了约 10 倍；MPR 是化疗组患者的 4 倍（36.9% vs. 8.9%）。研究表明，较高的 pCR 或 MPR 可能带来生存获益[2]。然而，免疫相关性应答评价（immune-related response criteria，irRC）、实体瘤免疫相关疗效评价标准（immune-related RECIST，irRECIST）[3]、影像学评估及术后病理学评估均无法准确地预测 ICI 治疗效果。因此，寻找 ICI 相关生物标志物，尤其是针对围手术期的免疫标志物，会有助于准确预测 ICI 治疗效果。

一、PD-L1

PD-L1 广泛表达于活化的 T 细胞、B 细胞和 NK 细胞表面。在癌症中，PD-1/PD-L1 系统抑制淋巴结 $CD8^+$ T 细胞的增殖、细胞因子的释放和细胞毒作用导致肿瘤特异性 T 细胞耗尽和凋亡，从而为癌细胞提供豁免免疫应答的机会。目前，多项晚期 NSCLC 患者接受 ICI 治疗临床试验结果显示，ICI 治疗可以使患者生存获益。然而，PD-L1 表达情况与预后的相关性却存在争议。

（一）PD-L1 与预后存在相关性

在晚期肺癌治疗 KEYNOTE-042 研究中，PD-L1 表达水平肿瘤比例评分（TPS）的阈值分别设为 50%、20% 和 1%，对应 3 个 TPS 分层人群的中位 OS，免疫组 vs. 化疗组分别为 20.0 个月 vs. 12.2 个月、17.7 个月 vs. 13.0 个月、16.7 个月 vs. 12.1 个月[4]。IMpower010 研究结果表明，PD-L1 表达水平高于 1% 的患者术后接受辅助免疫治疗，相比最优支持治疗显著延长无病生存期（DFS），该研究首次揭示 ICI 在术后辅助治疗的积极作用[5]。

在单药新辅助治疗的相关研究中，PD-L1 表达水平与病理缓解相关。LCMC3 研究提示单药新辅助治疗后，PD-L1 表达量的 TPS 评分与术后 MPR 有相关性，PD-L1 TPS>50% 的患者 MPR 较高[6]。在另外一项新辅助治疗中，PD-L1 单药的研究提示间质细胞中 PD-L1 表达量与原发病灶的肿瘤病理应答明显相关，即间质细胞内 PD-L1 表达量越高 MPR 越高，但是文章并未进一步阐述 PD-L1 表达量中 TPS 或综合阳性分数（combined positive score，CPS）与 MPR 之间的关系[7]。

PD-L1 表达水平除了在单药治疗中有较好的预测作用，在免疫联合化疗新辅助治疗中也有较好的预测作用。NADIM 试验表明 pCR 的患者中 PD-L1 表达量（73%患者 PD-L1 表达量大于 25%）较非 pCR 患者明显高[8]。在 PD-L1 抑制剂联合化疗的研究中（NCT02716038），PD-L1 表达量与客观应答（objective response，OR）有明显相关性，同时 PD-L1 表达量高的患者在接受治疗后肿瘤缩小更明显；特别是在 TPS>1%的患者中，平均肿瘤直径退缩约 40%，而在 TPS<1%的患者平均为 34%[9]。在 SAKK 16/00 研究中，ICI 联合化疗新辅助治疗可切除ⅢA（N2）的 NSCLC 的报道中，PD-L1 表达量大于 25%的患者有较高的 pCR 率[10]。Tfayli 等在探索单药联合化疗新辅助治疗 NSCLC 研究中，PD-L1 阴性的 9 例患者中仅有 1 名达到病理缓解，但 4 例阳性患者中有 3 例术后达到病理缓解[11]。此外，在双免疫药（PD-1 抑制剂联合 CTLA-4 抑制剂）联合治疗的研究中，PD-L1 表达量与影像学评估 CR/PR 及 MPR 相关[12]。目前还有 Wang 等团队进行了前瞻性或回顾性关于 ICI 联合化疗新辅助治疗的研究，遗憾的是上述报道均未行 PD-L1 表达量与研究结果的相关性分析[11, 13, 14]。

（二）PD-L1 与预后不存在相关

NADIM 试验未观察到 MPR 及不完全病理缓解与 PD-L1 表达量有相关关系[8]。在联合化疗的研究中（NCT02716038），PD-L1 表达量（TPS 评分）和 pCR、MPR 未发现相关性[9]。在 SAKK 16/00 研究中，PD-L1 表达量与术后患者 MPR、淋巴结降期及 1 年的无事件生存率之间均无明显相关性[10]。在国内，天津医科大学 Chen 等所做的免疫联合化疗的新辅助治疗研究也指出 PD-L1 表达量与术后 pCR 无明显相关性[15]。我们汇总了目前已经发表的免疫新辅助研究中 PD-L1 表达量与 PCR 及 MPR 关系的结果，见表 8-1。

大量临床试验证实，PD-L1 抑制剂在 NSCLC 治疗中取得成效，但 PD-L1 表达量与预后关系却争论不休。PD-L1 表达量预测作用不满意的可能原因如下：不可否认在临床中发现 PD-L1 抑制剂对 PD-L1 表达阴性患者仍有效。PD-L1 在肿瘤中表达的异质性，以及在微环境免疫细胞中的表达，致使检测组织缺乏代表性[16]。此外，瘤细胞的 PD-L1 不仅可以在致癌途径中获得，还可以在免疫应答中获得，特别是在 IFN-γ 的诱导下产生[17]；使用免疫治疗药物后，在免疫系统的攻击下，肿瘤细胞可能会上调 PD-L1，从而抑制 T 细胞的杀伤作用[18]。研究还发现，肿瘤细胞分泌的外泌体中含有大量的 PD-L1 分子，也在肿瘤微环境中发挥免疫抑制作用[19]。总之，PD-L1 表达在肺癌免疫治疗中的疗效预测作用还需进一步的研究证实。

表 8-1　临床试验数据

研究	设计（新辅助）	结果		pCR (PD-L1)			MPR (PD-L1)			No-MPR (PD-L1)			组织学					
		pCR	MPR	≥1%	<1%	未知	≥1%	<1%	未知	≥1%	<1%	未知	鳞癌			非鳞癌		
													pCR	MPR	No-MPR	pCR	MPR	No-MPR
NCT02259621/ Checkmate-159	Nivolumab	3/20 (15%)	9/20 (45%)	1	1	1	3	2	4	4	6	1	1	2	3	1	1	5
NCT0292301/ LCMC3	Atezolizumab	10/144 (7%)	30/144 (21%)	NA	NA	NA	14	7	9	41	43	45	NA	14	45	NA	16	84
ChiCTR-OIC-17013726	Sintilimab	6/37 (16.2%)	15/37 (48.4%)	3	1	2	7	4	4	13	5	4	6	15	16	0	0	5
NCT03081689/ NADIM	Nivolumab+化疗	26/41 (63%)	34/41 (83%)	11	4	11	14	6	14	2	3	2	7	11	5	16	20	6
NCT02716038	Atezolizumab+化疗	10/30 (33%)	17/30 (57%)	7	2	1	10	6	1	4	4	1	5	8	2	5	8	7
Checkmate-816	Nivolumab+化疗	43/141 (30.5%)	66/141 (46.8%)	29	13	1	NA	NA	NA	NA	NA	NA	22	NA	NA	21	NA	NA

注：pCR，病理完全缓解；MPR，主要病理学缓解；NA，不可用。

二、TMB

TMB 的定义是肿瘤样本中存在的体细胞错义突变的数量。但 TMB 于不可切除或晚期肺癌当中的预测作用尚不明确。KEYNOTE 010 及 KEYNOTE 042 研究均指出高 TMB 与 ICI 治疗效果正相关[20, 21]。但 ICI 与化疗联合治疗的 KeyNote 189[22]和 KeyNote 407[23]研究却未证明两者存在联系。在新辅助单药研究中,CheckMate-159 和 LCMC-3[6]均证实高 TMB 与术后病理应答正相关[7]。然而,NADIM 研究却证实 PD-L1 表达量与 TMB 无明显相关,且无论 TMB 高低均与 PFS 及 OS 无相关关系[8]。因此,目前探索 TMB 与肺癌新辅助免疫治疗疗效相关性的研究有限,其预测效能尚存在不确定性。

三、肿瘤浸润淋巴细胞

肿瘤浸润淋巴细胞(TIL)代表宿主抗肿瘤免疫应答,而如果无 TIL,则宿主无法完成抗肿瘤免疫应答过程[24]。Schalper 等通过对 NSCLC 组织样本进行 TIL 亚组染色分析发现,$CD3^+T$ 细胞及 $CD8^+T$ 细胞与患者的生存获益正相关;多因素分析结果显示,高表达 $CD8^+$,有独立的预测作用[24]。在新辅助 ICI 的研究中,CheckMate-159 通过对 9 例患者肿瘤中及外周血 TCR 进行检测证明,MPR 的患者在肿瘤中 TCR 较非 MPR 患者高,同样的结果也在外周血中有所体现;特别是与肿瘤免疫相关的 TCR 在治疗 2~4 周后在外周血中迅速扩增,这是首个在新辅助治疗中证实 TCR 有预测价值的研究[7]。一项新辅助单药治疗肺癌的研究显示,在肿瘤组织中,$CD3^+/CD8^+$细胞、$GZMB^+/CD8^+T$ 细胞与 $CD3^+/FOXP3^+$ T 细胞各比值增高,表明经免疫治疗后 T 细胞激活转变。在切除的淋巴结中,观察到树突状细胞及 B 细胞亚群扩增;此外,与非 MPR 患者相比,MPR 患者切除的淋巴结中 $CD3^+CD40^+CD25^+$ T 细胞数量较少而 $CD3^+CD27^+CD45RO^+$ T 细胞亚群较多[25]。这提示,与肿瘤组织相比,淋巴结中特异性的分子标志物更适合预测免疫治疗效果。通过对 NADIM 组织样本分析,治疗前样本的 TCR 的均匀度和 1% T 细胞克隆与新辅助联合治疗的 pCR 正相关,更进一步描述了治疗前 1%T 细胞克隆经联合治疗后选择性扩增与 pCR 呈完全相关,但其结果尚需未来的研究以验证 TCR 库分析的相关性[26]。同样在 NEOSTAR 研究中,无论是单药还是双免疫药联合均影响了 TCR 的扩增,但是与术后 pCR 无明显相关性;此外,与单药组相比,双免疫联合组的 $CD3^+$ $CD45^+$细胞、$CD3^+$ $CD4^+$ $CD103^+$细胞、$CD3^+$ $CD8^+$ $CD103^+$细胞及 $CD3^+CD4^+CD27^-CD28^+$细胞明显增加;与治疗前相比,ICI 双药联合治疗后明显提高了 $CD3^+$及 $CD3^+CD8^+$ T 细胞数量,虽然该研究没有进一步探究前述 TIL 亚群与术后 pCR 的相关性，但是能够提示 ICI 治疗可能通过提升 TIL 浸润水平从而影响肿瘤免疫应答[12]。综上所述，肿瘤内较高的 TCR 与术后病理缓解有一定相关性，MPR 的患者中 TCR 较未 MPR 的患者高；外周血中较高的 T 细胞也是一个重要的预测 MPR 的因素（表 8-2）。

表 8-2　免疫细胞浸润分布

研究	设计	肿瘤	淋巴结	外周血
CheckMate-159	单臂研究	TCR↑	NA	TCR↑
LCMC3	单臂研究	$CD3^+/CD8^+$↑	DC 细胞↑	NA
		$GZMB^+/CD8^+$↑	B 细胞↑	
		$CD3^+/FOXP3^+$↑	$CD3^+ CD40^+ CD25^+$ T↓	
			$CD3^+ CD27^+ CD45RO^+$ T↑	
NADIM	单臂研究		NA	$CD4^+$ PD-1$^+$细胞↑
				TC56 细胞表面 NKG2D 和 CD56 的 MFI
				$CD4^+$ CD25hi$^+$细胞表面 CD25 的 MFI↑
				中间型单核细胞表面 CD69 的 MFI↑
NEOSTAR	单臂研究	$CD3^+ CD45^+$↑	NA	NA
		$CD3^+ CD4^+ CD103^+$↑		
		$CD3^+ CD8^+ CD103^+$↑		
		$CD3^+ CD4^+ CD27^- CD28^+$↑		

注：MFI. 平均荧光强度。

四、外周血细胞类型

外周血的获取具备快速、安全、可动态检测的优势，现已成为探索 ICI 治疗疗效预测生物标志物的研究热点。

通过动态观察免疫治疗前后外周血中免疫细胞的变化探索在可切除 NSCLC 中生物标志物与肿瘤应答之间的关系，以期寻找更加高效的生物标志物。这类研究中，大部分是通过流式细胞术分析外周血免疫单克隆细胞探索外周血单克隆细胞潜在的作用。接受免疫单药新辅助治疗后，患者外周血内 T 细胞克隆数出现短暂的扩增[7]。LCMC-3 研究通过收集治疗前及治疗后的外周血样本来探索免疫治疗后免疫细胞亚群的改变，结果显示，与非 MPR 患者相比，MPR 患者的治疗前外周血 T 细胞（G/D$^+$CD3$^+$CD8$^+$CD56$^+$CD16$^+$）及 NK 细胞（CD16$^+$CD56$^+$CD244$^+$ CD314$^+$CD161$^+$）计数较低；NK 细胞（CD314$^+$CD56/16$^+$）、粒细胞（CD33$^+$

HLA-DR$^+$CD11b$^+$CD16$^+$）亚群扩增[7]。在 NADIM 研究中，尽管 pCR 患者与非 pCR 患者相比，NK 细胞、T 细胞、CD56$^+$ T 细胞、B 细胞等计数在治疗前及手术前无统计学差异，但进行亚群分析后，共计有 11 项生物标志物有差别。pCR 患者外周血与非 pCR 有明显差别：CD4$^+$PD-1$^+$细胞的 NKG2D 和 CD56 表达水平显著升高，CD4$^+$CD25hi$^+$细胞的 CD25 表达升高，单核细胞中 CD69 表达水平显著升高；CD3$^+$CD56$^-$CTLA-4$^+$细胞、CD3$^+$CD56$^-$CTLA-4$^+$细胞、CD56$^+$ T 细胞中 CTLA-4 表达水平降低，血浆中 b-NGF、NT-3 和 VEGF-D 水平降低。经治疗后，pCR 患者中 B 细胞表达的 CD19、BCMA、4-1BB、MCSF 和 PARC 水半显著升高，而在血浆中 MPIF-1 和 Flt-3L 的表达水平降低[7, 26, 27]。NEOSTAR 研究通过测量外周血中 T 细胞克隆数，证明联合治疗增加肿瘤中浸润 T 细胞的程度，同时治疗前较低的 T 细胞数预示术后病理缓解不佳[12]。以上结果说明，在经过免疫治疗后，外周血免疫细胞会随着治疗不断改变，但其具体的预测价值依旧需要更深入的研究与探讨。

血细胞计数和全血细胞的比例关系目前已经成为预测在 ICI 治疗后效果评价的指标。特别是在晚期肺癌的治疗中，血小板与淋巴细胞计数比（platelet to lymphocyte ratio，PLR）、中性粒细胞与淋巴细胞计数比（neutrophil-to-lymphocyte ratio，NLR）、中性粒细胞/淋巴细胞计数-中性粒细胞比值[derived neutrophils/（leukocytes minus neutrophils）ratio，dNLR]和乳酸脱氢酶水平（LDH）均对免疫治疗后效果有一定的预测作用[28-30]。Mitchell 等在回顾性研究中指出，中性粒细胞群与 TMB 增加呈正相关。中性粒细胞的增加与促粒细胞生长因子（IL-1β、IL-17A、TNF-α、IL-6）和 TH2 相关（IL-5、IL-13）细胞因子水平的增加相关，提示中性粒细胞增加可能是免疫抑制过程，预示在可切除 NSCLC 中预后不良[31]。

循环肿瘤 DNA（ctDNA）是肿瘤细胞在坏死或凋亡过程中产生的存在于血液中的 DNA 片段。ctDNA 的半衰期为 30 分钟至 2 小时，其在外周血中的变化可以用来动态监测肿瘤。从经手术切除的 28 例 NSCLC 转移患者外周血液中检测发现，ctDNA 谱的改变预测术后辅助化疗耐药，同时可以追踪肺癌复发和转移[32]。在晚期患者中，经 ICI 治疗后观察患者 ctDNA 及肿瘤直径，ctDNA 的变化较肿瘤直径变化快且其对治疗效果的预测价值高于肿瘤直径的变化[32]。因此 ctDNA 低或缺失可能成为预测 ICI 治疗疗效的标志物。一项纳入 24 例接受 ICI 治疗的晚期肺癌患者的研究发现，ctDNA 对免疫疗效的反应较影像学评估早 8.7 周，ctDNA 浓度的变化与肿瘤反应密切相关，所有有肿瘤反应的患者（n=5/5）的 ctDNA 浓度均下降，而 60%（n=6/10）无肿瘤反应的患者的 ctDNA 浓度升高，故 ctDNA 浓度动态变化可以作为评估治疗效果的一种有效措施[33]。另外一项新辅助 PD-1 抑制剂的研究发现，ctDNA 和 MPR 虽然与无复发生存期（RFS）无明显相关性，术前外周血检测不到 ctDNA 的患者，术后病理学中肿瘤细胞缓解率大于 30%[7]。

总的来说，ctDNA 在肿瘤治疗以及预测预后的价值中的作用需要更多的临床研究证实。

五、驱动基因突变类型

对于驱动基因（*EGFR*、*ALK*、*ROS1*）突变的晚期患者，靶向治疗为标准治疗方案，是否加用 ICI 治疗，学术界尚存争议。本节将概述在驱动基因突变的可切除肺癌患者中新辅助免疫治疗的情况。

对于驱动基因阳性的患者新辅助 ICI 治疗尚在临床探索中。LCMC-3 研究中，7 例 *EGFR* 突变及 *ALK* 基因重排的患者，术后病理均为非 MPR，提示驱动基因阳性的患者新辅助治疗效果不佳[34]。同样，在 NADIM 研究中，*STK11*、*KEAP1*、*RB1* 和 *EGFR* 基因突变虽然与病理应答无相关关系，但其却与更短的 PFS 相关。NADIM 研究中共 13 例腺癌患者有基因突变，*KRAS* 突变 2 例，*STK11* 突变 2 例，*STK11* 与 *KRAS* 共突变 1 例，4 例 *EGFR* 突变，1 例 *Her2* 突变。其中 *STK11* 突变的 3 例患者均未达到 RECIST 标准中的 PR，且有 1 例进展无法外科切除，1 例术后肿瘤残余率为 100%，1 例为 72%，这可能提示 *STK11* 基因突变 ICI 新辅助治疗效果不佳。另 *EGFR* 突变 4 例患者中，*L858* 突变的 2 例患者均达到术后 pCR，*EGFR* 20 号外显子插入突变及 19 号外显子缺失突变的患者均未达到 MPR[8]。一项多中心回顾性研究分析了驱动基因突变阳性的 32 例接受新辅助 ICI 治疗肺癌患者的获益情况，MPR 率为 43.8%（14/32），pCR 率为 15.6%（5/32）。*EGFR* 突变的患者，MPR 及 cPR 分别为 50.0%（7/14）及 14.3%（2/14）；*KRAS* 突变的患者，MPR 及 cPR 分别为 44.4%（4/9）和 22.2%（2/9）。新辅助 ICI 治疗驱动基因阳性患者的效果尚在探索当中，不过结合目前已有的研究报道来看，驱动基因阳性的患者似乎并不能从新辅助 ICI 的治疗中明显获益。

（闫小龙　徐　嵩）

参 考 文 献

[1] Dempke WCM, Fenchel K, Dale SP. Programmed cell death ligand-1（PD-L1）as a biomarker for non-small cell lung cancer（NSCLC）treatment-are we barking up the wrong tree? Transl Lung Cancer Res，2018，7（Suppl 3）：S275-S279.

[2] Haque W, Verma v, Butler EB, et al. Pathologic nodal clearance and complete response following neoadjuvant chemoradiation for clinical N2 non-small cell lung cancer：Predictors and long-term outcomes. Lung Cancer，2019，130：93-100.

[3] Seymour L, Bogaerts J, Perrone A, et al. iRECIST：guidelines for response criteria for use in trials testing immunotherapeutics. Lancet Oncol，2017，18（3）：e143-e152.

[4] Mok TSK，Wu YL，Kudaba I，et al. Pembrolizumab versus chemotherapy for previously untreated，PD-L1-expressing，locally advanced or metastatic non-small-cell lung cancer（KEYNOTE-042）: a randomised，open-label，controlled，phase 3 trial. Lancet（London，England），2019，393（10183）: 1819-1830.

[5] Felip E，Altorki N，Zhou C，et al. Adjuvant atezolizumab after adjuvant chemotherapy in resected stage ⅠB-ⅢA non-small-cell lung cancer（IMpower010）: a randomised，multicentre，open-label，phase 3 trial. Lancet（London，England），2021，398（10308）: 1344-1357.

[6] Lee J，Chaft J，Nicholas A，et al. PS01.05 surgical and clinical outcomes with neoadjuvant atezolizumab in resectable stage ⅠB-ⅢB NSCLC: LCMC3 trial primary analysis. J Thorac Oncol，2021，16（3）: S59-S61.

[7] Yang X，Yin R，Xu L. Neoadjuvant PD-1 blockade in resectable lung cancer. N Engl J Med，2018，379（9）: e14.

[8] Provencio M，Nadal E，Insa A，et al. Neoadjuvant chemotherapy and nivolumab in resectable non-small-cell lung cancer（NADIM）: an open-label，multicentre，single-arm，phase 2 trial. Lancet Oncol，2020，21（11）: 1413-1422.

[9] Shu C A，Gainor JF，Awad MM，et al. Neoadjuvant atezolizumab and chemotherapy in patients with resectable non-small-cell lung cancer: an open-label，multicentre，single-arm，phase 2 trial. The Lancet. Oncology，2020，21（6）: 786-795.

[10] Rothschild SI，Zippelius A，Eboulet EI，et al. SAKK 16/14: durvalumab in addition to neoadjuvant chemotherapy in patients with stage ⅢA（N2）non-small-cell lung cancer-A multicenter single-arm phase Ⅱ trial. J Clin Oncol，2021，39（26）: 2872-2880.

[11] Tfayli A，Al Assaad M，Fakhri G，et al. Neoadjuvant chemotherapy and Avelumab in early stage resectable nonsmall cell lung cancer. Cancer medicine，2020，9（22）: 8406-8411.

[12] Cascone T，William Jr WN，Weissferdt A，et al. Neoadjuvant nivolumab or nivolumab plus ipilimumab in operable non-small cell lung cancer: the phase 2 randomized NEOSTAR trial. Nat Med，2021，27（3）: 504-514.

[13] Jiang L，Huang J，Jiang SS，et al. The surgical perspective in neoadjuvant immunotherapy for resectable non-small cell lung cancer. Cancer Immunol Immunother，2021，70（8）: 2313-2321.

[14] Wang J，Li JQ，Cai L，et al. The safety and efficacy of neoadjuvant programmed death 1 inhibitor therapy with surgical resection in stage ⅢA non-small cell lung cancer. Ann Transl Med，2021，9（6）: 486.

[15] Chen Y，Yan B，Xu F，et al. Neoadjuvant chemoimmunotherapy in resectable stage ⅢA/ⅢB non-small cell lung cancer. Transl Lung Cancer Res，2021，10（5）: 2193-2204.

[16] Patel SP，Kurzrock R. PD-L1 Expression as a Predictive Biomarker in Cancer Immunotherapy. Mol Cancer Ther，2015，14（4）: 847-856.

[17] Pardoll DM. The blockade of immune checkpoints in cancer immunotherapy. Nature reviews. Cancer，2012，12（4）: 252-264.

[18] Berghoff AS，Bellosillo B，Caux C，et al. Immune checkpoint inhibitor treatment in patients with oncogene- addicted non-small cell lung cancer（NSCLC）: summary of a multidisciplinary

round-table discussion. ESMO open，2019，4（3）：e000498.

[19] Xie F，Xu M，Lu J，et al. The role of exosomal PD-L1 in tumor progression and immunotherapy. Mol Cancer，2019，18（1）：146.

[20] Pradhan M，Chocry M，Gibbons DL，et al. Emerging biomarkers for neoadjuvant immune checkpoint inhibitors in operable non-small cell lung cancer. Translational lung cancer research，2021，10（1）：590-606.

[21] Cho BC，Wu YL，Lopes G，et al FP13.04 KEYNOTE-042 3-year survival update：1L pembrolizumab vs platinum-based chemotherapy for PD-L1+ locally advanced/metastatic NSCLC. J Thorac Oncol，2021，16（3）：S225-S226.

[22] Rodriguez-Abreu D，Powell SF，Hochmair M，et al，Final analysis of KEYNOTE-189：Pemetrexed-platinum chemotherapy（chemo）with or without pembrolizumab（pembro）in patients（pts）with previously untreated metastatic nonsquamous non-small cell lung cancer（NSCLC）. J Clin Oncol，2020，38：9582-9582.

[23] Paz-Ares L，Vicente D，Tafreshi A，et al. A Randomized，placebo-controlled trial of pembrolizumab plus chemotherapy in patients with metastatic squamous NSCLC：protocol-specified final analysis of KEYNOTE-407. J Thorac Oncol，2020，15（10）：1657-1669.

[24] Schalper KA，Brown J，Carvajal-Hausdorf D，et al. Objective measurement and clinical significance of TILs in non-small cell lung cancer. J Natl Cancer Inst，2015，107（3）：dju435.

[25] Carbone D，Lee J，Kris M，et al. OA06.06 Clinical/Biomarker Data for Neoadjuvant Atezolizumab in Resectable Stage IB-IIIB NSCLC：Primary Analysis in the LCMC3 Study. J Thorac Oncol，2021，16（3）：S115-S116.

[26] Laza-Briviesca R，Cruz-Bermúdez A，Nadal E，et al. Blood biomarkers associated to complete pathological response on NSCLC patients treated with neoadjuvant chemoimmunotherapy included in NADIM clinical trial. Clin Transl Med，2021，11（7）：e491.

[27] Usó M，Jantus-Lewintre E，Bremnes RM，et al. Analysis of the immune microenvironment in resected non-small cell lung cancer：the prognostic value of different T lymphocyte markers. Oncotarget，2016，7（33）：52849-52861.

[28] Templeton AJ，McNamara MG，Šeruga B，et al. Prognostic role of neutrophil-to-lymphocyte ratio in solid tumors：a systematic review and meta-analysis. Journal of the National Cancer Institute，2014，106（6）：dju124.

[29] Templeton AJ，Ace O，McNamara MG，et al. Prognostic role of platelet to lymphocyte ratio in solid tumors：a systematic review and meta-analysis. Cancer Epidemiol Biomarkers Prev，2014，23（7）：1204-1212.

[30] Qiang G，Liang C，Xiao F，et al. Prognostic significance of platelet-to-lymphocyte ratio in non-small-cell lung cancer：a meta-analysis. Onco Targets Ther，2016，9：869-876.

[31] Mitchell KG，Negrao MV，Parra ER，et al. Lymphovascular invasion is associated with mutational burden and PD-L1 in resected lung cancer. Ann Thorac Surg，2020，109（2）：358-366.

[32] Goldberg SB，Narayan A，Kole AJ，et al. Early Assessment of Lung Cancer Immunotherapy

Response via Circulating Tumor DNA. Clin Cancer Res，2018，24（8）：1872-1880.

[33] Giroux Leprieur E，Herbretau G，Dumenil C，et al. Circulating tumor DNA evaluated by Next-Generation Sequencing is predictive of tumor response and prolonged clinical benefit with nivolumab in advanced non-small cell lung cancer. Oncoimmunology，2018，7（5）：e1424675.

[34] Forde PM，Chaft JE，Smith KN，et al. Neoadjuvant PD-1 blockade in resectable lung cancer. N Engl J Med，2018，378（21）：1976-1986.

第九章　不同转移部位的肺癌免疫生物标志物

第一节　肺癌脑转移

一、肺癌脑转移免疫治疗现状

脑转移（brain metastasis，BM）是晚期非小细胞肺癌（NSCLC）的常见并发症之一，在整个病程中的发生率高达 40%～50%，与神经认知功能紊乱、生活质量下降和预后不良相关[1]。对于驱动基因阳性的脑转移患者，靶向药物的更新迭代，不仅提高了脑转移的治疗有效率，也显著降低了脑转移发生的风险。然而驱动基因阴性的脑转移患者，则以放疗、手术、化疗等传统治疗方式为主，治疗效果不尽如人意[2]。

靶向程序性细胞死亡受体 1（programmed cell death-1，PD-1）及其配体 PD-L1 的免疫检查点抑制剂（ICI）的发展彻底改变了 NSCLC 的治疗模式，但传统的观点认为这些治疗性抗体由于分子质量较大难以穿透血脑屏障（blood-brain barrier，BBB），并且大部分脑转移患者被抗 PD-（L）1 免疫治疗的临床研究排除在外，所以，目前抗 PD-（L）1 免疫治疗对 NSCLC 脑转移疗效的数据多来源于一些回顾性研究分析。

（一）免疫单药治疗

OAK 研究的回顾性分析[3]结果显示，在脑转移亚组（$n=123$）中，与化疗相比，阿替利珠单抗可延长患者的 OS（16.0 个月 *vs.* 11.9 个月，$P=0.1633$），虽然未达到统计学差异，但阿替利珠单抗可以显著降低新发症状性脑转移的风险（HR=0.38，$P=0.0239$），同时阿替利珠单抗治疗组 3 级以上治疗相关不良事件（treatment-related adverse event，TRAE）发生率低于化疗组（23.3% *vs.* 50.9%），3 级以上神经系统相关 TRAE 发生率稍高于化疗组（5% *vs.* 1.8%）。一项纳入了 255 例 NSCLC 脑转移患者大型多中心的回顾性临床研究[4]提示，虽然与无脑转移患者相比，脑转移患者接受 ICI 治疗的无进展生存时间（PFS）（1.7 个月 *vs.* 2.1 个月，$P=0.009$）和总生存时间（OS）（8.6 个月 *vs.* 11.4 个月，$P=0.035$）较短，但两组的客观缓解率（ORR）相似（20.6% *vs.* 22.7%，$P=0.484$），且脑转移患者中，颅内 ORR 达 27.3%。在意大利的一项扩展研究（EAP）[5]中，纳武利尤单抗在 409

例经治的 NSCLC 脑转移患者中的疾病控制率（disease control rate，DCR）为 39%，中位 OS 为 8.6 个月，3~4 级 TRAE 的发生率为 7%。以上数据表明抗 PD-（L）1 单药治疗 NSCLC 脑转移初步表现出良好的疗效和安全性。

（二）免疫联合治疗

KEYNOTE-189 研究[6]的亚组分析显示，帕博利珠单抗联合化疗较单纯化疗显著延长稳定性脑转移患者（n=108）的 OS（19.2 个月 vs. 7.5 个月；HR，0.41；95%CI，0.24~0.67），与无脑转移患者（n=508）的疗效相似（OS，22.4 个月 vs. 12.1 个月；HR，0.59；95%CI，0.46~0.75）。一项针对 KEYNOTE-021、KEYNOTE-189、KEYNOTE-407 研究的汇总分析[7]同样表明，帕博利珠单抗联合化疗较单独化疗可显著改善晚期 NSCLC 患者的临床预后，而且在伴有稳定性脑转移患者（ORR，39.0% vs. 19.7%；PFS 的 HR，0.44；95% CI，0.31~0.62；OS 的 HR，0.48；95% CI，0.32~0.70）和无脑转移患者中（ORR，54.6% vs. 31.8%；PFS 的 HR，0.55；95% CI，0.48~0.63；OS 的 HR，0.63；95% CI，0.53~0.75）疗效相似。

2021 年世界肺癌大会（WCLC）会议公布了 CheckMate 9LA 研究的事后分析，评估了纳武利尤单抗+伊匹木单抗+化疗在脑转移患者中的疗效[8]。结果显示，在晚期 NSCLC 脑转移患者中，与化疗相比，双免疫联合化疗可使脑转移患者获得持久的生存获益（OS：19.3 个月 vs. 6.8 个月）。

一项大型回顾性研究[9]纳入了 260 例脑转移瘤患者（包括 157 例 NSCLC），结果表明，与单独立体定向外科治疗或立体定向放射治疗（stereotactic radiosurgery-stereotactic radiation therapy，SRS-SRT）相比，SRS-SRT 同步联合 ICI 可改善脑转移患者预后（OS：12.9 个月 vs. 24.7 个月，P=0.002），降低新发脑转移病灶的风险[比值比（Odds ratio，OR）=0.337，P=0.045]，同时不增加 TRAE 的发生。然而，SRS-SRT 序贯 ICI 治疗却与单独 SRS-SRT 的临床疗效相似。另一项纳入 150 例脑转移瘤（包括 99 例 NSCLC）患者[10]的回顾性研究结果同样表明 SRS 同步联合 ICI 较单独 SRS 显著改善患者预后（ORR：86% vs. 75%，P=0.005）。但是，有一项回顾性研究[11]却提示，与 SRS 联合化疗（n=46）相比，SRS 联合 ICI（n=39）并不能改善 NSCLC 脑转移患者的临床疗效（OS：10 个月 vs. 11.6 个月，P=0.23）。

以上数据表明，免疫联合化疗或放疗对脑转移 NSCLC 患者显示出一定的疗效，但是联合方案及用药顺序仍存在争议，尚需要大量大型前瞻性临床研究加以验证。

二、肺癌脑转移免疫生物标志物

（一）临床特征

既往研究表明很多临床病理特征可以影响 NSCLC 患者的治疗疗效和生存预

后[12]，因此了解影响 NSCLC 脑转移患者免疫治疗疗效的临床特征对进一步筛选免疫治疗获益人群至关重要。

对于脑转移患者，是否存在神经系统相关症状对临床预后具有重要影响。许多大型前瞻性临床研究多纳入无症状或治疗后稳定的脑转移患者，亚组分析提示 ICI 同样可显著改善这部分患者的预后[7]。尽管有些真实世界的临床研究提示 ICI 的疗效在有症状和无症状的脑转移患者之间无显著差异，但多数研究仍然显示症状性的脑转移患者接受 ICI 的疗效更差，接受糖皮质激素治疗可能是其主要原因。既往研究表明，糖皮质激素具有显著的免疫抑制功能，可能减弱机体对肿瘤的免疫应答。在一项纳入 650 例接受 ICI 治疗的晚期 NSCLC 患者的研究[13]中，与免疫治疗基线接受＜10mg/d 泼尼松治疗的患者相比，接受＞10mg/d 泼尼松治疗的患者免疫治疗的 PFS（2.0 *vs.* 3.4 个月，*P*=0.01）和 OS（4.9 *vs.* 11.2 个月，*P*=0.001）均更短。Hendriks 等在一项针对接受 ICI 治疗的 NSCLC 脑转移患者的回顾性临床研究[4]中，发现糖皮质激素治疗与更差的 OS 相关。

诊断特异性分级预后评估（diagnosis-specific graded prognostic assessment，DS-GPA）是脑转移瘤中应用最广泛的预后分层模型，它综合了年龄、卡诺夫斯基功能状态评分（KPS）、颅外转移灶数目和脑转移数目，共四个预后因素。Hendriks 等在研究中发现 DS-GPA 评分越高，患者的 OS 越长[4]。但是目前仍倾向认为 DS-GPA 评分是预后因素，与治疗方案无关，DS-GPA 能否成为免疫治疗疗效的预测因素还需要更多的数据加以验证。

（二）PD-L1

PD-L1 是目前认可度最高的 NSCLC 患者免疫治疗的疗效标志物，研究表明，PD-L1 在脑转移患者当中同样具有一定的预测作用。KEYNOTE-024 研究[14]脑转移亚组（*n*=28）的数据分析显示，对于 PD-L1 表达超过 50% 的患者，帕博利珠单抗较化疗可延长患者的 PFS（HR=0.55；95% CI，0.2～1.56）。一项针对 KEYNOTE-001、KEYNOTE-010、KEYNOTE-024、KEYNOTE-042 系列研究的汇总分析[15]提示，在 PD-L1（＋）的晚期 NSCLC 患者中，帕博利珠单抗对有稳定性脑转移患者（*n*=293）的疗效并不劣于无脑转移患者（*n*=2877）（ORR：26.1% *vs.* 25.8%），而且与化疗组相比，帕博利珠单抗对死亡风险的降低程度在有稳定性脑转移患者和无脑转移患者中相当（HR：0.83 *vs.* 0.78）。一项旨在评估帕博利珠单抗治疗脑转移瘤的有效性和安全性的前瞻性、单臂、Ⅱ期临床研究[16]，纳入了 42 例存在至少一个未经治疗的直径 5～20mm 的脑转移病灶 NSCLC 患者，包括 37 例 PD-L1（＋）的患者（队列 1）和 5 例 PD-L1（－）的患者（队列 2），结果显示，队列 1 中有 11 例（29.7%）患者出现应答，而队列 2 中没有患者出现应答。

FIR[17]是一项前瞻性的 II 期临床研究，旨在评估阿替利珠单抗在肿瘤细胞或免疫细胞 PD-L1 表达阳性（TC 或 IC＞5%）的晚期 NSCLC 患者中的疗效及安全性，该研究共分为 3 个队列，分别对不同人群进行研究，其中队列 3 入组的是脑转移患者，研究结果显示阿替利珠单抗在队列 3 中的 ORR 为 23%，3～4 级 TRAE 的发生率为 15%。

以上研究数据表明 PD-L1 可能是脑转移 NSCLC 患者免疫治疗有效的疗效预测生物标志物，但是尚需要大型前瞻性临床研究加以验证。

（三）肿瘤微环境

除了 PD-L1，目前对 NSCLC 脑转移人群免疫治疗生物标志物的报道较少。了解脑转移灶的免疫微环境对阐明 ICI 对脑转移灶疗效的作用机制及寻找精确的疗效预测生物标志物均具有重要的意义。大脑因其结构的特征性，包括血脑屏障、独特的组织细胞（包括小胶质细胞、星形胶质细胞、少突胶质细胞和神经元）和特殊的局部淋巴系统等，具有区别于其他器官的特殊免疫微环境。然而由于脑组织标本难以获取，目前关于脑转移灶免疫微环境的研究仍欠缺。

既往观点认为中枢神经系统受血脑屏障和血-脑脊液屏障（blood-CSF barrier）的保护，属于"免疫豁免器官"。Berghoff 等[18]对包含肺癌、黑色素瘤、乳腺癌、肾细胞癌等的 116 例患者脑转移灶标本进行免疫组化分析，结果发现 99.1%的脑转移病灶中存在肿瘤浸润淋巴细胞（TIL）。Klemm 等[19]通过流式细胞术、RNA 测序、蛋白质阵列等技术全面分析了正常脑组织、脑神经胶质瘤及脑转移瘤的免疫细胞组成，结果显示，正常脑组织的免疫细胞主要由小胶质细胞和少量免疫细胞组成，大部分胶质瘤以巨噬细胞浸润为主，而脑转移瘤中浸润的免疫细胞种类丰富，包括 T 细胞和中性粒细胞，且不同肿瘤来源的脑转移灶浸润的免疫细胞类型具有明显差异性。

值得注意的是，在 NSCLC 脑转移患者中，肺部原发灶和脑转移灶之间也存在异质性。Mansfield 等[20]对 73 例肺癌患者的肺原发灶和配对的脑转移灶中 PD-L1 和 CD3 的表达进行了分析，结果提示 14%的患者肺原发灶和脑转移灶的 PD-L1 表达存在差异，26%的患者 CD3 的表达存在差异，较肺原发灶相比，脑转移灶中缺乏 PD-L1 表达和 TIL 浸润。随后，他们对 20 例 NSCLC 肺原发灶和脑转移灶样本进行 T 细胞受体（TCR）测序后发现[21]，与肺原发灶相比，脑转移灶中的 T 细胞克隆显著减少（中位数为 1540 *vs.* 4551；*P*=0.0005）。Kudo 等[2]在 39 例 NSCLC 的原发灶和配对的脑转移灶中研究发现，与肺原发灶相比，脑转移灶中 T 细胞浸润减少，肿瘤相关巨噬细胞浸润增加；TCR 测序结果提示 T 细胞的密度和丰度在脑转移灶中均显著降低。

以上研究结果提示，特异性的脑转移灶肿瘤免疫微环境包括 PD-L1 低表达、巨噬细胞等抑制性免疫细胞浸润、T 细胞浸润较少及克隆扩增减少等，可能是 NSCLC 脑转移患者疗效差的重要原因。但目前尚缺乏脑转移灶肿瘤免疫微环境分型及其对免疫治疗疗效影响方面的相关研究。

三、小结与展望

综上所述，ICI 单药、ICI 联合化疗及 ICI 联合放疗均在 NSCLC 脑转移患者中表现出良好的有效性和安全性，但是仍然需要大型前瞻性临床研究加以验证。目前对 NSCLC 脑转移患者免疫治疗的生物标志物研究较少，仅有一些数据表明 PD-L1 是潜在的疗效标志物。脑转移灶肿瘤免疫微环境可能是未来研究的重点方向，对明确脑转移肿瘤细胞免疫逃逸机制，从而开发新型治疗策略，进一步提高治疗疗效具有重要的意义。

（周　娟　苏春霞）

参 考 文 献

[1] Cagney DN，Martin AM，Catalano PJ，et al. Incidence and prognosis of patients with brain metastases at diagnosis of systemic malignancy：a population-based study. Neuro Oncol，2017，19（11）：1511-1521.

[2] Kudo Y，Haymaker C，Zhang J，et al. Suppressed immune microenvironment and repertoire in brain metastases from patients with resected non-small-cell lung cancer. Ann Oncol，2019，30（9）：1521-1530.

[3] Gadgeel SM，Lukas RV，Goldschmidt J，et al. Atezolizumab in patients with advanced non-small cell lung cancer and history of asymptomatic，treated brain metastases：Exploratory analyses of the phase Ⅲ OAK study. Lung Cancer（Amsterdam，Netherlands），2019，128：105-112.

[4] Hendriks LEL，Henon C，Auclin E，et al. Outcome of patients with non-small cell lung cancer and brain metastases treated with checkpoint inhibitors. J Thorac Oncol，2019，14（7）：1244-1254.

[5] Crinò L，Bronte G，Bidoli P，et al. Nivolumab and brain metastases in patients with advanced non-squamous non-small cell lung cancer. Lung Cancer，2019，129：35-40.

[6] Gadgeel S，Garassino MC，Esteban E，et al. KEYNOTE-189：OS Update and Progression After the Next Line of Therapy（PFS2）with Pembrolizumab plus Chemotherapy for Metastatic Nonsquamous NSCLC. J Thorac Oncol，2019，14（11）：S1153.

[7] Powell SF，Rodriguez Abreu D，Langer CJ，et al. Outcome with pembrolizumab plus platinum-based chemotherapy for patients with NSCLC and stable brain metastases：pooled analysis of KEYNOTE-021，-189，and -407. J Thorac Oncol，2021，16（11）：1883-1892.

[8] Carbone D，Ciuleanu T，Cobo M，et al. First-line nivolumab plus ipilimumab plus chemo in patients with advanced NSCLC and brain metastases：results from checkmate 9LA. J Thorac

Oncol，2021，16（10）：S862.

[9] Chen L，Douglass J，Kleinberg L，et al. Concurrent Immune Checkpoint Inhibitors and Stereotactic Radiosurgery for Brain Metastases in Non-Small Cell Lung Cancer，Melanoma，and Renal Cell Carcinoma. Int J Radiat Oncol Biol Phys，2018，100（4）：916-925.

[10] Kotecha R，Kim JM，Miller JA，et al. The impact of sequencing PD-1/PD-L1 inhibitors and stereotactic radiosurgery for patients with brain metastasis. Neuro-Oncol，2019，21（8）：1060-1068.

[11] Singh C，Qian JM，Yu JB，et al. Local tumor response and survival outcomes after combined stereotactic radiosurgery and immunotherapy in non-small cell lung cancer with brain metastases. J Neurosurg，2019，132（2）：512-517.

[12] Passaro A，Attili I，Morganti S，et al. Clinical features affecting survival in metastatic NSCLC treated with immunotherapy：A critical review of published data. Cancer Treat Rev，2020，89：102085.

[13] Scott SC，Pennell NA. Early Use of Systemic corticosteroids in patients with advanced nsclc treated with nivolumab. J Thorac Oncol，2018，13（11）：1771-1775.

[14] Reck M，Rodríguez-Abreu D，Robinson AG，et al. Pembrolizumab versus Chemotherapy for PD-L1-Positive non-small-cell lung cancer. N Engl J Med，2016，375（19）：1823-1833.

[15] Mansfield AS，Herbst RS，Castro G Jr，et al. Outcomes with pembrolizumab（pembro）monotherapy in patients（pts）with PD-L1-positive NSCLC with brain metastases：Pooled analysis of KEYNOTE-001，-010，-024，and-042. Ann Oncol，2019，30：604-606.

[16] Goldberg SB，Schalper KA，Gettinger SN，et al. Pembrolizumab for management of patients with NSCLC and brain metastases：long-term results and biomarker analysis from a non-randomised，open-label，phase 2 trial. Lancet Oncol，2020，21（5）：655-663.

[17] Spigel DR，Chaft JE，Gettinger S，et al. FIR：efficacy，safety，and biomarker analysis of a phase ii open-label study of atezolizumab in PD-L1-selected patients with NSCLC. J Thorac Oncol，2018，13（11）：1733-1742.

[18] Berghoff AS，Fuchs E，Ricken G，et al. Density of tumor-infiltrating lymphocytes correlates with extent of brain edema and overall survival time in patients with brain metastases. Oncoimmunology，2016，5（1）：e1057388.

[19] Klemm F，Maas RR，Bowman RL，et al. Interrogation of the microenvironmental landscape in brain tumors reveals disease-specific alterations of immune cells. Cell，2020，181（7）：1643-1660.e17.

[20] Mansfield AS，Aubry MC，Moser JC，et al. Temporal and spatial discordance of programmed cell death-ligand 1 expression and lymphocyte tumor infiltration between paired primary lesions and brain metastases in lung cancer. Ann Oncol，2016，27（10）：1953-1958.

[21] Mansfield AS，Ren H，Sutor S，et al. Contraction of T cell richness in lung cancer brain metastases. Sci Rep，2018，8（1）：2171.

第二节　肺癌肝转移

肺癌尤其是非小细胞肺癌（NSCLC）是现阶段全世界及我国发病率和死亡率最高的恶性肿瘤，约40%的肺癌患者在诊断时已发生远处转移，常见转移部位包括骨、肺、脑、肝和肾上腺，其中肺癌肝转移占15%～20%[1, 2]。单纯肺癌肝转移仅占转移性肺癌的5%，而骨和肝脏却是大细胞肺癌中最常见的双部位转移组合，这提示肺癌肝转移的转移模式以复合转移为主[3]。另外，肺癌肝转移的发生率也与肺癌的病理类型密切相关，如非小细胞肺癌肝转移的发生率仅为2.9%～4.1%，而小细胞肺癌（SCLC）患者中17.5%～20.3%会发生肝转移；肺鳞癌肝转移的发生率高于肺腺癌[2]。虽然相较于肺癌骨转移及脑转移，肺癌肝转移发生率较低，但由于其预后不良，仍是一种备受关注的转移类型[4]。在伴不同器官转移的肺癌患者中，肺癌肝转移患者的预后最差，中位生存期仅为4个月[5]。大量研究已经证实肝转移是影响肺癌患者预后的独立因素[6, 7]。

目前恶性肿瘤肝转移的发生机制主要有"种子和土壤"学说，肝脏是高度血管化的器官，具有丰富的血液供应，为肿瘤细胞提供了肥沃的"土壤"。早期，肿瘤细胞从原发部位向周围组织侵袭，进入脉管系统成为了循环肿瘤细胞，部分肿瘤细胞躲避了免疫细胞的杀伤，顺利从肝脏的脉管系统中渗出，最终侵袭增殖为肉眼可见的肝转移灶。进入肝脏的肿瘤细胞会处在一个特殊的肿瘤免疫微环境中，这个肿瘤免疫微环境由高度特异的肝脏常驻细胞组成，包括肝窦内皮细胞、库普弗细胞、肝星状细胞、肝细胞等，每种细胞类型都具有独特的性质并执行着各种免疫功能，其中$CD8^+$ T细胞、NK细胞、N1型中性粒细胞、M1巨噬细胞等细胞发挥着抑制肿瘤的效应，而肝星状细胞、肝细胞、N2型中性粒细胞、M2巨噬细胞等细胞能够促进肿瘤侵袭，库普弗细胞在肿瘤侵袭肝脏的早期能够抑制肿瘤生长，随着肿瘤进展更倾向于促进肿瘤生长[8]。与此同时，肝脏低氧、高糖酵解等特征性的微环境也在恶性肿瘤肝转移中发挥着重要的作用[9, 10]。

目前针对肺癌肝转移尚无统一的治疗规范，原则上按照转移性肺癌的系统治疗推荐进行治疗。中华医学会肺癌临床诊疗指南指出，对于存在局限性肝转移的NSCLC患者（功能状态评分为0～1分），若原发灶可根治，则可对转移灶采取根治性局部治疗；若原发灶不可切除，则以系统性全身治疗为主[11]。近年来，随着外科手术技术的进步及对肿瘤生物学特性的认识，肺癌肝转移患者接受手术治疗者逐渐增多，且文献报道经过选择的肺癌肝转移患者经手术治疗后获得长期生存，肺癌肝转移手术治疗模式未来或许能使更多肺癌肝转移患者获益。除了手术治疗，射频消融、微波消融、立体定向放射治疗等非手术局部治疗手段的飞速发展，也可能为肺癌肝转移患者的治疗提供更多选择方案[12, 13]。对于无法手术切除或局部治疗的晚期肺癌患者，全身治疗可能是唯一的治疗方案，然而肺癌肝转移患者全身化疗敏感性差，预后生存远差于不伴肝转移的患者。近年来，以免疫检查点抑制剂为代表的免疫疗法在肺癌的治疗中取得了长足的进展，改变了晚期肺癌患者的治疗格局。PD-1 及其配体 PD-L1 抑制剂包括纳武利尤单抗、帕博利珠单抗、阿替利珠单抗等，其中帕博利珠单抗单独用于所有 PD-L1 表达阳性，无 *EGFR* 或 *ALK* 突变的局部晚期或转移性 NSCLC 一线治疗在国内的上市审批完毕，开启了免疫单药一线治疗肺癌的先例[14]。多个临床研究已证实免疫治疗可以提高晚期肺癌患者的 5 年生存率和总生存期，也提升了肺癌肝转移患者的预后[15]。在 KEYNOTE-189 研究中，与安慰剂加培美曲塞/铂相比，帕博利珠单抗加培美曲塞/铂显著改善了非鳞状 NSCLC 肝转移患者的总生存期（OS）（OS：12.6 *vs.* 6.6 个月）[16]。同样，在肝转移患者中，纳武利尤单抗对比多西他赛，显示出显著的生存获益（OS：6.8 *vs.* 5.9 个月）[15]。虽然相比传统化疗，免疫治疗为肺癌肝转移患者带来更好的生存获益，但多项研究显示免疫治疗在肺癌肝转移患者中疗效仍比无肝转移患者差[17-20]。因此确定可靠的预测性生物标志物，以筛选获益人群，对于实现精准免疫治疗具有十分重要的意义。

前期大量研究证实，肿瘤细胞 PD-L1 表达、肿瘤突变负荷（TMB）、肿瘤浸润淋巴细胞、基因突变状态等与免疫治疗的疗效紧密相关，它们可以作为免疫治疗的生物标志物。其中 PD-L1 表达水平被认为是目前筛选获益人群最合理的生物标志物，相关研究已经证明阿替利珠单抗和度伐利尤单抗免疫治疗的获益与 PD-L1 表达水平呈正相关[21]。在晚期 NSCLC 中，与 PD-L1 表达较低或阴性的患者相比，肿瘤 PD-L1 表达较高的患者具有更高的客观缓解率（ORR）和更长的总生存期 OS[22]。同时，也有研究报道了转移部位 PD-L1 表达量作为 NSCLC 免疫治疗疗效生物标志物的可能性[23]。在这项研究中所有转移部位（包括骨、脑、肾上腺、肝）PD-L1 表达阳性（≥1%）患者的客观缓解率（ORR 36.4%～71.4%）显著高于 PD-L1 表达阴性患者（ORR 0），但此项研究并未单独研究肝转移灶 PD-L1 表达水平与免疫疗效的关系，因此 PD-L1 表达量是否可以作为肺癌肝转移免疫治疗的生物标志物还有待研究。除了传统使用的生物标志物，肝转移灶特异性表达物或差异性表达物对于预测评价肺癌肝转移免疫治疗疗效也存在潜在价值。研究发现血清神经特异性烯醇水平高的患者更容易发生肝转移，肺癌肝转移患者血清 CA125 浓度远高于无肝转移患者，这提示 NSE 和 CA125 都与肺癌肝转移相关，且两者的组合可以准确预测肝转移，如表 9-1 所示[24]。但该研究并未分析评定这些生物标志物与免疫治疗之间的关系，其是否可以作为肺癌肝转移免疫治疗疗效的生物标志物仍有待研究。

表 9-1　CA125、NSE 和 CA125+NSE 检测肺癌肝转移的临界值、敏感度、特异度和 AUC

因素	临界值	敏感度	特异度	AUC	P
CA125	53.0 U/ml	45.3%	72.1%	0.57	0.001
NSE	23.4 μg/L	43%	72.9%	0.59	<0.001
CA125+NSE		51.2%	72.6%	0.64	<0.001

注：AUC. 曲线下面积；CA. 糖抗原；NSE. 神经特异性烯醇。

综上所述，目前关于免疫治疗疗效预测及动态监测的研究仍十分缺乏，目前的研究多集中于 PD-L1、TMB 等生物标志物，但鲜有单独分层研究肝转移灶的报道，肺癌肝转移免疫治疗的生物标志物仍有待探索。未来，我们更应关注肝转移灶独特的肿瘤微环境，寻找肝转移灶特异性表达物或差异性表达物，筛选出更敏感的生物标志物，使更多肺癌肝转移患者能够从免疫治疗中获益。

（郭　卉　方瑜佳）

参 考 文 献

[1] Kitadai R，Okuma Y，Hakozaki T，et al. The efficacy of immune checkpoint inhibitors in advanced non-small-cell lung cancer with liver metastases. J Cancer Res Clin Oncol，2020，146（3）：777-785.

[2] Matsuda T，The Japan Cancer Surveillance Research Group. Cancer incidence and incidence rates in Japan in 2005：based on data from 12 population-based cancer registries in the monitoring of cancer incidence in Japan（MCIJ）Project. Jpn J Clin Oncol，2011，41：139-147.

[3] Xu Z，Yang Q，Chen X，et al. Clinical associations and prognostic value of site-specific metastases in non-small cell lung cancer：a population-based study. Oncol Lett，2019，17（6）：5590-5600.

[4] Yang J，Zhang Y，Sun X，et al. The prognostic value of multiorgan metastases in patients with non-small cell lung cancer and its variants：a SEER-based study. J Cancer Res Clin Oncol，2018，144（9）：1835-1842.

[5] Bray F，Ferlay J，Soerjomataram I，et al. Global cancer statistics 2018：GLOBOCAN estimates of incidence and mortality worldwide for 36 cancers in 185 countries. CA Cancer J Clin，2018，68（6）：394-424.

[6] Kitadai R，Okuma Y，Hakozaki T，et al. The efficacy of immune checkpoint inhibitors in advanced non-small-cell lung cancer with liver metastases. J Cancer Res Clin Oncol，2020，146（3）：777-785.

[7] Wong WB，Wu N，Yang E，et al. Real-world clinical and economic outcomes and the role of bevacizumab in patients with non-small-cell lung cancer with liver metastases. J Oncol Pract，2019，15（10）：e878-e887.

[8] Tsilimigras DI，Brodt P，Clavien PA，et al. Liver metastases. Nat Rev Dis Primers，2021，7（1）：27.

[9] Wu Q，Zhou W，Yin S，et al. Blocking triggering receptor expressed on myeloid Cells-1-Positive tumor-associated macrophages induced by hypoxia reverses immunosuppression and anti-programmed cell death ligand 1 resistance in liver cancer. Hepatology，2019，70（1）：198-214.

[10] Hatfield SM，Kjaergaard J，Lukashev D，et al. Immunological mechanisms of the antitumor effects of supplemental oxygenation. Sci Transl Med，2015，7（277）：230r-277r.

[11] 中华医学会，中华医学会肿瘤学分会，中华医学会杂志社. 中华医学会肺癌临床诊疗指南（2018 版）. 中华肿瘤杂志，2018，40（12）：935-964.

[12] Tseng SE，Chiou YY，Lee YC，et al. Number of liver metastatic nodules affects treatment options for pulmonary adenocarcinoma patients with liver metastases. Lung Cancer，2014，86（2）：225-230.

[13] Schima W，Koelblinger C，Lesnik G，et al. Liver metastases. JBR-BTR，2011，94（4）：169-177.

[14] 江美林，彭文颖，李佳，等. 非小细胞肺癌免疫治疗生物标志物研究进展. 肿瘤防治研究，2018，45（10）：805-810.

[15] Vokes EE，Ready N，Fclip E，et al. Nivolumab versus docetaxel in previously treated advanced non-small-cell lung cancer（CheckMate 017 and CheckMate 057）：3-year update and outcomes in patients with liver metastases. Ann Oncol，2018，29（4）：959-965.

[16] Gadgeel S，Rodriguez-Abreu D，Speranza G，et al. Updated analysis from KEYNOTE-189：pembrolizumab or placebo plus pemetrexed and platinum for previously untreated metastatic nonsquamous Non-Small-Cell lung cancer. J Clin Oncol，2020，38（14）：1505-1517.

[17] Qin BD，Jiao XD，Liu J，et al. The effect of liver metastasis on efficacy of immunotherapy plus chemotherapy in advanced lung cancer. Crit Rev Oncol Hematol，2020，147：102893.

[18] Tumeh PC，Hellmann MD，Hamid O，et al. Liver metastasis and treatment outcome with anti-PD-1 monoclonal antibody in patients with melanoma and NSCLC，Cancer Immunol Res，2017，5（5）：417-424.

[19] Gadgeel S，Rodriguez-Abreu D，Speranza G，et al. Updated analysis from KEYNOTE-189：pembrolizumab or placebo plus pemetrexed and platinum for previously untreated metastatic nonsquamous non-small-cell lung cancer. J Clin Oncol，2020，38（14）：1505-1517.

[20] West H，McCleod M，Hussein M，et al. Atezolizumab in combination with carboplatin plus nab-paclitaxel chemotherapy compared with chemotherapy alone as first-line treatment for metastatic non-squamous non-small-cell lung cancer（IMpower130）：a multicentre，randomised，open-label，phase 3 trial. Lancet Oncol，2019，20（7）：924-937.

[21] Fehrenbacher L，Spira A，Ballinger M，et al. Atezolizumab versus docetaxel for patients with previously treated non-small-cell lung cancer（POPLAR）：a multicentre，open-label，phase 2 randomised controlled trial. Lancet，2016，387（10030）：1837-1846.

[22] Garassino MC，Cho BC，Kim JH，et al. Durvalumab as third-line or later treatment for advanced

non-small-cell lung cancer（ATLANTIC）：an open-label，single-arm，phase 2 study. Lancet Oncol，2018，19（4）：521-536.

[23] Hong L，Negrao MV，Dibaj SS，et al. Programmed death-ligand 1 heterogeneity and its impact on benefit from immune checkpoint inhibitors in NSCLC. J Thorac Oncol，2020，15（9）：1449-1459.

[24] Wang CF，Peng SJ，Liu RQ，et al. The combination of CA125 and NSE is useful for predicting liver metastasis of lung cancer. Dis Markers，2020，2020：8850873.

第三节　肺癌骨转移

骨是晚期恶性肿瘤的常见转移部位，70%～80%的癌症患者最终会发生骨转移。关于恶性肿瘤骨转移及其骨损害的发病机制有"种子和土壤"学说和"破骨细胞"学说[1]。目前，大多数学者认同骨转移的形成及骨破坏的病理机制是由于肿瘤细胞转移到骨并释放可溶性介质，促进破骨细胞和（或）成骨细胞功能，进而释放的细胞因子又进一步促进肿瘤细胞分泌介质，最终形成恶性循环。恶性肿瘤骨转移的类型包括溶骨型和成骨型，分别表现为溶骨破坏过多和成骨性病变。不同癌种骨转移患者的骨转移病灶表现形式不同，如乳腺癌、肺癌患者多表现为溶骨型，而前列腺癌患者则多表现为成骨型。少数骨转移患者可同时出现两种类型的骨病变[2]。临床上骨转移的检查主要依赖于影像学检查手段，其中全身骨扫描是初步诊断骨转移的筛查方法，进一步确诊还需要视情况选择 X 线、磁共振成像（MRI）、计算机断层扫描（CT）或骨活检。恶性肿瘤骨转移的诊断标准须同时具备两项：①经组织病理学或细胞学检查诊断为恶性肿瘤或骨病灶穿刺活检或细胞学诊断为恶性肿瘤骨转移；②骨病灶经 X 线、MRI、CT 或 PET/CT 诊断为恶性肿瘤骨转移。恶性肿瘤骨转移引起的骨相关事件（skeletal related event，SRE）如骨痛、病理性骨折、高钙血症和脊髓压迫等是恶性肿瘤骨转移所引起的一系列并发症的统称。SRE 严重降低了患者的生活质量，增加了医疗费用，更重要的是会缩短生存时间。临床上针对 SRE 的治疗手段常以缓解症状和改善生活质量为治疗目的，无法从根本上真正解决问题。例如，局部放疗可有效缓解骨痛，骨外科手术干预可治疗脊髓压迫、病理性骨折等并发症，内科药物的作用机制多围绕抑制破骨细胞功能进而减轻骨破坏展开，如双膦酸盐、地诺单抗的应用等。

根据当前的研究成果，恶性肿瘤骨转移的发病机制可概括为原发灶中的癌细胞发生了某些分子改变，如 E-钙黏素表达下降，使得其黏附力减弱，从原发灶中脱落以后进入血液循环成为循环肿瘤细胞（CTC），CTC 通过其表面的黏附分子，在募集信号的作用下来到并最终定植在红骨髓富集的骨骼部位，以脊柱、骨盆和肋骨最为常见，再通过一系列细胞活动最终形成骨转移病灶[3]。研究证实，骨转移部位的癌细胞并不能直接产生溶骨作用，而是通过局部微环境影响破骨细胞及成骨细胞功能进而发生溶骨性破坏或成骨性改变。最新的研究表明，乳腺癌骨转移发生后骨髓内的交感神经可通过分泌神经递质去甲肾上腺素，与成骨细胞表面的肾上腺素受体结合后合成并分泌核因子 κB 受体活化因子配体（receptor activator of nuclear factor-κB ligand，RANKL），后者又作用在破骨细胞前体细胞使其向成熟的破骨细胞分化，最终增加溶骨性破坏。此外，成骨细胞还可分泌血管内皮生长因子-α（vascular endothelial growth factor，VEGF-α）和白细胞介素-1β（interleukin-1β，IL-1β）以促进肿瘤血管生长[4, 5]。河北医科大学第四医院研究团队在前期的研究中发现，乳腺癌发生骨转移时，骨髓间充质干细胞合成并分泌 RANKL，后者作用于进入到骨微环境中的乳腺癌细胞使其分泌的白细胞介素-4（interleukin-4，IL-4）增多，而升高的 IL-4 又导致免疫抑制作用进一步促进癌细胞的存活和增殖，更重要的一点是，我们在乳腺癌骨转移患者的外周血血清中，用蛋白芯片和酶联免疫吸附试验（enzyme linked immunosorbent assay，ELISA）的方法检测到 IL-4 水平的显著升高，这为其作为骨转移生物标志物的应用奠定了基础。在肺癌骨转移的机制研究方面，有学者报道，细胞黏附分子 L1（L1-cell adhesion molecule，L1CAM）表达降低后可以抑制骨转移的发生，并且临床数据表明高水平的 L1CAM 与肺癌患者不良预后相关[6]。我们认为，恶性肿瘤骨转移的进程是一个复杂的过程，更多的分子机制还有待阐明。

在正常生理情况下，持续进行的骨重塑过程将骨保持在一个稳定状态，即骨稳态。骨重塑过程中，分化成熟的破骨细胞不断进行骨吸收活动而成骨细胞则不断形成新的骨质。在此过程中会相应产生一些生物标志物以反映骨重塑的状态。例如，血清中骨特异性碱性磷酸酶、骨钙素及前胶原 C 端蛋白酶水平反映成骨细胞功能，而血清中 I 型胶原蛋白 C 端肽、抗酒石酸酸性磷酸酶的水平及尿液中 I 型胶原交联氨基末端肽的水平则反映了破骨细胞的活性，这其中以尿液中 I 型胶原交联氨基末端肽和血清中 I 型胶原蛋白 C 端肽的应用最为成熟，然而，这些血清中或尿液中的生物标志物在恶性肿瘤骨转移的动态监测应用尚不规范和广泛[2, 7]。骨转移一旦发生，局部微环境将会发生病理性改变，进而带来一系列病理性影响。因骨髓腔内细胞类型丰富，骨转移微环境构成成分相对复杂，肿瘤细胞在骨髓腔内不仅可以影响成骨细胞和破骨细胞的功能，还可以与种类繁多的髓细胞、间质细胞发生细胞间相互作用，反过来，这些细胞又可以分泌特定的细胞因子而影响肿瘤细胞的功能，从而形成一个恶性循环。这种复杂性无疑增加了恶性肿瘤骨转移治疗的难度，甚至会影响机体总的免疫功能。一篇关于前列腺癌骨转移的研究指出，转移至骨的前列腺癌细胞促进破骨细胞活性使骨破坏增加，骨基质中大量有活性的转化生长因子-β（transforming growth factor-β，TGF-β）被释放进入骨转移微环境，在 TGF-β 调控下，机体的免疫细胞亚群发生变化，发挥促进免疫功能的 Th1 细胞亚群减少，而起到免疫抑制作用的 Th17 细胞亚群增多，最终影响了前列腺癌骨转移患者的免疫治疗效果。进一步的动物实验也证明，阻断 TGF-β 信号通路后可以改善免疫治疗效果[8]。

　　骨转移在晚期肺癌患者中相对常见，约占 40%，骨转移的发生被认为是预后的不良因素之一。约 70% 的肺癌骨转移为溶骨型[9]。临床上肺癌的诊断流程中，排查骨转移的临床检查已成为常规项目。30%～60% 的骨转移肺癌患者可发生 SRE，很大程度上增加了医疗费用负担和治疗难度。近年来免疫治疗的进步改变了晚期肺癌患者的治疗格局，尤其是驱动基因阴性晚期非小细胞肺癌（NSCLC）患者的治疗疗效显著。其中，抗 PD-1/PD-L1 抗体属于免疫检查点抑制剂（ICI），抗 PD-1/PD-L1 治疗已被列入晚期 NSCLC 且无 EGFR/ALK 分子突变患者的一线治疗（免疫联合化疗或肿瘤细胞表达 PD-L1≥50% 时可行免疫单药治疗）和二线治疗[10]。然而，晚期 NSCLC 患者应用免疫治疗的客观缓解率（ORR）仅为 20% 左右，且个体间的疗效差异很大[11]。即使在高度选择的患者人群中（PD-L1 TPS≥50%），也只有 44.8% 的患者获得了疾病缓解[12]。而对小细胞肺癌（SCLC）患者来说，免疫治疗的效果就更为差强人意，临床试验表明广泛期 SCLC 患者一线应用免疫联合化疗对比单纯化疗中位总生存期仅提高了 2 个月[13]。因此，寻找 ICI 治疗疗效的影响因素然后找到优势人群是临床实践中的重要挑战之一。生物标志物的应用则是筛选适宜患者的重要手段。随着免疫治疗在肺癌临床实践中的应用日趋广泛，遇到的实际问题也越来越多。最近研究显示，特定转移部位对 ICI 治疗效果会产生不同的影响，最常见的转移部位包括肝、脑、胸腹膜腔或骨等。研究表明，肝转移与较短的无进展生存期（PFS）和总体生存期（OS）相关[14]，发生胸腔或腹腔转移的患者对比无胸腔或腹腔转移的患者，接受免疫治疗后显示出更短的 PFS 和 OS[15]，然而不管有无脑转移，患者接受免疫单药治疗的 PFS 和 OS 相似[16]。我们的一项回顾性研究纳入了同济大学附属肺科医院接受 ICI 治疗的 204 例晚期 NSCLC 患者，其中 103 例患者接受 ICI 单药治疗，其他 101 例患者接受 ICI 联合化疗或抗血管生成治疗，在接受免疫单药治疗的患者中，伴有骨转移的患者 PFS 和 OS 都显著差于没有骨转移的患者（PFS，6.7 个月 *vs.* 4.2 个月；*P*=0.048；OS，23.9 个月 *vs.* 12.5 个月，*P*=0.004；ORR，31.9% *vs.* 29.4%；*P*=0.826），并且局部姑息性放疗和双膦酸盐的干预并未使患者的 OS 进一步延长（姑息性放疗 OS：12.5 个月 *vs.* 16.7 个月，*P*=0.487；双膦酸盐治疗 OS：12.5 个月 *vs.* 9.7 个月，*P*=0.568）[17]（图 9-1）。值得一提的是，这种差异在联合治疗的患者中并未观察到，这是否意味着 ICI 与化疗或抗血管生成治疗的联合应用可以克服骨转移的不良影响呢？因为不管是全身化疗还是抗血管治疗，都在一定程度上发挥了免疫调节作用[18-20]。这可能是联合治疗能够改善骨转移患者免疫治疗疗效的潜在原因。不同转移部位对肺癌免疫治疗疗效的影响不同，这可能与不同器官中的肿瘤微环境（TME）对 ICI 治疗的影响不同相关，具体机制还有待进一步研究和阐明。

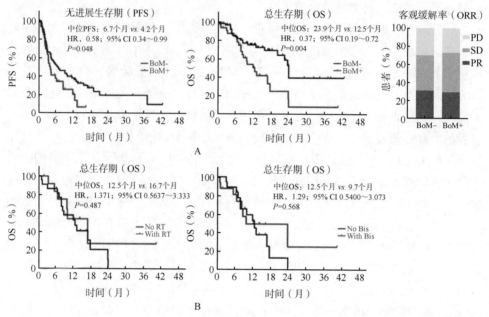

图 9-1　接受 ICI 单药治疗的患者 PFS、OS 及 ORR 分析结果（A）；所有骨转移患者（BoM+）的总生存分析（B）

BoM+. 伴有骨转移；BoM-. 没有骨转移；No RT. 未接受姑息性放疗；With RT. 接受姑息性放疗；No Bis. 未接受双膦酸盐治疗；With Bis. 接受双膦酸盐治疗

扫封底二维码获取彩图

　　既往研究表明，一些生物标志物的表达状态与 ICI 治疗的有效性相关，如肿瘤细胞 PD-L1 的表达水平、肿瘤突变负荷（TMB）的高低及肿瘤浸润淋巴细胞（TIL）的数量和位置等[21-23]。临床上这些生物标志物也作为评价肺癌免疫治疗疗效的参考指标。例如，肺腺癌及术后生存期短于 3 年的肺癌患者 PD-L1 常是高表达的，且 Cox 模型分析表明 PD-L1 高表达与不良预后相关，这与肿瘤微环境中表达 PD-L1 的树突状细胞成熟受阻而形成免疫抑制作用相关[22]。有研究证实，ICI 治疗成功的关键在于肿瘤微环境中有大量的 T/L 的分布，研究人员发现运用肿瘤坏死因子家族成员 LIGHT 刺激肿瘤激活淋巴毒素-β 受体信号通路，会引起大量 T 细胞向肿瘤部位募集，进而提高 ICI 的治疗效果[23]。但临床实践表明，PD-L1 表达情况、TMB 水平及 TIL 的浸润情况虽具有一定的应用价值，却都不能精准地筛选获益人群及作为动态监测的生物标志物。因此，关于生物标志物的选择仍有待进一步研究。通过查阅最新文献报道，针对肺癌骨转移患者接受免疫治疗的生物标志物选择方面，研究数据甚是鲜有。十年前有学者提出，将血清中破骨细胞特异性标志物抗酒石酸酸性磷酸酶 5b（tartrate resistant acid phosphatase 5b，TRAP5b）作为动态监测 NSCLC 患者骨转移治疗情况的标志物，以弥补频繁进行影像学检查的不足之处。虽然在该项研究中，骨转移患者对比无骨转移患者及正常志愿者，血清中 TRAP5b 的水平是显著升高的，但在募集的 72 例研究对象中仅有 16 例接受了双膦酸盐的治疗，其数量太少无法分析 TRAP5b 在使用双膦酸盐治疗过程中动态监测骨转移的应用价值[24]。在另一项针对Ⅲ期 NSCLC 患者的临床研究中，研究者运用免疫组化的方法分别检测了骨转移组和非骨转移组标本的 10 个分子指标，最终得出结论，综合趋化因子受体 4、骨涎蛋白、骨桥蛋白和骨形成蛋白 4 的表达可以预测骨转移的发生，但该研究时期免疫治疗尚未广泛临床应用，无法评定这些分子的表达情况与免疫治疗之间的关系，且多次取材并做免疫组化在临床上的开展具有很大的难度[25]。伴随着肺癌靶向治疗时代的到来，液态活检在肺癌领域的运用如火如荼，并且为广大肺癌患者尤其是携带基因突变的患者带来了很大的获益。有学者运用液态活检的技术，发现 cfDNA 与 NSCLC 患者转移部位的相关性。首先，该研究在 186 例研究对象中证实了对于 *KRAS* 基因突变检测，血液 cfDNA 样本和组织样本的高度一致性，同时研究发现伴有骨转移的患者其 cfDNA 的水平是明显升高的，且与不良预后相关[26]。而关于 SCLC 骨转移的研究提示，膜联蛋白 A1（annexin A1，ANXA1）在 SCLC 患者伴有骨转移患者血清中的水平是显著高于非骨转移的 SCLC 患者的，并且动物实验进一步证实了 ANXA1 可以促进 SCLC 小鼠模型发生骨转移。但是针对该分子的动态监测和治疗疗效预测的数据是缺乏的[27]。

总而言之，肺癌骨转移特异性的生物标志物目前尚无统一定论，但肺癌骨转移的患者人群广，临床影响广，使得我们需要在这个方面进行深入研究。更重要的是，在接受免疫治疗的疗效预测及动态监测方面，相关临床研究中的亚组分析通常将脑转移或肝转移作为关注重点，较少研究将骨转移人群的试验数据进行挖掘，所以目前肺癌骨转移免疫治疗标志物仍然没有代表性的成果，寻找到特异性高、临床采集便捷的生物标志物将是一项重要课题，值得在未来开展相关基础研究和临床试验。

（李　幸　苏春霞）

参 考 文 献

[1] Fornetti J，Welm AL，Stewart SA. Understanding the bone in cancer metastasis. J Bone Miner Res. 2018，33（12）：2099-2113.

[2] Roodman GD. Mechanisms of bone metastasis. N Engl J Med，2004，350（16）：1655-1664.

[3] Yin JJ，Pollock CB，Kelly K. Mechanisms of cancer metastasis to the bone. Cell Res，2005，15（1）：57-62.

[4] Conceicao F，Sousa DM，Paredes J，et al. Sympathetic activity in breast cancer and metastasis：partners in crime. Bone Res，2021，9（1）：9.

[5] Madel MB，Elefteriou F. Mechanisms Supporting the Use of Beta-Blockers for the Management of Breast Cancer Bone Metastasis. Cancers（Basel），2021，13（12）：2887.

[6] Wood SL，Pernemalm M，Crosbie PA，et al. The role of the tumor-microenvironment in lung cancer-metastasis and its relationship to potential therapeutic targets. Cancer Treat Rev，2014，40（4）：558-566.

[7] Horiguchi T，Tachikawa S，Kondo R，et al. Usefulness of serum carboxy-terminal telopeptide of type I collagen（ICTP）as a marker of bone metastasis from lung cancer. Jpn J Clin Oncol，2000，30（4）：174-179.

[8] Jiao S，Subudhi SK，Aparicio A，et al. Differences in tumor microenvironment dictate t helper lineage polarization and response to immune checkpoint therapy. Cell，2019，179（5）：1177-1190，e13.

[9] Wu S，Pan Y，Mao Y，et al. Current progress and mechanisms of bone metastasis in lung cancer：a narrative review. Transl Lung Cancer Res，2021，10（1）：439-451.

[10] Tay R，Prelaj A，Califano R. Immune checkpoint blockade for advanced non-small cell lung cancer：challenging clinical scenarios. J Thorac Dis，2018，10（Suppl 13）：S1494-S1502.

[11] Sharma P，Hu-Lieskovan S，Wargo JA，et al. Primary，adaptive，and acquired resistance to cancer immunotherapy. Cell，2017，168（4）：707-723.

[12] Reck M，Rodriguez-Abreu D，Robinson AG，et al. Pembrolizumab versus chemotherapy for PD-L1-Positive non-small-cell lung cancer. N Engl J Med. 2016，375（19）：1823-1833.

[13] Mansfield AS，Kazarnowicz A，Karaseva N，et al. Safety and patient-reported outcomes of atezolizumab，carboplatin，and etoposide in extensive-stage small-cell lung cancer（IMpower133）：a randomized phase I/III trial. Ann Oncol，2020，31（2）：310-317.

[14] Kitadai R，Okuma Y，Hakozaki T，et al. The efficacy of immune checkpoint inhibitors in advanced non-small-cell lung cancer with liver metastases. J Cancer Res Clin Oncol，2020，146（3）：777-785.

[15] Chow A，Schad S，Green MD，et al. Tim-4（+）cavity-resident macrophages impair anti-tumor CD8（+）T cell immunity. Cancer Cell，2021，39（7）：973-988. e9.

[16] Zhang G，Cheng R，Wang H，et al. Comparable outcomes of nivolumab in patients with advanced NSCLC presenting with or without brain metastases：a retrospective cohort study. Cancer Immunol Immunother，2020，69（3）：399-405.

[17] Li X，Wang L，Chen S，et al. Adverse impact of bone metastases on clinical outcomes of patients with advanced non-small cell lung cancer treated with immune checkpoint inhibitors. Thorac Cancer，2020，11（10）：2812-2819.

[18] Fukumura D，Kloepper J，Amoozgar Z，et al. Enhancing cancer immunotherapy using antiangiogenics：opportunities and challenges. Nat Rev Clin Oncol，2018，15（5）：325-340.

[19] Tesniere A, Schlemmer F, Boige V, et al. Immunogenic death of colon cancer cells treated with oxaliplatin. Oncogene, 2010, 29（4）: 482-491.

[20] Sevko A, Michels T, Vrohlings M, et al. Antitumor effect of paclitaxel is mediated by inhibition of myeloid-derived suppressor cells and chronic inflammation in the spontaneous melanoma model. J Immunol, 2013, 190（5）: 2464-2471.

[21] Ahmadzada T, Kao S, Reid G, et al. An Update on Predictive Biomarkers for Treatment Selection in Non-Small Cell Lung Cancer. J Clin Med, 2018, 7（6）: 153.

[22] Mu CY, Huang JA, Chen Y, et al. High expression of PD-L1 in lung cancer may contribute to poor prognosis and tumor cells immune escape through suppressing tumor infiltrating dendritic cells maturation. Med Oncol, 2011, 28（3）: 682-688.

[23] Tang H, Wang Y, Chlewicki LK, et al. Facilitating T Cell Infiltration in Tumor Microenvironment Overcomes Resistance to PD-L1 Blockade. Cancer Cell, 2016, 29（3）: 285-296.

[24] Yao NS, Wu YY, Janckila AJ, et al. Serum tartrate-resistant acid phosphatase 5b（TRACP5b）activity as a biomarker for bone metastasis in non-small cell lung cancer patients. Clin Chim Acta, 2011, 412（1-2）: 181-185.

[25] Zhou Z, Chen ZW, Yang XH, et al. Establishment of a biomarker model for predicting bone metastasis in resected stage Ⅲ non-small cell lung cancer. J Exp Clin Cancer Res, 2012, 31（1）: 34.

[26] Ye Y, Luo Z, Shi D. Use of cell free DNA as a prognostic biomarker in non-small cell lung cancer patients with bone metastasis. Int J Biol Markers, 2019, 34（4）: 381-388.

[27] Chen P, Min J, Wu H, et al. Annexin A1 is a potential biomarker of bone metastasis in small cell lung cancer. Oncol Lett, 2021, 21（2）: 141.

第十章 肺癌免疫检查点抑制剂相关毒性的生物标志物研究

第一节 皮 肤 毒 性

免疫检查点抑制剂（ICI）的出现为肺癌患者带来了显著的生存获益[1-3]，目前研究及应用最广泛的 ICI 包括程序性死亡受体 1（PD-1）、程序性死亡受体配体 1（PD-L1）和细胞毒性 T 淋巴细胞相关抗原 4（CTLA-4）。然而，随着 ICI 的广泛应用，免疫相关不良事件（irAE）也随之而来。皮肤毒性是最常见的 irAE，主要表现为斑丘疹/皮疹、瘙痒、大疱性皮炎/Stevens-Johnson 综合征/中毒性表皮坏死松解症[1, 4-7]。

研究者在发生皮肤毒性患者的肿瘤组织及皮肤组织中，发现有抗原分子能在体外实验中刺激 CD4+ 和 CD8+T 免疫细胞活化，皮肤毒性的发生可能与 PD-1/PD-L1 抑制剂和 CTLA-4 抑制剂介导的 T 细胞活化密切相关[8-10]。目前皮肤毒性的发生机制尚未完全明晰，本节主要介绍肺癌 ICI 治疗过程中皮肤毒性的发生情况及相关生物标志物的研究进展。经 ICI 治疗后完全/部分缓解的患者比疾病稳定/进展的患者皮肤不良反应发生率更高，因此患者皮肤毒性为积极 ICI 预后标志之一，一般不需要停药[9-11]。皮肤毒性的发生率与 ICI 药物剂量呈正相关。多数肺癌患者皮肤不良反应较轻，皮肤毒性严重的罕见[10-12]。

一、发生率和发生时间

皮肤毒性是最常见的 irAE，发生较早且持续时间较长。在接受伊匹木单抗治疗的患者中，皮肤毒性的发生率为 45%～65%[13, 14]；接受 PD-1 抑制剂治疗的患者皮肤毒性的发生率为 30%～40%[15-18]。皮肤毒性的发生通常为轻微（1～2 级）（分级参考常见不良反应事件评价标准[19]），严重皮肤毒性症状的发生较少（PD-1 抑制剂单药治疗皮肤毒性的发生率小于 3%，CTLA-4 抑制剂和 PD-1 抑制剂联合治疗皮肤毒性的发生率小于 5%），通常也不需要停用 ICI。除白癜风外，皮肤出现症状一般发生在治疗开始早期，通常出现在治疗前数周（3～6 周）[1, 15-19]。

使用 ICI 引起的皮肤毒性出现后在数周内可治愈，皮肤毒性（除了白癜风）早期是可逆的。在接受 PD-1 抑制剂治疗的黑色素瘤患者中，白癜风的发生通常与较好的免疫治疗效果有关[20, 21]。

在应用伊匹木单抗和纳武利尤单抗联合治疗的情况下，62%（发生的人数/总人数）的患者出现了皮肤并发症，最常见的表现为瘙痒、皮疹、皮炎、荨麻疹、白癜风、大疱性类天疱疮和苔藓样皮炎。两项纳武利尤单抗临床研究表明，用于治疗表皮生长因子受体基因突变阴性和间变性淋巴瘤激酶（ALK）阴性、既往接受过含铂方案化疗后疾病进展或不可耐受的局部晚期或转移性非小细胞肺癌 NSCLC 成人患者治疗期间有 1% 的病例报告有 3/4 级皮肤毒性[22, 23]。5 项随机临床试验显示帕博利珠单抗对 NSCLC 具有显著的疗效（帕博利珠单抗为国外和国内唯一获得晚期 NSCLC 一线三个适应证和单药适应证的 PD-1 抑制剂），综合分析帕博利珠单抗临床研究治疗期间有 1.5% 的病例报告有 3/4 级皮肤毒性，与帕博利珠单抗（治疗第 23 周）相比，纳武利尤单抗（治疗第 4～8 周）治疗期间这些并发症通常发生得更早，但严重（3/4 级）的皮肤病是罕见的[22-25]。

二、常见的皮肤损伤类型

与 ICI 相关的皮肤损害包括斑丘疹/皮疹、瘙痒、大疱性皮炎/Stevens-Johnson 综合征/中毒性表皮坏死松解症。主要表现为全身或局部皮损，伴或不伴症状（如瘙痒、灼痛或紧绷）；日常生活受限或影响睡眠，皮肤科急症检查血清 IgE 和组胺异常。推荐使用糖皮质激素，口服抗组胺药物处理。某些皮肤损伤严重者可以考虑停止 ICI 相关治疗。

（一）斑丘疹

斑丘疹是在免疫治疗中 ICI 对皮肤的副作用最常见的皮疹。美国国家综合癌症网络（NCCN）将皮肤斑丘疹按轻重程度分为四级：轻（1 级）、中（2 级）、重度（3～4 级）[17, 25, 26-28]。中国临床肿瘤学会（CSCO）将斑丘疹按分布面积分为 3 级[1]：1 级覆盖<10% 的斑丘疹，无症状；2 级覆盖 10%～30% 的斑丘疹，有或无症状，日常工作受限；3 级覆盖 10%～30% 的斑丘疹，生活自理受限。欧洲肿瘤内科学会（ESMO）将斑丘疹分为 4 级：除 CSCO 定义的 3 级外增加了第 4 级，皮肤脱落>30%，具有红斑、紫癜、表皮分离等病理特征。1 级或 2 级斑丘疹，通常分布面积不到 30% 的身体表面积，且具有自限性，可继续使用 ICI 治疗，并可以使用口服抗组胺药物、局部涂抹类固醇或润肤乳抑制自身性免疫。对于非典型病变或持续/复发的 2 级或 3 级皮疹，推荐患者进行皮肤毒性病理评估[1, 15-17]。对于较为严重的 2 级和 3 级斑皮疹，需考虑暂时停用 ICI 治疗并口服皮质类固醇

[0.5～2mg/（kg·d）]。待癌症患者皮肤毒性反应有所改善后，考虑在 1 个月内将类固醇使用量逐步降低，在停药后 2 个月内且当类固醇剂量小于 10mg 时恢复使用 ICI 治疗[1, 15-17]。

在伊匹木单抗治疗期间，皮疹通常发生在治疗开始后的第 3～4 周[9]，主要影响患者身体和四肢的皮肤[23]。小而鲜艳的红色丘疹合并成较大的斑块病变，常伴有脱屑[15, 17]。在使用抗 PD-1 药物治疗期间，也可能发生在治疗开始时；然而，在接受纳武利尤单抗治疗的患者中，黄斑丘疹在治疗 3 周到 2 年后出现，而在接受帕博利珠单抗治疗的患者中，黄斑丘疹在治疗 6～20 周出现[15]。皮损通常表现为大量散在的斑丘疹性皮损（有时伴有脱屑），伴或不伴有瘙痒。它们主要位于身体上部和四肢皮肤上，以上肢为主。组织病理学检查显示血管周围嗜酸性粒细胞浸润和淋巴细胞浸润，通常与周围嗜酸性粒细胞浸润共存[15]。

抗 PD-1 抑制剂治疗期间发生的斑丘疹是最常见的不良事件，通常与典型的苔藓样皮炎或界面皮炎的组织病理学图像相似[15]。在一些患者中，丘疹病变通常在治疗开始后 8 周左右自发消退，而苔藓样病变可能在抗 PD-1 和抗 CTLA-4 抑制剂治疗开始后数月才出现。

（二）白癜风样色素脱失

ICI 治疗导致白癜风多数发生在治疗黑色素瘤患者中，可能是由于黑色素瘤细胞和正常黑色素细胞共有抗原/T 细胞克隆[6, 21]。帕博珠单抗和纳武利尤单抗所致白癜风的发生率分别为 8.3% 和 7.5%，一般发生在 ICI 治疗后数月，特征为白癜风双侧对称分布[1, 15, 17]。

在恶性黑色素瘤中，白癜风的发生可能提示患者能够从 ICI 治疗中获益[20, 21]。白癜风的再色素化与黑色素瘤复发密切相关。白癜风除外光保护措施，无需其他特殊治疗，通常在 ICI 免疫治疗结束后继续存在。

白癜风样色素脱失相对较常见，在接受纳武利尤单抗或帕博利珠单抗治疗的Ⅲ期或Ⅳ期晚期肺癌患者中，有超过 25% 的患者出现白癜风样色素脱失[24]。据推测，PD-1 抑制剂通过靶向健康黑色素细胞的免疫反应诱导黑色素瘤患者发生白癜风样色素脱失。这种副作用是在 ICI 治疗数周后观察到的，在大多数情况下，中断或中止治疗后，副作用不会消失。最近公布的数据显示，白癜风样色素脱失与治疗的有利反应有关，尤其是在接受帕博利珠单抗或纳武利尤单抗治疗的肺癌患者中[24, 25]。这些研究的局限性包括相对较小的登记患者队列；因此，这些发现需要在更大规模的研究中得到验证。对其他癌症免疫疗法（疫苗、抗体或过继转移疗法）的评估显示，白癜风样色素脱失与生存率之间存在着密切的关联（数据来自 137 项研究的荟萃分析）[26]。临床上，白癜风样色素脱失可能位于皮肤的转移性黑色素瘤病灶内，通常位于局部复发的黑色素瘤切除后的瘢痕区域，有时不仅位于全身的转移性病灶内，也有在良性黑色素细胞痣周围形成白色光环的趋势。此外，它们也可以呈现像白癜风的典型形式与变色的典型位置——在手背，或在躯干节段[25, 27]。

在 ICI 治疗过程中患者可能有银屑病病情加重或新发银屑病的情况发生。新发银屑病常在 ICI 治疗数月后出现，掌跖和头皮都可能会出现，并伴有银屑病导致的免疫性关节炎[1, 28]。患者常见斑块型银屑病，并呈现点滴型、掌跖性或掌跖脓疱型银屑病单独出现或同时出现。

对斑块型银屑病、点滴型银屑病、掌跖性银屑病或掌跖脓疱型银屑病的治疗，建议局部或全身使用糖皮质激素、光疗、口服阿维 A。对伴有银屑病导致的关节炎的患者，建议考虑合并甲氨蝶呤、全身糖皮质激素联合治疗[1, 28]。

（三）炎症

临床 ICI 治疗期间皮肤毒性反应可表现为脓疱、丘疹和斑块，这些病理反应和炎症密切相关，如出现带状淋巴细胞浸润、皮肤角化过度、颗粒层和棘层增厚、皮肤角化不良，并伴有严重的表皮增生；或呈现皮肤角化不全、海绵状水肿、皮肤附属器/血管周围炎症和嗜酸性粒细胞侵入，对于这类皮肤炎症反应，推荐的常见治疗方案为局部外用糖皮质激素抗自身免疫激活，少数患者需要口服糖皮质激素合并阿维 A，或使用光疗[1, 28]。

ICI 引起的免疫激活和炎症也会影响转移灶周围的组织。根据作者的临床观察，随着 ICI 治疗的开始，急性炎症可能在没有任何其他症状的情况下发生。在大多数情况下，这些不良事件仍然是自限性的，易于控制。一般治疗原则是处理轻度毒性，仅观察，并考虑局部使用类固醇。除非确认细菌/真菌感染，否则无须添加抗生素。对于严重皮肤毒性，可能需要全身类固醇[1, 28]治疗。临床上，炎症红斑可发生在皮肤转移性黑色素瘤病灶内，以及周围皮肤区域。

（四）瘙痒

由纳武利尤单抗和帕博利珠单抗导致的皮肤瘙痒发生率为 13%～20%，可与斑皮疹同时存在或单独存在，一般分为 3 级：1 级，轻微，出现在常见部位；2 级，分布较广，有皮肤瘙痒感；3 级，严重且持续，影响日常生活[1, 28]。

对 ICI 导致的皮肤瘙痒，一般建议继续使用 ICI，对 1～2 级瘙痒可使用口服抗组胺药物、局部类固醇和保湿剂，对纳武利尤单抗引起的难治性瘙痒可使用阿瑞匹坦（80mg/d，服用 5 天）治疗[1, 28]。

抗 PD-1 和抗 PD-L1 抑制剂治疗期间肺癌患者的持续瘙痒始终需要咨询皮肤科，以排除所谓非大疱性类天疱疮[29]。与药物诱导的大疱性类天疱疮变异（通常在停止治疗后消失）相反，与使用抗 PD-1 和抗 PD-L1 抑制剂相关的变异可能在停止治疗后持续数月[29]。

（五）大疱性类天疱疮

大疱性类天疱疮（bullous pemphigoid，BP）一般在 ICI 治疗后马上出现，也可能出现在治疗数月后。BP 早期的典型表现为瘙痒和非特异性斑丘疹，皮肤黏膜受累较少。免疫荧光实验发现皮肤基底膜带 IgG 和补体 C3 的线状沉积，并有抗BP230 抗体呈阳性。ICI 治疗后发现患者有 BP 症状需要停用 ICI 治疗[1, 17, 28]。BP的临床治疗可考虑局部或全身使用皮质类固醇。

（六）重症多形红斑型药疹

重症多形红斑型药疹（Stevens-Johnson 综合征）临床表现为非特异性斑丘疹、水疱、皮肤表皮坏死性剥脱，主要分布在躯干，伴随黏膜和生殖器表皮损伤，同时伴有感冒症状。病理评估呈现皮肤角质细胞凋亡，真皮有免疫细胞侵入和浸润，病变部位免疫组化发现 CD8$^+$T 细胞迁移及角质凋亡。一旦发现患者出现 Stevens-Johnson 综合征，需要立即停用 ICI，并联系皮肤科会诊，建议给予泼尼松/甲泼尼龙 1～2mg/（kg·d），合并静脉免疫球蛋白治疗[1, 17, 28]。

（七）中毒性坏死性表皮松解型药疹

ICI 导致的中毒性坏死性表皮松解型药疹死亡率高，临床典型症状为皮肤大片红斑、水疱、大疱及皮肤大量表皮坏死、松解、剥脱大于等于全身皮肤总面积的30%，同时伴有全身中毒症状和黏膜损伤。治疗方案和 Stevens-Johnson 综合征类似，采用局部或全身糖皮质激素和静脉免疫球蛋白[1, 17, 28]。一旦出现中毒性坏死性表皮松解型药疹，患者禁止 ICI。

（八）药疹伴嗜酸性粒细胞增多和系统症状

ICI 治疗引起的药疹伴嗜酸性粒细胞增多和系统症状一般临床症状为皮肤呈泛发性红斑，炎症细胞侵入性增多，一般有肝脏受损，出现肝细胞死亡，血清肝细胞氨基转移酶升高。临床建议给予全身糖皮质激素治疗[1, 17, 28]。一旦出现需立即禁止 ICI。

（九）急性发热性嗜中性皮病（SWEET 综合征）

ICI 导致的急性发热性嗜中性皮病呈现突发痛性红斑或结节；皮肤病理发现炎症细胞大量迁移；患者伴有持续性发热。一般临床治疗为停用 ICI，或局部、全身糖皮质激素治疗后观察病情是否缓解[1, 17, 28]。

三、皮肤毒性的管理

在使用 ICI 之前应对患者进行例行皮肤相关检查，尤其是对于既往有免疫相关性皮肤毒性病史的癌症患者。患者发生皮肤不良反应时应详细询问患者病史，包括皮疹严重程度和发生时间、合并症情况、是否有合并用药；身体检查还应加上全身皮肤评估，皮疹形态（特别是水疱）现状、皮疹范围，黏膜病变情况等[1, 17, 28]。

对于评估后定义为 1 级皮肤病变的肺癌患者，可继续进行免疫治疗（抗 PD-1/PD-L1、抗 CTLA-4）。但是，应采取以下措施：对患者皮肤进行全面评估的体格检查，建议采取预防措施以避免皮肤刺激和暴露于紫外线辐射，定期使用润肤剂，以及使用高光防护[1, 28]。此外，建议每天使用一次温和的局部糖皮质激素，如有瘙痒，可考虑口服或外用抗组胺药物[1, 29-31]。

对于评估后定义为 2 级皮损的肺癌患者，治疗程序与 1 级皮损患者相似，但是，如果治疗 1 周后患者皮肤症状没有改善，应停止抗 PD-1/PD-L1 或抗 CTLA-4 治疗。皮肤科会诊和活检的皮肤病变组织病理学评估应予以考虑。

如果经治疗后肺癌患者皮肤损伤没有改善或恶化，或出现 3 级皮肤并发症，则应停止免疫治疗（抗 PD-1/PD-L1、抗 CTLA-4），可给予全身性糖皮质激素治疗。对于轻中度病变，口服泼尼松的剂量应为 0.5～1mg/（kg·d）（或同等剂量）[31, 35]。如果病变严重，应使用静脉注射糖皮质激素：甲泼尼龙 0.5～1mg/（kg·d），每天 1～2 次（或同等剂量的其他产品）。如果皮肤病变改善，应口服糖皮质激素。如果对糖皮质激素反应良好，建议在 2～4 周内逐渐减少剂量并停药[1, 28]。对于有 3 级皮肤表现的患者，建议进行皮肤科咨询和皮肤病变的摄影记录。在任何情况下，应与患者充分沟通和咨询皮肤科医生讨论进一步治疗方案的选择、免疫治疗的潜在益处和潜在皮肤并发症的风险[1, 28]。

如果 ICI 的患者出现 4 级皮肤并发症，应明确停止 ICI 治疗（抗 PD-1/PD-L1、抗 CTLA-4）。在使用 ICI 的过程中，肿瘤科医生需要一直联系皮肤科会诊，并使用全身性糖皮质激素：（甲基）泼尼松龙 1～2mg/kg 静脉注射，每天 1～2 次。患者皮肤病变活组织的检查应同步进行皮肤组织病理学评估，并应获得病变皮肤的摄影记录[1, 36, 37]。在皮肤科或烧伤科会诊后，肺肿瘤患者住院治疗期间，肿瘤科医生需与皮肤科医生密切合作[17, 22, 23, 28, 34-37]。

在 ICI 治疗肺癌患者期间，一旦出现皮肤病毒，建议对影响其他器官（如肺、肝、胃肠道、内分泌系统等）的病毒进行诊断性检查[1, 7, 18]。长期对肺癌患者使用类固醇时，应考虑预防胃溃疡病、骨质疏松症、电解质紊乱和肺孢子虫感染[1, 28~30]。

四、总 结

经 ICI 治疗后完全/部分缓解的患者比疾病稳定/进展的患者皮肤不良反应发生率更高，因此患者皮肤毒性为积极 ICI 预后标志之一，一般不需要停药[9-11]。皮肤毒性的发生率与 ICI 药物剂量正相关。多数肺癌患者皮肤不良反应较轻，皮肤毒性严重的罕见[10-12]。

在肺癌治疗新方法包括使用 ICI 的动态发展过程中，某些皮肤毒性的发生会严重降低患者的生活质量，在某些情况下，有必要立即停止治疗或调整剂量，即便停用 ICI 有可能降低提高患者整体生存率的机会。在使用 ICI 治疗肺肿瘤疗程中，形成正确的皮肤毒性治疗管理方案是每个临床医生、皮肤科医生、肿瘤科医生和外科医生工作需具备的基本知识。

（黄　瑛　苏春霞）

参 考 文 献

[1] 中国临床肿瘤学会（CSCO），中国临床肿瘤学会指南工作委员会. 免疫检查点抑制剂相关的毒性管理指南.北京：人民卫生出版社，2021.

[2] Alsaab HO, Sau S, Alzhrani R, et al. PD-1 and PD-L1 checkpoint signaling inhibition for cancer immunotherapy：mechanism, combinations, and clinical outcome. Front Pharmacol, 2017, 8：561.

[3] Thallinger C, Füreder T, Preusser M, et al. Review of cancer treatment with immune checkpoint inhibitors：current concepts, expectations, limitations and pitfalls. Wien Klin Wochenschr, 2018, 130（3-4）：85-91.

[4] 斯晓燕，何春霞，张丽，等. 免疫检查点抑制剂相关皮肤不良反应诊治建议. 中国肺癌杂志，2019, 22（10）：639-644.

[5] Puzanov I, Diab A, Abdallah K, et al. Managing toxicities associated with immune checkpoint inhibitors：consensus recommendations from the Society for Immunotherapy of Cancer （SITC）Toxicity Management Working Group. J Immunother Cancer, 2017, 5 （1）：95.

[6] Postow MA, Sidlow R, Hellmann MD. Immune-Related Adverse Events Associated with Immune Checkpoint Blockade. N Engl J Med, 2018, 378 （2）：158-168.

[7] Brahmer JR, Lacchetti C, Schneider BJ, et al. Management of immune-related adverse events in patients treated with immune checkpoint inhibitor therapy：American Society of Clinical Oncology Clinical Practice Guideline. J Clin Oncol, 2018, 36 （17）：1714-1768.

[8] Weber JS, D'Angelo SP, Minor D, et al. Nivolumab versus chemotherapy in patients with advanced melanoma who progressed after anti-CTLA-4 treatment （CheckMate 037）：a randomised, controlled, open-label, phase 3 trial. Lancet Oncol, 2015, 16（4）：375-384.

[9] Robert C, Long GV, Brady B, et al. Nivolumab in previously untreated melanoma without BRAF mutation. Engl J Med, 2015, 372（4）: 320-330.

[10] Hamid O, Puzanov I, Dummer R, et al. Final analysis of a randomised trial comparing pembrolizumab versus investigator-choice chemotherapy for ipilimumab-refractory advanced melanoma. Eur J Cancer, 2017, 86: 37-45.

[11] Larkin J, Chiarion-Sileni V, Gonzalez R, et al. Combined nivolumab and ipilimumab or monotherapy in untreated melanoma. N Engl J Med, 2015, 373（13）: 1270-1271.

[12] Ugurel S, Röhmel J, Ascierto PA, et al. Survival of patients with advanced metastatic melanoma: the impact of novel therapies-update 2017. Eur J Cancer, 2017, 83: 247-257.

[13] Hodi FS, O'Day SJ, McDermott DF, et al. Improved survival with ipilimumab in patients with metastatic melanoma. N Engl J Med, 2010, 363（8）: 711-723.

[14] Robert C, Schachter J, Long GV, et al. Pembrolizumab versus ipilimumab in advanced melanoma. N Engl J Med, 2015, 372 （26）: 2521-2532.

[15] Belum VR, Benhuri B, Postow MA, et al. Characterisation and management of dermatologic adverse events to agents targeting the PD-1 receptor. Eur J Cancer, 2016, 60: 12-25.

[16] Curry JL, Tetzlaff MT, Nagarajan P, et al. Diverse types of dermatologic toxicities from immune checkpoint blockade therapy. J Cutan Pathol, 2017, 44（2）: 158-176.

[17] Haanen JBAG, Carbonnel F, Robert C, et al. Management of toxicities from immunotherapy: ESMO Clinical Practice Guidelines for diagnosis, treatment and follow-up. Ann Oncol, 2017, 28（Suppl 4）: iv119-142.

[18] Weber JS, Kähler KC, Hauschild A. Management of immune-related adverse events and kinetics of response with ipilimumab. J Clin Oncol, 2012, 30（21）: 2691-2697.

[19] Department of Health and Human Services, National Institutes of Health, National Cancer Institute. Common terminology criteria for adverse events （CTCAE） version 4.0 . U.S. 2009.

[20] Weber JS, Hodi FS, Wolchok JD, et al. Safety profile of nivolumab monotherapy: a pooled analysis of patients with advanced melanoma. J Clinl Oncol, 2017, 35 （7）: 785-792.

[21] Hofmann L, Forschner A, Loquai C, et al. Cutaneous, gastrointestinal, hepatic, endocrine, and renal side-effects of anti-PD-1 therapy. Eur J Cancer, 2016, 60: 190-209.

[22] Lacouture ME, Wolchok JD, Yosipovitch G, et al. Ipilimumab in patients with cancer and the management of dermatologic adverse events. J Am Acad Dermatol, 2014, 71（1）: 161-169.

[23] de Golian E, Kwong BY, Swetter SM, et al. Cutaneous complications of targeted melanoma therapy. Curr Treat Options Oncol, 2016, 17（11）: 57.

[24] Hua C, Boussemart L, Mateus C, et al. Association of vitiligo with tumor response in patients with metastatic melanoma treated with pembrolizumab. JAMA Dermatol, 2016, 152(1): 45-51.

[25] 斯晓燕, 何春霞, 张丽, 等. 免疫检查点抑制剂相关皮肤不良反应诊治建议. 中国肺癌杂志, 2019, 22（10）: 639-644.

[26] Teulings HE, Limpens J, Jansen SN, et al. Vitiligo-like depigmentation in patients with stage III-IV melanoma receiving immunotherapy and its association with survival: a systematic review and meta-analysis. J Clin Oncol, 2015, 33（7）: 773-781.

[27] Di Giacomo AM，Danielli R，Guidoboni M，et al. Therapeutic efficacy of ipilimumab，an anti-CTLA-4 monoclonal antibody，in patients with metastatic melanoma unresponsive to prior systemic treatments：clinical and immunological evidence from three patient cases. Cancer Immunol Immunother，2009，58（8）：1297-1306.

[28] 胡琪，于雪峰，黎雨，等. 抗 PD-1/PD-L1 免疫检查点抑制剂的皮肤免疫相关不良反应的研究进展. 现代肿瘤医学，2020，28（4）：639-644.

[29] Naidoo J，Schindler K，Querfeld C，et al. Autoimmune bullous skin disorders with immune checkpoint inhibitors targeting PD-1 and PD-L1. Cancer Immunol Res，2016，4（5）：383-389.

[30] Hassel JC，Heinzerling L，Aberle J，et al. Combined immune checkpoint blockade （anti-PD-1/anti-CTLA-4）：evaluation and management of adverse drug reactions. Cancer Treat Rev，2017，57：36-49.

[31] Brahmer J，Reckamp KL，Baas P. Nivolumab versus docetaxel in advanced squamous-cell non-small-cell lung cancer. N Engl J Med，2015，373（2）：123-135.

[32] Robert C，Schachter J，Long GV，et al. Pembrolizumab versus ipilimumab in advanced melanoma. N Engl J Med，2015，372：2521-2532.

[33] Eigentler TK，Hassel JC，Berking C，et al. Diagnosis，monitoring and management of immune-related adverse drug reactions of anti-PD-1 antibody therapy. Cancer Treat Rev，2016，45：7-18.

[34] Kumar V，Chaudhary N，Garg M. Current diagnosis and management of immune related adverse events（irAEss）induced by immune checkpoint inhibitor therapy. Front Pharmacol，2017，8：49.

[35] Lemech C，Arkenau HT. Novel treatments for metastatic cutaneous melanoma and the management of emergent toxicities. Clin Med Insights Oncol，2012，6：53-66.

[36] Linardou H，Gogas H. Toxicity management of immunotherapy for patients with metastatic melanoma. Ann Transl Med，2016，4（14）：272.

[37] Peuvrel L，Dréno B. Dermatological toxicity associated with targeted therapies in cancer：optimal management. Am J Clin，2014，15（5）：425-444.

第二节　内分泌毒性

　　阻断免疫抑制配体，CTLA-4 和 PD-1/PD-L1 的单克隆抗体被称为 ICI，在杀伤肿瘤细胞的过程中可能导致自身免疫损伤，其中内分泌系统是常受累的系统之一，过度活化的免疫细胞破坏内分泌腺体从而导致内分泌功能异常，影响患者的生活质量，威胁生命，需要引起临床医生的高度重视，但目前相关特异免疫机制及相关预测生物标志物仍尚待进一步研究。

一、内分泌系统免疫相关不良反应机制

　　免疫检查点 CTLA-4 和 PD-1 在维持自我免疫耐受中起着十分重要的作用。

CTLA-4 存在于淋巴组织中的幼稚 T 细胞和调节性 T 细胞中，并与抗原提呈细胞（APC）上的 CD80/86 结合，从而抑制免疫应答。正常的幼稚 T 细胞活化过程中，在细胞表面 CD28 水平超过 CTLA-4 的情况下，主要通过 CD28 介导刺激。有研究提出随着 T 细胞活化持续激活，CTLA-4 水平在细胞表面上调超过 CD28，从而抑制 T 细胞免疫反应[1]。另外，CTLA-4 同时是主要刺激分子 CD28 的竞争性抑制剂，其中的作用机制非常复杂，仍有待进一步研究[1]。PD-1 是另一个 T 细胞活化过程中的负调节因子，表达在外周组织中持续激活的细胞，尤其是 CD8+T 细胞。PD-1 通过与表达在基质细胞、肿瘤细胞等表面的配体 PD-L1 相结合，从而抑制免疫应答[1]。

ICI 相关内分泌系统不良反应大部分呈隐匿性，通常临床表现无明显特异性，常难以鉴别，容易被忽略，因此其相关特异性血清生物学指标是目前迫在眉睫的需求，也是目前的热门研究领域。有研究显示，ICI 相关内分泌系统不良反应整体上女性更多见，因此有学者提出性激素可能与疾病发展过程存在一定联系[2]。相关研究表明，在抗 PD-1 抗体治疗的黑色素瘤病例中发生内分泌系统不良反应的患者嗜酸性粒细胞计数明显升高，尤其是在短期内升高，对 ICI 相关内分泌系统不良反应有强烈的提示意义，是潜在的预测生物学标志物之一[3]。但也有学者在观察纳武利尤单抗治疗的黑色素瘤患者时发现，白细胞增加及相关淋巴细胞的减少可能与 3～4 级 ICI 相关内分泌系统不良反应有密切关系，可以一定程度上反映患者的免疫受损程度[4]。另外，有许多学者发现血清细胞因子水平可能有助于预测 ICI 相关内分泌系统不良反应的发生发展，他们在患者体内发现 IL-6[2]、G-CSF、GM-CSF[5]等不同细胞因子不同程度的升高，但具体机制仍尚不明确。

二、不同药物导致内分泌系统受累表现及诊疗意见

根据已有报道，垂体炎、甲状腺炎、继发性甲状腺功能减退和性腺激素缺乏、原发性肾上腺功能不全和胰岛素依赖型糖尿病均已在抗 CTLA-4、抗 PD-1 和（或）抗 PD-L1 抗体治疗的患者中发生，大多数发生在治疗开始后的 12 周内，50%以上会持续存在[6]，少部分可自愈[7]，死亡率约为 1%[8]。不同类型的 ICI 对不同内分泌系统的影响有所差异，不同的内分泌系统不良反应发生率有所不同[9]，有统计结果表明，接受 CTLA-4 抗体治疗的患者更常出现的是结肠炎和垂体炎，而接受 PD-1 治疗的患者更常出现肺炎和甲状腺炎[10]。内分泌毒性及诊疗意见见表 10-1；内分泌毒性的可能机制及潜在标志物见表 10-2。

（一）垂体炎

垂体炎是 ICI 治疗过程中一种严重的免疫相关不良反应，由免疫细胞浸润垂

体细胞引起炎症反应，导致垂体扩张或萎缩，从而发生垂体功能障碍，其发病机制目前尚不明确。由于临床表现相似，多数学者会从自身免疫性垂体炎入手进行对比研究。自身免疫性垂体炎多见于女性，但 ICI 相关的垂体炎在男性中的报告率较高[15]。有相关动物实验模型表明，自身免疫性垂体炎主要由 T 细胞增殖浸润，

表 10-1　内分泌毒性及诊疗意见[7, 11-14]

分级	描述	Ⅰ级推荐	Ⅱ级推荐	Ⅲ级推荐
甲状腺功能减退				
G1	无症状：只需临床或诊断性检查；无需治疗	继续 ICI 治疗	监测 TSH 及游离 T_4，每 4～6 周 1 次 如确诊为中枢性甲状腺功能减退，参照垂体炎治疗	
G2	有症状：需要行甲状腺激素替代疗法；日常使用工具受限	继续 ICI 治疗 TSH 升高（＞10μIU/ml），补充甲状腺素	监测 TSH 及游离 T_4，每 4～6 周 1 次	
G3	严重症状：个人自理能力受限；需要住院治疗		请内分泌科会诊 如确诊为中枢性甲状腺功能减退，参照垂体炎治疗	
G4	危及生命；需要紧急干预			
甲状腺功能亢进				
G1	无症状：只需临床或诊断性检查；无需治疗	继续 ICI 治疗，如果有症状，口服普萘洛尔、美替洛尔或阿替洛尔缓解症状	甲状腺功能亢进通常会发展为甲状腺功能减退，检测血清 TSH 水平，如果 TSH＞10μIU/ml，则开始补充甲状腺激素	
G2	有症状：需要行甲状腺激素抑制治疗；影响使用工具性日常生活活动	4～6 周后复查 TFT：如果已经缓解，不需要进一步治疗；如果 TSH 仍然低于正常值，游离 T_4/总 T_3 升高，建议行 4h 或 24h 摄碘率以明确是否有甲状腺功能亢进或毒性弥漫性甲状腺肿（Graves 病）等		
G3	严重症状：个人自理能力受限；需要住院治疗			
G4	危及生命；需要紧急干预			
垂体炎		暂停 ICI 治疗，直至急性症状缓解 如果伴有临床症状，可予以甲泼尼龙/泼尼松，1～2mg/（kg·d），根据临床指征给予相应激素替代治疗	请内分泌科会诊	激素治疗期间重视患者宣教，感染、创伤等知识

续表

分级	描述	Ⅰ级推荐	Ⅱ级推荐	Ⅲ级推荐
原发性肾上腺功能减退		暂停 ICI 治疗 在给予其他激素替代治疗之前，首先给予皮质类固醇以避免肾上腺危象，类固醇替代治疗：氢化可的松 20mg am，10mg pm，然后根据症状缓慢滴定给药剂量；或泼尼松初始剂量 7.5mg 或 10mg，然后酌情减少至 5mg，1 次/天和氟氢可的松以 0.1mg 的剂量开始给药，隔天 1 次；然后根据血压、症状、下肢水肿和实验室检查结果进行增量或减量 如果血流动力学不稳定，住院治疗，并开始给予高剂量/应激剂量的类固醇 症状严重（低血压）的患者可能需要大量补液（如生理盐水的量通常需要＞2L）	请内分泌科会诊 动态评估血皮质醇、生化（包括电解质）、血清肾素水平	激素治疗期间重视患者宣教、感染、创伤等知识
高血糖（首选空腹血糖）				
G1	空腹血糖＜8.9mmol/L	新发高血糖＜11.1mmol/L 和（或）2 型糖尿病病史且不伴糖尿病酮症酸中毒，建议继续 ICI 治疗，治疗期间应动态监测血糖，调整饮食和生活方式，按相应指南给予药物治疗；新发高血糖＞11.1mmol/L 或随机血糖＞13.9mmol/L 或 2 型糖尿病病史伴空腹/随机血糖＞13.9mmol/L，建议： （1）完善血 pH、基础代谢组合检查、尿或血浆酮体、β 羟基丁酸等检查 （2）如果尿或血酮体/阴离子间隙阳性，查 C 肽、抗谷氨酸脱羧酶抗体、抗胰岛细胞抗体 （3）糖尿病酮症酸中毒检查阴性，处理同"新发高血糖＜11.1mmol/L"	如果患者有症状和（或）血糖持续无法控制，考虑内分泌科会诊	
G2	空腹血糖 8.9～13.9mmol/L			
G3	空腹血糖 13.9～27.8mmol/L，需要住院治疗			
G4	空腹血糖＞27.8mmol/L，危及生命			

分级	描述	I 级推荐	II 级推荐	III 级推荐
	（4）糖尿病酮症酸中毒检查阳性：暂停 ICI 治疗，住院治疗，请内分泌科会诊，并按机构指南行糖尿病酮症酸中毒管理，在住院治疗团队和（或）内分泌专家的指导下使用胰岛素			

注：TSH，促甲状腺激素；TFT，甲状腺功能检查。

表 10-2　内分泌毒性的可能机制及潜在标志物

	可能机制及潜在标志物
垂体炎	T 细胞增殖浸润，介导分泌 IFN-γ 和 IL-17
	CD45⁺细胞浸润
	抗 GNAL 抗体的增加，可能导致 TSH 减少
	ITM2B 通过抵消鸟苷酸环化酶 GC 的抑制作用，刺激脑内胰岛素降解酶的分泌，刺激垂体激素释放
糖尿病	促使被激活的 T 细胞产生 IFN-γ，从而激活巨噬细胞，通过 NO 途径杀伤胰腺 β 细胞
	HLA-DR4 具有一定相关性
	体内可检测到谷氨酸脱羧酶抗体、胰岛抗原 2、胰岛素抗体、胰岛素细胞抗体、锌转运蛋白 8
甲状腺功能障碍	外周血中可发现 CD56⁺CD16⁺及 CD14⁺CD16⁺单核细胞增多
	Tfh 细胞的增殖
	血清 IL-1β、LI-2 等细胞因子具有一定相关性
	¹⁸F-FDG 的摄取降低
肾上腺功能不全	CTLA-4 参与了 T 细胞启动和激活过程中免疫反应的早期阶段，一定程度上增强了 Treg 细胞的免疫抑制活性
	21-羟化酶和肾上腺皮质抗体滴度升高
自身免疫性多内分泌腺病综合征	大多数患者具有高危人类白细胞抗原基因，如 HLA-DR4

介导分泌 IFN-γ 和 IL-17[16]，Iwama 等[17]对发生抗 CTLA-4 治疗相关垂体炎的患者进行组织病理学观察，发现他们的垂体组织存在大量单核细胞，主要由 CD45⁺细胞组成，还发现相关小鼠模型体内产生了针对垂体前叶的相关抗体，而治疗前这些抗体并没有被检测出来，提示抗 CTLA-4 抗体可以激活针对垂体细胞的免疫反应通路。有荟萃分析结果表明，用 CTLA-4 抑制剂治疗的患者垂体炎和垂体功能低下的发病率是用 PD-1 抑制剂治疗的 6 倍，其原因主要是垂体组织缺乏 PD-1 受体，且垂体功能异常的发生率与治疗剂量呈正相关[18]，但机制仍有待研究，可能

与补体通路、炎症反应和超敏反应相关[17]。此外，De Sousa 等[19]发现抗 GNAL 抗体可能导致垂体炎的发展，并可能导致促甲状腺激素（thyroid stimulating hormone，TSH）的减少，Kilger 等[20]发现 ITM2B 通过抵消鸟苷酸环化酶 GC 的抑制作用，刺激脑内胰岛素降解酶的分泌，刺激促肾上腺皮质激素（adrenocorticotropic hormone，ACTH）的释放，这两个抗体与 ICI 治疗诱导的垂体炎发生有一定的关联性，是潜在预测和治疗的靶点，且提出 TSH、ACTH 水平可能是 ICI 相关垂体炎的预测血清学标志物。

超过 80% 的患者表现为中枢性甲状腺功能减退症、中枢性肾上腺皮质功能减退症和促性腺激素减退症[7, 18]，且不同 IgG 亚型的 ICI 药物发生垂体炎的风险不同，这可能与所激活的不同免疫通路有关[7]。伊匹木单抗联合纳武利尤单抗相关垂体炎最为多见，而 PD-L1 抑制剂相关垂体炎发生率最低，多发生于治疗后 2~3 个月。垂体炎的临床表现不典型，主要表现为垂体前叶功能障碍的征象，最常见为头痛及乏力，其他症状包括恶心、食欲减退、头晕、性欲减退、畏寒、潮热和体重减轻。此类垂体炎与自身免疫性垂体炎表现相似，诊断主要依赖血生化及影像学检查结果，其影像学表现为垂体轻至中度增大、垂体柄增粗，前提是排除其他转移性垂体疾病[7]（图 10-1）。有研究表明，一旦出现中枢性肾上腺皮质功能减退症，极少能够恢复[21]。治疗上予以相应的激素替代治疗，有研究表明可以用糖皮质激素治疗[22]，但具体疗效仍有待证实。相关回顾性研究发现，超生理量使用糖皮质激素不仅不能改善症状，还会增加感染风险，引发高血糖等并发症，推荐剂量为 10~30mg/d[23]。接受合理替代治疗的患者通常不需要停止免疫治疗，垂体肿大在大约治疗后 15 周几乎可以恢复[24]，但当垂体增大导致占位效应如出现视力异常、头痛等或肾上腺危象等情况，需要立即停止免疫用药，并予以氢化可的松 100mg q8h 冲击治疗[25]。因此，在接受 ICI 治疗前及治疗过程中，尤其是使用 CTLA-4 抑制剂如伊匹木单抗时，需监测垂体功能水平以避免出现肾上腺危象，另外建议有条件的情况下定期进行头颅 MRI 检查以评估垂体大小变化，可以在一定程度上提示垂体功能障碍的情况。

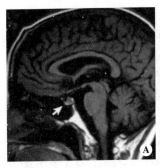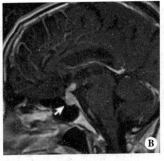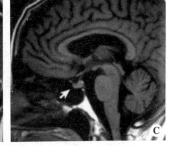

图 10-1 垂体炎的影像学表现

（二）糖尿病

ICI 诱导的胰岛素依赖型糖尿病也是一种罕见但一旦发生可能危及生命的内分泌系统不良反应事件，发病率在 0.9%～1.4%[26]，其中使用 PD-1 抑制剂发生率更高[20]，最常见于黑色素瘤 PD-1 抑制剂治疗后，糖尿病酮症酸中毒（diabetic ketoacidosis，DKA）的发生率为 81%[27]。

Ansari 等[28]在观察非肥胖糖尿病小鼠模型过程中发现，使用抗 PD-1 及 PD-L1 抗体会快速诱导糖尿病的发生，尤其是在具有 *HLA-DR3-DQ2* 和 *HLA-DR4-DQ8* 基因的小鼠中，之后 Patti 等[29]也得出了相似的结论，认为 HLA-DR4 与 ICI 相关糖尿病疾病进展有一定的相关性。近期有学者提出，PD-1 抑制剂能促使被激活的 T 细胞产生 IFN-γ，从而激活巨噬细胞，通过 NO 途径杀伤胰腺 β 细胞，最终导致糖尿病的发生[30]。但既往有学者在观察 ICI 相关糖尿病患者的胰腺活检病理过程中并未发现巨噬细胞[31]。另外，还有研究发现，在 ICI 相关糖尿病患者体内可检测到谷氨酸脱羧酶抗体、胰岛抗原 2、胰岛素抗体、胰岛素细胞抗体、锌转运蛋白 8[32]，提示这一系列抗体可能参与 ICI 相关糖尿病发生发展的过程，但具体机制仍待进一步明确。

有研究数据显示，ICI 诱导的糖尿病几乎均见于接受抗 PD-1 或-PD-L1 抑制剂治疗的患者[29, 33]，一般出现在 1 周至 12 个月[34]，有 1%左右接受抗 PD-1 或 PD-L1 治疗的患者出现自身免疫性胰岛素依赖型糖尿病，且呈剂量依赖性[34]。临床表现与暴发型 1 型糖尿病相似，主要表现为高血糖相关症状，如多饮、多食、多尿、恶心、呕吐、腹痛等[35-37]，关键疾病特征为快速发作的高血糖，内源性胰岛素缺乏且进展迅速，如未及时行胰岛素治疗，DKA 发生风险高[7]，但两者发病机制是否有共同通路仍不明确。有研究进行对比后提出，暴发型 1 型糖尿病常表现为流感样症状，血清中可以检测到胰酶升高，胰岛素自身抗体一般为阴性[36]，可以通过这些差异来进行一定程度上的鉴别。另外，ICI 相关糖尿病患者的糖化血红蛋白水平一般接近正常或轻度升高，其发病率与家族史、既往糖尿病史无明显相关性[7]，胰腺影像学表现也属于非特异性，C 肽在疾病发展中的意义尚不明确，有专家提出低 C 肽水平需高度怀疑 ICI 相关糖尿病，强烈建议进行胰岛素治疗[7]。ICI 相关糖尿病一般需要长期胰岛素治疗，极少数能在持续胰岛素治疗后恢复[34]，一般不需要暂停 ICI 治疗，也不建议使用糖皮质激素治疗[7]。若发生 DKA，按照非 ICI 诱导 DKA 治疗是有效的，及时发现高血糖予以胰岛素治疗可有效预防 DKA 的发生。因此在开始治疗前有必要进行糖尿病筛查，动态监测血糖水平。

（三）甲状腺功能障碍

甲状腺功能障碍是 ICI 治疗常见的内分泌相关不良事件之一，表现为甲状腺功能减退症、甲状腺功能亢进症及甲状腺炎。

　　有荟萃分析结果表明，由于 PD-1 的配体主要分布于甲状腺组织[38]，因此 PD-1 抑制剂治疗会导致多种甲状腺功能障碍相关疾病，其中甲状腺功能亢进和甲状腺功能减退发生的风险较高，而 CTLA-4 在甲状腺中表达较少，采用其抑制剂治疗后内分泌系统不良反应发生率相对较低，多为甲状腺功能减退症[18]。另外的研究统计结果表明，ICI 治疗诱发的甲状腺功能亢进症报道率低于甲状腺功能减退症，其原因一是甲状腺功能减退症发生更早，临床表现相对明显；二是许多患者早期由于甲状腺组织破坏表现为暂时性的甲状腺毒症，随后进展演变为甲状腺功能减退症，因此在临床上许多 ICI 相关甲亢病例被遗漏。此外，该统计学结果还显示抗 PD-1 抗体治疗导致的甲亢发生率高于抗 PD-L1 抗体治疗[39]。关于 ICI 相关甲状腺功能障碍的发生机制，Delivanis 等[40]研究结果显示 ICI 治疗诱发的甲状腺炎发病机制与自身免疫性甲状腺炎不同，在外周血中可发现 $CD56^+CD16^+$ 及 $CD14^+CD16^+$ 单核细胞增多。Torimoto 等[41]监测使用纳武利尤单抗的患者血液生化指标，发现 Tfh 细胞比例增加，由此推测 PD-1 抑制剂治疗抑制 Tfh 细胞的 PD-1/PD-L1 抑制信号，可能促进了 Tfh 细胞的增殖从而加速了甲状腺功能减退症的发展。对于甲状腺自身抗体在 ICI 相关甲状腺功能障碍发病中的作用也有许多研究，但具体作用及预测价值仍尚无定论。多项研究观察到许多 ICI 相关的甲状腺功能障碍的患者甲状腺过氧化物抗体（TPOAb）、甲状腺球蛋白抗体（TgAb）升高[42, 43]，尤其是疾病早期[44, 45]，可能是由于过度自身免疫反应破坏甲状腺组织导致甲状腺抗原过度暴露，但也有研究表明 ICI 治疗后出现的甲状腺素异常患者甲状腺自身抗体没有升高[46]。另外血清 IL-1β、LI-2 等细胞因子也可能与 ICI 相关甲状腺功能障碍发生发展相关[45]。O'Malley 等[47]则发现 ICI 相关甲状腺炎患者对 ^{18}F-FDG 的摄取明显降低，提出 ^{18}F-FDG 可能是相关早期预测指标。

　　ICI 相关甲状腺功能亢进的临床表现不典型，且程度不重，最常见为疲劳乏力、体重减轻和心悸，其他症状可见潮热、震颤、焦虑、腹泻等，老年人可见心房颤动[39]，甲状腺危象罕见，一旦发生表现为高热、休克，可威胁生命[48]。ICI 相关甲状腺功能减退也表现得不典型，乏力与体重增加最为常见，其他症状包括畏寒、皮肤干燥、便秘等[49]，如未及时处理，进展为严重的甲状腺功能减退，表现为精神萎靡、低体温、黏液性水肿甚至昏迷[50]。在绝大多数 ICI 相关的甲状腺功能障碍病例中，免疫治疗可以继续进行，不需要中断，大部分 ICI 相关的甲状腺功能障碍可以通过适当监测和治疗来控制疾病情况，因此在大多数轻度至中度甲状腺功能障碍病例中不需要停止 ICI 治疗[7]。目前暂不建议使用高剂量糖皮质激素治疗此类患者，但对于患有心血管疾病和有严重甲状腺毒症风险的老年患者，可短期予以大剂量糖皮质激素[51]。对于 TSH 抗体阳性或碘摄取增多的患者，可适当予以抗甲状腺药物[52]。对于既往有甲状腺功能减退症的患者，有研究表明，在接受

ICI 治疗后可能会加重甲状腺功能减退的症状，建议在接受治疗的同时予以补充加倍剂量的甲状腺素[53]。因此在进行 ICI 治疗过程中也有必要持续监测甲状腺功能，建议治疗开始前及每次治疗前都进行 TSH 及 fT$_4$ 测定评估，至少检测 5 个周期[7]。

（四）肾上腺功能不全

肾上腺功能不全分为中枢性肾上腺功能不全和原发性肾上腺功能不全（primary adrenal insufficiency，PAI）。中枢性肾上腺功能不全可由 ICI 相关垂体功能异常或垂体转移性疾病引起，主要影响肾素-血管紧张素系统。PAI 可由 ICI 相关的 PAI、双侧肾上腺转移或双侧肾上腺出血引起肾上腺皮质破坏和（或）损伤导致。由于 PAI 通常会累及球状带引起盐皮质激素缺乏，在治疗上 PAI 需要同时补充糖皮质激素及盐皮质激素，因此两者需要谨慎鉴别。ICI 相关 PAI 较为少见且复杂，发病率大约为 0.7%，发病机制不明确，CTLA-4 抑制剂或 CTLA-4 联合 PD-1/PD-L1 抑制剂治疗的患者有较高的发病风险[11]，其原因可能是 CTLA-4 参与了 T 细胞启动和激活过程中免疫反应的早期阶段，一定程度上增强了 Treg 细胞的免疫抑制活性[54]。目前有伊匹木单抗、纳武利尤单抗、帕博利珠单抗治疗相关 PAI 的报道。Paepegaey 等发现帕博利珠单抗相关 PAI 的患者中 21-羟化酶和肾上腺皮质抗体滴度升高[55]，可能可以成为预测的生物指标之一。

ICI 相关 PAI 的临床表现和体征不典型，可表现为疲劳、体位性眩晕、直立性低血压、厌食、体重减轻等，血清学指标表现为高 ACTH 水平、低皮质醇、低糖皮质激素、低醛固酮、高肾素血症，少数可表现为低血糖、高钙血症，影像学上可表现为双侧肾上腺增大，类肾上腺炎的征象。如果不及时处理，可进展为肾上腺危象，导致休克及死亡[56]。ICI 相关 PAI 的长期预后结果尚无报道[9]。另外 PAI 可能与垂体炎和中枢性肾上腺皮质功能不全同时存在，Min 等提出可通过促性腺激素激发试验测定醛固酮水平协助诊断 PAI[57]。因此在治疗前及治疗中需监测 ACTH、血浆皮质醇节律、血电解质、肾素水平，一旦出现可疑临床表现，立即暂停免疫治疗，检测激素水平，并及时予以皮质醇激素替代治疗。

（五）甲状旁腺功能减退症

甲状旁腺功能减退症是一种罕见的 ICI 治疗相关内分泌系统不良反应。首次报道为 2017 年一名伊匹木单抗联合纳武利尤单抗治疗转移性黑色素瘤的患者，表现为高磷血症、低钙血症、低甲状旁腺激素（parathyroid hormone，PTH）水平，随后发生甲状腺毒症，最终发展为原发性甲状腺功能减退，终生使用钙剂及骨化三醇替代治疗[58]，其发病机制仍尚不明确，有多项近期研究认为主要还是与自身免疫机制相关[59, 60]。

（六）自身免疫性多内分泌腺病综合征

自身免疫性多内分泌腺病综合征（autoimmune polyendocrinopathy syndrome，APS）指具有遗传易感性的患者存在两种或多种自身免疫性内分泌疾病。目前所报道的病例数极少，多发生在使用 PD-1 抑制剂治疗后，且最新研究发现大多数患者具有高危人类白细胞抗原（human leukocyte antigen，HLA）基因，如 HLA-DR4[61]。

三、总　结

众多实体肿瘤如肺癌、前列腺癌或胃肠道肿瘤，常伴有神经内分泌分化，这些分化的神经内分泌细胞可以合成和分泌各种神经肽或激素，导致血液中这些激素水平升高，甚至有时由于激素过多而引起相应的神经内分泌症状。在肺癌中，肿瘤细胞可以分泌活性激素，如抗利尿激素、促肾上腺皮质激素、PTH 或促性腺激素，导致副肿瘤综合征，如抗利尿激素分泌不当、异位库欣综合征、高钙血症和其他内分泌疾病。因此，在 ICI 治疗前后，十分有必要密切监测肺癌患者血电解质、促肾上腺皮质激素、PTH、抗利尿激素或促性腺激素等激素水平，以区分疾病本身和 ICI 治疗引起的内分泌不良反应。有学者认为，ICI 治疗期间发生免疫相关性内分泌系统不良反应可能是治疗反应的积极预测因素，可能与免疫检测和杀伤肿瘤细胞的能力增强有关[62]，这是目前众多学者关注的研究热门。而且多项研究表明，ICI 治疗导致的内分泌系统不良反应的发展与肿瘤反应和生存改善之间存在正相关关系[63]。ICI 所致内分泌功能障碍的发病机制及不良反应的预测因素尚待更多临床研究证实，目前 ICI 联合其他治疗肿瘤的新方案越来越多[64]，这种组合治疗方案对 ICI 相关内分泌系统不良反应的影响也仍尚待探究。

根据美国国家癌症研究所指南，ICI 相关内分泌系统不良反应按照毒性分为五个等级，4 级以上将危及生命，是 ICI 治疗的禁忌证，但能规律使用激素替代疗法达到稳定控制的情况例外[7]，因此早期识别和及时治疗并发症十分重要，有助于指导 ICI 治疗的选择和监测不良反应的发生。在临床上，需要临床医生和患者的相互配合，充分告知，让患者了解到大多数内分泌功能障碍是无法恢复的，并且充分认识到一些内分泌危象的严重性及相关临床表现和体征，及时自我识别，尽早就诊，避免危及生命，同时需要多学科合作制订个体化治疗方案，宣教患者进行长期随访，重视内分泌功能相关的评估，从而获得最佳的治疗疗效，减少免疫不良反应。

（饶创宙　苏春霞）

参 考 文 献

[1] Bour-Jordan H, Esensten JH, Martinez-Llordella M, et al. Intrinsic and extrinsic control of peripheral T-cell tolerance by costimulatory molecules of the CD28/B7 family. Immunol Rev, 2011, 241（1）: 180-205.

[2] Valpione S, Pasquali S, Campana LG, et al. Sex and interleukin-6 are prognostic factors for autoimmune toxicity following treatment with anti-CTLA4 blockade. J Transl Med, 2018, 16（1）: 94-104.

[3] Nakamura Y, Tanaka R, Maruyama H, et al. Correlation between blood cell count and outcome of melanoma patients treated with anti-PD-1 antibodies. Jpn J Clin Oncol, 2019, 49（5）: 431-437.

[4] Fujisawa Y, Yoshino K, Otsuka A, et al. Fluctuations in routine blood count might signal severe immune-related adverse events in melanoma patients treated with nivolumab. J Dermatol Sci, 2017, 88（2）: 225-231.

[5] Lim SY, Lee JH, Gide TN, et al. Circulating cytokines predict immune-related toxicity in melanoma patients receiving anti-PD-1-based immunotherapy. Clin Cancer Res, 2019, 25（5）: 1557-1563.

[6] Ferrari SM, Fallahi P, Elia G, et al. Autoimmune endocrine dysfunctions associated with cancer immunotherapies. J Mol Sci, 2019, 20（10）: 2560.

[7] Chang LS, Barroso-Sousa R, Tolaney SM, et al. Endocrine toxicity of cancer immunotherapy targeting immune checkpoints. Endocr Rev, 2019, 40（1）: 17-65.

[8] Wang DY, Salem JE, Cohen JV, et al. Fatal toxic effects associated with immune checkpoint inhibitors: a systematic review and meta-analysis. JAMA Oncol, 2018, 4（12）: 1721-1728.

[9] Wolff AS, Mitchell AL, Cordell HJ, et al. CTLA-4 as a genetic determinant in autoimmune Addison's disease. Genes Immun, 2015, 16（6）: 430-436.

[10] Morganstein DL, Lai Z, Spain L, et al. Thyroid abnormalities following the use of cytotoxic T-lymphocyte antigen-4 and programmed death receptor protein-1 inhibitors in the treatment of melanoma. Clin Endocrinol, 2016, 86（4）: 614-620.

[11] Barroso-Sousa R, Barry WT, Garrido-Castro AC, et al. Incidence of endocrine dysfunction following the use of different immune checkpoint inhibitor regimens: a systematic review and meta-analysis. JAMA Oncol, 2018, 4（2）: 173-182.

[12] Rahmer JR, Lacchetti C, Schneider BJ, et al. Management of immune-related adverse events in patients treated with immune checkpoint inhibitor therapy: American society of clinical oncology clinical practice guideline. J Clin Oncol, 2018, 36（17）: 1714-1768.

[13] Puzanov I, Diab A, Abdallah K, et al. Managing toxicities associated with immune checkpoint inhibitors: consensus recommendations from the Society for Immunotherapy of Cancer（SITC）Toxicity Management Working Group. J Immunother Cancer, 2017, 5（1）: 95.

[14] Cukier P, Santini FC, Scaranti M, et al. Endocrine side effects of cancer immunotherapy. Endocr Relat Cancer, 2017, 24（12）: T331-T347.

[15] Caturegli P, Dalmazi DG, Lombardi M, et al. Hypophysitis secondary to cytotoxic t-lymphocyte-

associated protein 4 blockade: insights into pathogenesis from an autopsy series. Am J Pathol, 2016, 186 (12): 3225-3235.

[16] Lin HH, Gutenberg A, Chen TY, et al. In situ activation of pituitary-infiltrating T lymphocytes in autoimmune hypophysitis. Sci Rep, 2017, 6 (7): 43492.

[17] Iwama S, de Remigis A, Callahan MK, et al. Pituitary expression of CTLA-4 mediates hypophysitis secondary to administration of CTLA-4 blocking antibody. Sci Transl Med, 2014, 6 (230): 230-245.

[18] Yang Y, Liu J, Yang K, et al. Endocrine adverse events caused by different types and different doses of immune checkpoint inhibitors in the treatment of solid tumors: a meta-analysis and systematic review. J Clin Pharmacol, 2020, 61 (3): 282-297.

[19] de Sousa SMC, Sheriff N, Tran CH, et al. Fall in thyroid stimulating hormone (TSH) may be an early marker of ipilimumab-induced hypophysitis. Pituitary, 2018, 21 (3): 274-282.

[20] Kilger E, Buehler A, Woelfing H, et al. BRI2 protein regulates β -amyloid degradation by increasing levels of secreted insulin-degrading enzyme (IDE). J Biol Chem, 2011, 286 (43): 37446-37457.

[21] Albarel F, Gaudy C, Castinetti F, et al. Long-term follow-up of ipilimumab-induced hypophysitis, a common adverse event of the anti-CTLA-4 antibody in melanoma. Eur J Endocrinol, 2015, 172 (2): 195-204.

[22] Corsello SM, Salvatori R, Barnabei A, et al. Ipilimumab-induced endo-crinopathies: when to start corticosteroids (or not). Cancer Chemother Pharmacol, 2013, 72 (2): 489-490.

[23] Faje A, Lawrence D, Flaherty K, et al. High-dose glucocorticoids for the treatment of ipilimumab-induced hypophysitis is associated with reduced survival in patients with melanoma. Cancer, 2018, 124 (18): 3706-3714.

[24] Chiloiro S, Capoluongo ED, Tartaglione T, et al. The changing clinical spectrum of hypophysitis. Trends Endocrinol Metab, 2019, 30 (9): 590-602.

[25] Higham CE, Olsson-Brown A, Carroll P, et al. Society for Endocrinology endocrine emergency guidance: Acute management of the endocrine complications of checkpoint inhibitor therapy. Endocr Connect, 2018, 7 (7): G1-G7.

[26] Stamatouli AM, Zoe Q, Luisa PA, et al. Collateral damage: insulin-dependent diabetes induced with checkpoint inhibitors. Diabetes, 2018, 67 (8): 1471-1480.

[27] Kotwal A, Haddox C, Block M, et al. Immune checkpoint inhibitors: an emerging cause of insulin-dependent diabetes. BMJ Open Diabetes Res Care, 2019, 7 (1): e000591.

[28] Ansari MJ, Salama AD, Chitni T, et al. The programmed death-1 (PD-1) pathway regulates autoimmune diabetes in nonobese diabetic (NOD) mice. J Exp Med, 2003, 198 (1): 63-69.

[29] Patti R, Malhotra S, Sinha A, et al. Atezolizumab-induced new onset diabetes mellitus with ketoacidosis. Am J Ther, 2018, 25 (5): 565-568.

[30] Hu H, Zakharov PN, Peterson OJ. Cytocidal macrophages in symbiosis with CD4 and CD8 T cells cause acute diabetes following checkpoint blockade of PD-1 in NOD mice. Proc Natl Acad Sci, 2020, 117 (49): 31319-31330.

[31] Yoneda S, Imagawa A, Hosokawa Y, et al. T-Lymphocyte infiltration to islets in the pancreas of a patient who developed type 1 diabetes after administration of immune checkpoint inhibitors. Diabetes Care, 2019, 42（7）: 116-118.

[32] Gauci ML, Laly P, Vidal-Trecan T, et al. Autoimmune diabetes induced by PD-1 inhibitor retrospective analysis and pathogenesis: a case report and literature review. Cancer Immunol Immunother, 2017, 66（11）: 1399-13410.

[33] Hickmott L, Hugo DL, Turner H, et al. Anti-PD-L1 atezolizumab-induced autoimmune diabetes: a case report and review of the literature. Target Oncol, 2017, 12（2）: 235-241.

[34] Hansen E, Sahasrabudhe D, Sievert L. A case report of insulin-dependent diabetesas immune-related toxicity of pembrolizumab: presentation, management and outcome. Cancer Immunol Immunother, 2016, 65（6）: 765-767.

[35] Stamatouli AM, Zoe Q, Luisa PA, et al. Collateral damage: insulin-dependent diabetes induced with checkpoint inhibitors. Diabetes, 2018, 67（8）: 1471-1480.

[36] Imagawa A, Hanafusa T, Awata T, et al. Report of the committee of the Japan diabetes society on the research of fulminant and acute-onset type 1 diabetes mellitus: new diagnostic criteria of fulminant type 1 diabetes mellitus（2012）. Diabetes Investig, 2012, 3（6）: 536-539.

[37] Munakata W, Ohashi K, Yamauchi N, et al. Fulminant type I diabetes mellitus associated with nivolumab in a patient with relapsed classical Hodgkin lymphoma. Int J Hematol, 2017, 105（3）: 383-386.

[38] Deng S, Yang Q, Shu X, et al. The relative risk of immune related liver dysfunction of PD-1/PD-L1 inhibitors versus chemotherapy in solid tumors: a meta-analysis of randomized controlled trials. Front Pharmacol, 2019, 10: 1063.

[39] Lee H, Hodi FS, Giobbie-Hurder A, et al. Characterization of thyroid disorders in patients receiving immune checkpoint inhibition therapy. Cancer Immunol Res, 2017, 5（12）: 1133-1140.

[40] Delivanis DA, Gustafson MP, Svetlana B, et al. Pembrolizumab-induced thyroiditis. comprehensive clinical review and insights into underlying involved mechanisms. J Clin Endocrinol Metab, 2017, 102（8）: 2770-2780.

[41] Torimoto K, Okada Y, Nakayamada S, et al. Anti-PD-1 antibody therapy induces Hashimoto's disease with increase in peripheral blood follicular helper T cells. Thyroid, 2017, 27（10）: 1335-1336.

[42] Yamauchi I, Sakane Y, Fukuda Y, et al. Clinical features of nivolumab-induced thyroiditis: a case series study. Thyroid, 2017, 27（7）: 894-901.

[43] Scott ES, Long GV, Guminski A, et al. The spectrum, incidence, kinetics, and management of endocrinopathies with immune checkpoint inhibitors for metastatic melanoma. Eur J Endocrinol, 2018, 178（2）: 175-182.

[44] Toi Y, Sugawara S, Sugisaka J, et al. Profiling preexisting antibodies in patients treated with anti-PD-1 therapy for advanced non-small cell lung cancer. JAMA Oncol, 2018, 5（3）: 376-383.

[45] Kurimoto C, Inaba H, Ariyasu H, et al. Predictive and sensitive biomarkers for thyroid dysfunctions during treatment with immune-checkpoint inhibitors. Cancer Sci, 2020, 111（5）:

1468-1477.

[46] Guaraldi F, Selva RL, Samà MT, et al. Characterization and implications of thyroid dysfunction induced by immune checkpoint inhibitors in real-life clinical practice: a long-term prospective study from a referral institution. J Endocrinol Invest, 2018, 41（5）: 549-556.

[47] O'Malley G, Lee HJ, Parekh S, et al. Rapid evolution of thyroid dysfunction in patients treated with nivolumab. Endocr Pract, 2017, 23（10）: 1223-1231.

[48] McMillen B, Dhillon MS, Yong-Yow S. A rare case of thyroid storm. BMJ Case Rep, 2016, 2016: 10.

[49] Steven O, Farnaz S, Lawrence K, et al. Induction of painless thyroiditis in patients receiving programmed death 1 receptor immunotherapy for metastatic malignancies. J Clin Endocrinol Metab, 2015, 100（5）: 1738-1741.

[50] Khan U, Rizvi H, Sano D, et al. Nivolumab induced myxedema crisis. J Immunother Cancer, 2017, 5（1）: 13.

[51] Barroso-Sousa R, Ott PA, Hodi FS, et al. Endocrine dysfunction induced by immune checkpoint inhibitors: practical recommendations for diagnosis and clinical management. Cancer, 2018, 124（6）: 1111-1121.

[52] González-Rodríguez E, Rodríguez-Abreu D, Spanish Group for Cancer Immuno-Biotherapy（GETICA）. Immune checkpoint inhibitors: review and management of endocrine adverse events. Oncologist, 2016, 21（7）: 804-816.

[53] Delivanis DA, Gustafson MP, Svetlana B, et al. Pembrolizumab-induced thyroiditis. Comprehensive clinical review and insights into underlying involved mechanisms. J Clin Endocrinol Metab, 2017, 102（8）: 2770-2780.

[54] Lu J, Li L, Lan Y, et al. Immune checkpoint inhibitor-associated pituitary-adrenal dysfunction: a systematic review and meta analysis. Cancer Med 2019, 8（18）: 7503-7515.

[55] Paepegaey AC, Lheure C, Ratour C, et al. Polyendocrinopathy resulting from pembrolizumab in a patient with a malignant melanoma. J Endocr Soc, 2017, 1（6）: 646-649.

[56] Bornstein SR, Allolio B, Arlt W, et al. Diagnosis and treatment of primary adrenal insufficiency: an endocrine society clinical practice guideline. J Clin Endocrinol Metab, 2016, 101（2）: 364-389.

[57] Min L, Ibrahim N. Ipilimumab-induced autoimmune adrenalitis. Lancet Diabetes Endocr, 2013, 1（3）: e15.

[58] Win MA, Thein KZ, Qdaisat A, et al. Acute symptomatic hypocalcemia from immune checkpoint therapy-induced hypoparathyroidism. Am J Emerg Med, 2017, 35（7）: 1039.e5-1039.e7.

[59] Piranavan P, Li Y, Brown E, et al. Immune checkpoint inhibitor-induced hypoparathyroidism associated with calcium-sensing receptor-activating autoantibodies. J Clin Endocrinol Metab, 2019, 104（2）: 550-556.

[60] Isabella L, Alessandro B, Filomena C, et al. Activating antibodies to the calcium-sensing receptor in immunotherapy-induced hypoparathyroidism. J Clin Endocrinol Metab, 2020, 105

（5）：1581-1588.

[61] Shi Y，Shen M，Zheng X，et al. ICIss-induced autoimmune polyendocrine syndrome type 2：a review of the literature and a protocol for optimal management. J Clin Endocrinol Metab，2020，105（12）：dgaa553.

[62] Faje AT，Ryan S，Donald L，et al.Ipilimumab-induced hypophysitis：a detailed longitudinal analysis in a large cohort of patients with metastatic melanoma. J Clin Endocrinol Metab，2014，99（11）：4078-4085.

[63] Osorio JC，Ni A，Chaft JE，et al. Antibody-mediated thyroid dysfunction during T-cell checkpoint blockade in patients with non-small cell lung cancer. Ann Oncol，2017，28（3）：583-589.

[64] Ott PA，Hodi FS，Kaufman HL，et al. Combination immunotherapy：a road map. J Immunother Cancer，2017，5（1）：16.

第三节 胃肠道毒性

一、概 述

胃肠道毒性是常见的 irAE 之一，其发生率在 ICI 治疗过程中可达 30%[1]。胃肠道毒性多表现为腹泻、发热、便血、结肠炎等，腹泻和结肠炎是 ICI 治疗后最常见的胃肠道毒性反应[2, 3]。一项针对黑色素瘤和 NSCLC 的回顾性研究系统地探索了接受伊匹木单抗、纳武利尤单抗与帕博利珠单抗患者的腹泻及后续处理情况。研究结果表明，接受不同 ICI 治疗时患者发生腹泻的情况存在差异。抗 CTLA-4 治疗后发生腹泻的概率明显高于抗 PD-1 和抗 PD-L1；两种 ICI 联合治疗腹泻发生的概率最高[4]。ICI 结肠炎多数病变发生于乙状结肠和直肠，其在内镜下可见黏膜红斑、糜烂溃疡等炎性病变。研究表明，接受抗 CTLA-4 治疗的患者结肠组织病理学主要特征为中性粒细胞、嗜酸性粒细胞的浸润，而接受抗 PD-1 或抗 PD-L1 单抗治疗的患者病理学主要表现为绒毛的缩短、中性粒细胞与淋巴细胞的浸润[5, 6]。与普通结肠炎不同，ICI 相关结肠炎还可伴有其他肠外病变如上消化道病变、胰腺炎、肝炎等。

ICI 胃肠道毒性反应在治疗中或治疗后均可发生。不同种类的 ICI 胃肠道毒性反应出现的时间也不尽相同。抗 CTLA-4 单抗胃肠道毒副作用一般在治疗后 5～8 周出现，而抗 PD-1 和抗 PD-L1 单抗胃肠道反应则出现较晚，一般在治疗后 3～4 个月[2]。同时，多数 ICI 胃肠道毒性反应较轻，给予对症治疗即可缓解。但 3～4 级的 ICI 胃肠道毒性反应较为严重，其也是导致 ICI 治疗停止的最常见原因。

二、诊断标准

（1）ICI 治疗的第 3～4 个月出现多种肠道内外受累表现[7-9]。

（2）病变部位如左下腹出现压痛[7-9]。

（3）实验室检查呈现贫血、低蛋白血症、高 C 反应蛋白等结果；多数患者结直肠镜检查发现结直肠黏膜呈现急性结肠炎状态[7-9]。

（4）非重症患者暂停 ICI 治疗后症状可缓解[7-9]。

三、分级与治疗

ICI 胃肠道毒性反应的早期诊断与处理非常重要。美国国立综合癌症网络（NCCN）指南与中国临床肿瘤学会（CSCO）指南均根据腹泻程度将胃肠道毒性分为 1～4 级[10]。

G1：无症状（腹泻≤4 次/天）。只需临床或诊断性观察。

G2：腹痛；大便黏液或带血（腹泻 4～6 次/天）。需暂停 ICI 治疗，开始口服泼尼松 0.5mg/（kg·d），48～72h 激素治疗无改善或加重可增加剂量至 2mg/（kg·d）。

G3：剧烈腹痛；大便习惯改变；需要药物干预治疗；腹膜刺激征（腹泻≥7 次/天）。需暂停 ICI 治疗，静脉甲泼尼龙 2mg/（kg·d），48h 激素治疗无改善或加重，再继续应用激素的同时考虑加用英夫利昔单抗。

G4：症状危及生命需要紧急干预。治疗同 G3。

四、生物标志物发展现状

肠道菌群对免疫治疗疗效的影响是近些年的热点话题，而其对于 irAE 的预测作用仍处于研究阶段。一项探索 ICI 治疗前后结肠微生物群落改变的前瞻性研究发现，拟杆菌属细菌过多与较低的结肠炎发病率有关（$r=-0.42$，$P=0.011$）[5]。类似地，一项探索基线肠道菌群是否可预测伊匹木单抗对晚期黑色素瘤疗效及结肠炎发生情况的前瞻性研究发现，基线厚壁菌门富集与结肠炎发生呈正相关（$P=0.009$），而基线高比例的拟杆菌与结肠炎发生呈负相关（$P=0.011$）[11]。这些研究结果提示肠道菌群在胃肠道毒性反应的发生中起到了重要作用，肠道菌群或许能成为 ICI 胃肠道毒性反应标志物。除肠道菌群外，一项多中心研究发现在接受 ICI 治疗导致结肠炎的肿瘤患者中，粪便钙卫蛋白与乳铁蛋白水平和 ICI 胃肠道不良反应相关[12]。研究者发现，患者在出现结肠炎时，平均粪便钙卫蛋白值为 329μg/g，当情况好转时，其平均粪便钙卫蛋白值下降至 218μg/g。同时，所有接受检测的 23 名患者在 ICI 结肠炎症状出现时,粪便乳铁蛋白均为阳性。总的来说,研究者认为粪便钙卫蛋白和乳铁蛋白能在一定程度上成为 ICI 胃肠道毒性反应的生物标志物。此外,有研究者发现一些外周血检测指标与胃肠道毒性的发生存在相关性。一项探索接受纳武利尤单抗治疗的黑色素瘤患者基线外周血指标与 irAE 相关性的回顾性研究发现,外周血白细胞计数增加和相对淋巴细胞计数减少与 3～4 级胃肠道不良反应的发生相关[13]。此外,一项探索伊匹木单抗新辅助治疗黑色素瘤的疗效相关生物标志物的研究发现,基线 IL-17 水平与 3 级腹泻和 3 级结肠炎显著相关,基线 IL-17 水平越高发生腹泻与结肠炎的概率越大($P=0.02$)[14]。目前,胃肠道毒性的发生机制尚未明确,相关生物标志物的临床预测价值仍需要进一步探索。

（谢梦青　苏春霞）

参 考 文 献

[1] Prieux-Klotz C, Dior M, Damotte D, et al. Immune checkpoint inhibitor-induced colitis: diagnosis and management. Target Oncol, 2017, 12（3）: 301-308.

[2] Soularue E, Lepage P, Colombel JF, et al. Enterocolitis due to immune checkpoint inhibitors: a systematic review. Gut, 2018, 67（11）: 2056-2067.

[3] Gupta A, De Felice KM, Loftus EV, et al. Systematic review: colitis associated with anti-CTLA-4 therapy. Aliment Pharmacol Ther, 2015, 42（4）: 406-417.

[4] Geukes Foppen MH, Rozeman EA, van Wilpe S, et al. Immune checkpoint inhibition-related colitis: symptoms, endoscopic features, histology and response to management. ESMO Open, 2018, 3（1）: e000278.

[5] Dubin K, Callahan MK, Ren B, et al. Intestinal microbiome analyses identify melanoma patients at risk for checkpoint-blockade-induced colitis. Nat Commun, 2016, 7: 10391.

[6] Marthey L, Mateus C, Mussini C, et al. Cancer immunotherapy with Anti-CTLA-4 monoclonal antibodies induces an inflammatory bowel disease. J Crohns Colitis, 2016, 10（4）: 395-401.

[7] 苏非凡, 双卫兵. 免疫检查点抑制剂的毒副反应及管理. 泌尿外科杂志（电子版）, 2021, 13（2）: 73-80.

[8] Champiat S, Lambotte O, Barreau E, et al. Management of immune checkpoint blockade dysimmune toxicities: a collaborative position paper. Ann Oncol, 2016, 27（4）: 559-574.

[9] Eigentler TK, Hassel JC, Berking C, et al. Diagnosis, monitoring and management of immune-related adverse drug reactions of anti-PD-1 antibody therapy. Cancer Treat Rev, 2016, 45: 7-18.

[10] 王巧红, 吴霞. 免疫检查点抑制剂治疗中免疫相关不良反应的临床表现及处理. 中国免疫学杂志, 2017, 33（4）: 615-620.

[11] Chaput N, Lepage P, Coutzac C, et al. Baseline gut microbiota predicts clinical response and colitis in metastatic melanoma patients treated with ipilimumab. Ann Oncol, 2017, 28（6）:

1368-1379.

[12] Abu-Sbeih H，Ali FS，Alsaadi D，et al. Outcomes of vedolizumab therapy in patients with immune checkpoint inhibitor-induced colitis：a multi-center study. J Immunother Cancer, 2018，6（1）：142.

[13] Fujisawa Y，Yoshino K，Otsuka A，et al. Fluctuations in routine blood count might signal severe immune-related adverse events in melanoma patients treated with nivolumab. J Dermatol Sci，2017，88（2）：225-231.

[14] Tarhini AA，Zahoor H，Lin Y，et al. Baseline circulating IL-17 predicts toxicity while TGF-β1 and IL-10 are prognostic of relapse in ipilimumab neoadjuvant therapy of melanoma. J Immunother Cancer，2015，3：39.

第四节　肺毒性（肺炎）

一、概　　述

ICI 为肿瘤患者开启了长生存之门，其临床应用日益广泛，主要包括 PD-1 抑制剂、PD-L1 抑制剂和 CTLA-4 抑制剂，但 irAE 也随之而来，ICI 相关的毒性可导致全身多个器官和组织受累，包括皮肤、胃肠道、内分泌器官、肺等[1]。其中免疫检查点抑制剂相关性肺炎（immune checkpoint inhibitor-related pneumonitis，ICI-肺炎）是一种具有致命威胁的 irAE，在 PD-1/PD-L1 抑制剂治疗相关死亡中大约占 35%[2]。临床研究数据显示，ICI 单药治疗的患者 ICI-肺炎发生率为 2.5%～5%[3]，ICI 联合使用，如 PD-1/PD-L1 抑制剂和 CTLA-4 抑制剂联用，可能也会增加 ICI-肺炎的发生[4]。与黑色素瘤相比，NSCLC 的 ICI-肺炎发生率更高（4.1% *vs.* 2.7%）[5]。值得注意的是，越来越多的研究数据显示，ICI-肺炎在真实世界中的发生率似乎更高，达到 13%～19%[6-8]。

ICI-肺炎通常发生在开始 ICI 治疗后的前 3 个月内[9]，临床症状包括呼吸困难、持续咳嗽、胸痛、发热和缺氧（可能导致呼吸衰竭）等非特异性症状[4]，需与其他肺部疾病鉴别，如肺部感染、肺部肿瘤进展等。2019 年中华医学会呼吸病学年会上发布的《免疫检查点抑制剂相关肺炎诊治专家共识》提出了 ICI-肺炎的诊断标准：①ICI 用药史；②新出现的肺部阴影（如磨玻璃影、斑片实变影、小叶间隔增厚、网格影、牵拉性支气管扩张及纤维条索影等）；③排除肺部感染、肺部肿瘤进展等其他原因引起的肺间质性疾病、肺血管炎、肺栓塞及肺水肿等；同时符合以上 3 条即可诊断为 ICI 相关肺炎。另外，ICI-肺炎的影像学表现存在多样性，大致可分为隐源性机化性肺炎、磨玻璃样肺炎、间质性肺炎、过敏性肺炎和其他非特异性肺炎[4]。基于 ICI-肺炎患者的临床症状及影像学上肺实质的累及范围，《中国临床肿瘤学会（CSCO）免疫检查点抑制剂相关的毒性管理指南》将 ICI-肺炎分为 4 个级别，并对各级别的管理措施做出了推荐，具体分级描述：G1，无症状；局限于单个肺叶或<25%的肺实质；G2，出现新的症状或症状恶化，包括呼吸短促、咳嗽、胸痛、发热和缺氧；波及多个肺叶且达到 25%～50%的肺实质，影响日常生活，需要使用药物干预治疗；G3，严重的新发症状，累及所有肺叶或>50%肺实质，个人自理能力受限，需吸氧，需要住院治疗；G4，危及生命的呼吸困难、急性呼吸窘迫综合征，需要插管等紧急干预措施。

二、发生机制及生物标志物研究进展

ICI 通过阻断免疫检查点信号通路，刺激 T 细胞活化，进而达到抗肿瘤作用，但通常以 irAE 的出现为代价[10]。早期研究数据提示，随着免疫系统的激活，ICI-肺炎发生的可能原因包括活化的 T 细胞攻击正常组织、先前存在的自身抗体水平升高、炎症性细胞因子增加及补体介导的炎症增强等[3, 10]。另外，有研究报道 irAE 潜在分子机制：①ICI 破坏原有的免疫耐受机制，促进自身免疫的进展；②遭受细胞毒性攻击的肿瘤细胞释放出宿主抗原，产生抗原交叉提呈，从而导致自身免疫反应；③免疫细胞释放炎症介质，引起组织损伤；④ICI 的脱靶效应，如 CTLA-4 也表达于垂体组织和下丘脑中，CTLA-4 抑制剂治疗有可能会引发 irAE；⑤微生物在一定程度上能够影响免疫调节细胞亚型和促炎因子的释放，因而对 irAE 的发生、发展可能也有调节作用[11]。

ICI-肺炎的发生机制正处于积极的探索阶段，尚未完全阐明。但是目前越来越多的研究通过对 ICI-肺炎患者深入评估，已经在这一领域取得了一些进展。总的来说，在 ICI-肺炎中，探寻可靠的生物标志物和早期检测策略，将有利于优化患者对 ICI 治疗的选择，并有助于优化 ICI 治疗的监测和管理。

（一）淋巴细胞

有研究者对 1 例发生了 ICI-肺炎的黑色素瘤患者进行尸检研究发现，肺组织呈现肺结节肉芽肿反应，值得注意的是，研究者对肺组织进行免疫组化检测时观察到巨细胞肉芽肿周围有明显的 CD8+ T 细胞浸润[12]，这就提示 T 细胞可能在 ICI-肺炎发病机制中发挥作用。类似地，有研究者通过对接受 ICI 治疗患者的肺部炎症病灶进行免疫组化分析，同样也观察到了 T 细胞浸润[13]。Suresh 等在 ICI-肺炎患者的支气管肺泡灌洗液（bronchoalveolar lavage fluid，BALF）中发现了以 CD4+T 细胞为主的淋巴细胞增多[14]。这项研究纳入了 18 例接受 ICI 治疗的 NSCLC 患者（12 例发生 ICI-肺炎，6 例未发生 ICI-肺炎），研究结果显示，ICI-肺炎患者 BALF 中央记忆性 CD4+ T 细胞数量增加，Treg 细胞表面 CTLA-4 和 PD-1 表达水平下降，提示促炎免疫亚群激活而免疫抑制表型减弱。此外，一些 ICI-肺炎的病例报告中也在 BALF 中发现了类似的 T 细胞表型[15]。这些结果为 ICI-肺炎发生机制的探索提供了研究证据，因而在肺癌患者的诊疗过程中，T 细胞特别是 BALF 中的 T 细胞，是值得关注的生物标志物之一。

外周血淋巴细胞亚群也可能成为 ICI-肺炎相关的生物标志物。Kim 等纳入了接受 ICI 治疗的肿瘤患者（31 例胸腺上皮瘤，60 例 NSCLC），探索外周血免疫细胞亚群的动态变化与 irAE 的相关性[16]。该研究中有 3 例患者发生严重肺炎（均为 NSCLC，分级≥3），研究结果显示，严重 irAE 的患者在接受 PD-1 抑制剂治疗后，效应调节性 T 细胞（effector regulatory T cell，eTreg）比例显著降低，而辅助性 T 细胞 17（T helper-17，Th17）和辅助性 T 细胞 1（T helper-1，Th1）在治疗前的比例更高，增殖性 PD-1$^+$CD8$^+$ T 细胞比例在治疗后显著升高。不过，该研究未能对特定 irAE 与免疫细胞亚群进行分析，因此还需要更多的研究来探索前述 T 细胞亚群与 ICI-肺炎发生的相关性。

（二）细胞因子

多项探索 irAE 发生机制的研究数据显示，包括 IL-6、IL-17[17]及趋化因子 9（CXCL-9）和 CXCL-10 水平[18]等，都与 irAE 的发生或发展存在相关性。与此同时，包括 ICI-肺炎在内的特异性 irAE 相关生物标志物研究也有了一定进展。

一项回顾性研究通过对接受 ICI 治疗的肺癌患者的外周血进行分析发现，与基线相比，ICI-肺炎发生时外周血中 IL-6 和 IL-10 水平显著升高，其中 IL-6 高水平与严重 ICI-肺炎相关（OR=5.23；95% CI，1.15～23.86；P=0.033），另外 ICI-肺炎发生时白蛋白（albumin，ALB）低水平也与严重 ICI-肺炎相关（OR=0.16；95% CI，0.04～0.64；P=0.009）[19]。Suresh 等也对 ICI-肺炎患者 BALF 中的细胞因子做了检测分析，结果也提示肺部存在一种促炎、趋化性细胞因子环境[14]。有趣的是，研究者观察到可溶性 IL-1β 减少，而 IL-1β 表达阳性的单核细胞亚群增加。然而，IL-1β 的产生和释放可能与炎症刺激的强度有关[20]。因此，研究者推测在 ICI-肺炎中，炎症的潜在来源促进 IL-1β 的翻译和胞内储存，而并非经膜释放。

（三）嗜酸性粒细胞

已有多项研究证实了嗜酸性粒细胞与肿瘤免疫治疗疗效之间存在相关性。那么，嗜酸性粒细胞与 irAE 之间是否存在一定联系？一项回顾性研究纳入 300 例接受 ICI 治疗的 NSCLC 患者，分析了基线外周血白细胞、中性粒细胞、嗜酸性粒细胞等与 ICI-肺炎的相关性[7]。结果显示，基线外周血嗜酸性粒细胞高水平与 ICI-肺炎的发生显著相关（OR=3.518；95% CI，1.851～6.686；P<0.001）。嗜酸性粒细胞在募集 T 细胞等过程中起到关键作用[21]，而目前已有的研究数据提示，在发生 ICI-肺炎的病灶及 BALF 中都观察到了 T 细胞水平升高，包括 CD8$^+$T 细胞、CD4$^+$T

细胞[12, 14]。嗜酸性粒细胞是否能成为 ICI-肺炎的预测性生物标志物，仍然需要更大样本量的研究进一步验证。

（四）自身抗体

Tahir 等利用重组 cDNA 表达文库的高通量血清学分析技术，从接受 ICI 治疗患者的血浆样本中筛选出了与 ICI-肺炎发生相关的一种自身抗体，抗 CD74 自身抗体[22]。有意思的是，CD74 在间质性肺炎[23]中过表达，由此可以提出假设：CD74很可能也在 ICI-肺炎发生过程中发挥作用。此外，有研究者在接受免疫治疗的肺癌人群中分析"肺癌自身抗体多靶点检测"对于 ICI 治疗疗效预测价值的过程中发现，5 种自身抗体（p53、BRCA2、HUD、TRIM21 和 NY-ESO-1）组成的 panel检测，即 5-TAAbs，与 ICI-肺炎的发生存在一定相关性：与 5-TAAbs 阴性组相比，阳性组的 ICI-肺炎发生率更高（20.4% *vs.* 5.9%，$P=0.015$）[24]。这也提示，预先存在的活跃的体液反应也会导致过度的免疫攻击及对自身组织的损伤，为探索ICI-肺炎生物标志物提供新的线索。

（五）其他

除外上述已知的与 ICI-肺炎发生相关的生物标志物，肿瘤患者的基本临床特征同样值得关注，包括年龄、吸烟史、治疗史及合并疾病等[8, 25-26]。例如，既往接受过胸部放疗、有肺部疾病史及接受联合治疗（包括联合靶向治疗、化疗及CTLA-4 抑制剂）的肿瘤患者，发生 ICI-肺炎的风险更高，OR 分别为 3.33（95% CI，1.39～7.97）、2.82（95% CI，1.36～5.84）和 3.42（95% CI，1.65～7.09）[27]。胸部放疗或基础肺部疾病造成的肺损伤，可能会诱发肺组织中自身抗原发生改变，导致肺组织遭受活化的 T 细胞攻击。虽然由于样本量或入组人群存在差异，上述研究中患者的临床特征预测 ICI-肺炎发生的有效性尚待进一步验证，但是也能在临床实践中起到提示作用。

三、小　结

随着多项 irAE 管理指南发布，ICI-肺炎的诊断与处理措施得到优化。但是，ICI-肺炎的临床表型、组织病理、影像特征等存在多样性，其发生、发展的机制可能也存在异质性，因此，还需要更进一步的研究来加强生物学机制、免疫学机制的研究和理解，筛选有效的与 ICI-肺炎相关的生物标志物，进而完善诊断与全程管理策略。

（储香玲　苏春霞）

参 考 文 献

[1] Ramos-Casals M, Brahmer JR, Callahan MK, et al. Immune-related adverse events of checkpoint inhibitors. Nat Rev Dis Primers, 2020, 6（1）：38.

[2] Wang DY, Salem JE, Cohen JV, et al. Fatal toxic effects associated with immune checkpoint inhibitors：a systematic review and meta-analysis. JAMA Oncol, 2018, 4（12）：1721-1728.

[3] Sears CR, Peikert T, Possick JD, et al. Knowledge gaps and research priorities in immune checkpoint inhibitor-related pneumonitis. an official american thoracic society research statement. Am J Respir Crit Care Med, 2019, 200（6）：e31-e43.

[4] Naidoo J, Wang X, Woo KM, et al. Pneumonitis in patients treated with anti-programmed death-1/programmed death ligand 1 therapy. J Clin Oncol, 2017, 35（7）：709-717.

[5] Nishino M, Giobbie-Hurder A, Hatabu H, et al. Incidence of programmed cell death 1 inhibitor-related pneumonitis in patients with advanced cancer：a systematic review and meta-analysis. JAMA Oncol, 2016, 2（12）：1607-1616.

[6] Suresh K, Voong KR, Shankar B, et al. Pneumonitis in non-small cell lung cancer patients receiving immune checkpoint immunotherapy：incidence and risk factors. J Thorac Oncol, 2018, 13（12）：1930-1939.

[7] Chu X, Zhao J, Zhou J, et al. Association of baseline peripheral-blood eosinophil count with immune checkpoint inhibitor-related pneumonitis and clinical outcomes in patients with non-small cell lung cancer receiving immune checkpoint inhibitors. Lung Cancer, 2020, 150：76-82.

[8] Cho JY, Lee JS, Kim YJ, et al. Characteristics, incidence, and risk factors of immune checkpoint inhibitor-related pneumonitis in patients with non-small cell lung cancer. Lung Cancer, 2018, 125：150-156.

[9] Balaji A, Hsu M, Lin CT, et al. Steroid-refractory PD-（L）1 pneumonitis：incidence, clinical features, treatment, and outcomes. J Immunother Cancer, 2021, 9（1）：e001731.

[10] Postow MA, Sidlow R, Hellmann MD. Immune-related adverse events associated with immune checkpoint blockade. N Engl J Med, 2018, 378（2）：158-168.

[11] Esfahani K, Elkrief A, Calabrese C, et al. Moving towards personalized treatments of immune-related adverse events. Nat Rev Clin Oncol, 2020, 17（8）：504-515.

[12] Koelzer VH, Rothschild SI, Zihler D, et al. Systemic inflammation in a melanoma patient treated with immune checkpoint inhibitors-an autopsy study. J Immunother Cancer, 2016, 4：13.

[13] Laubli H, Koelzer VH, Matter MS, et al. The T cell repertoire in tumors overlaps with pulmonary inflammatory lesions in patients treated with checkpoint inhibitors. Oncoimmunology, 2017, 7（2）：e1386362.

[14] Suresh K, Naidoo J, Zhong Q, et al. The alveolar immune cell landscape is dysregulated in checkpoint inhibitor pneumonitis. J Clin Invest, 2019, 129（10）：4305-4315.

[15] Oda K, Kato K, Nakamura M, et al. Surface marker profiles on lung lymphocytes may predict the mechanism of immune-mediated pneumonitis triggered by tumor-infiltrating lymphocytes in lung cancer patients treated with pembrolizumab. Lung Cancer, 2018, 118：171-172.

[16] Kim KH, Hur JY, Cho J, et al. Immune-related adverse events are clustered into distinct subtypes by T-cell profiling before and early after anti-PD-1 treatment. Oncoimmunology, 2020, 9（1）: 1722023.

[17] Tarhini AA, Zahoor H, Lin Y, et al. Baseline circulating IL-17 predicts toxicity while TGF-beta1 and IL-10 are prognostic of relapse in ipilimumab neoadjuvant therapy of melanoma. J Immunother Cancer, 2015, 3: 39.

[18] Khan S, Khan SA, Luo X, et al. Immune dysregulation in cancer patients developing immune-related adverse events. Br J Cancer, 2019, 120（1）: 63-68.

[19] Lin X, Deng H, Yang Y, et al. Peripheral blood biomarkers for early diagnosis, severity, and prognosis of checkpoint inhibitor-related pneumonitis in patients with lung cancer. Front Oncol, 2021, 11: 698832.

[20] Lopez-Castejon G, Brough D. Understanding the mechanism of IL-1beta secretion. Cytokine Growth Factor Rev, 2011, 22（4）: 189-195.

[21] Carretero R, Sektioglu IM, Garbi N, et al. Eosinophils orchestrate cancer rejection by normalizing tumor vessels and enhancing infiltration of CD8（+）T cells. Nat Immunol, 2015, 16（6）: 609-617.

[22] Tahir SA, Gao J, Miura Y, et al. Autoimmune antibodies correlate with immune checkpoint therapy-induced toxicities. Proc Natl Acad Sci U S A, 2019, 116（44）: 22246-22251.

[23] de Souza Costa VH Jr, Baurakiades E, Viola Azevedo ML, et al. Immunohistochemistry analysis of pulmonary infiltrates in necropsy samples of children with non-pandemic lethal respiratory infections（RSV; ADV; PIV1; PIV2; PIV3; FLU A; FLU B）. J Clin Virol, 2014, 61（2）: 211-215.

[24] Zhou J, Zhao J, Jia Q, et al. Peripheral blood autoantibodies against to tumor-associated antigen predict clinical outcome to immune checkpoint inhibitor-based treatment in advanced non-small cell lung cancer. Front Oncol, 2021, 11: 625578.

[25] Schoenfeld JD, Nishino M, Severgnini M, et al. Pneumonitis resulting from radiation and immune checkpoint blockade illustrates characteristic clinical, radiologic and circulating biomarker features. J Immunother Cancer, 2019, 7（1）: 112.

[26] Shibaki R, Murakami S, Matsumoto Y, et al. Association of immune-related pneumonitis with the presence of preexisting interstitial lung disease in patients with non-small lung cancer receiving anti-programmed cell death 1 antibody. Cancer Immunol Immunother, 2020, 69（1）: 15-22.

[27] Cui P, Liu Z, Wang G, et al. Risk factors for pneumonitis in patients treated with anti-programmed death-1 therapy: A case-control study. Cancer Med, 2018, 7（8）: 4115-4120.

第五节　其他毒性

一、心脏毒性

ICI 相关心血管不良反应的总体发生率为 8%～15%，主要包括心肌炎、心包

炎、心包积液、心律失常、急性冠脉综合征和瓣膜病变等。其发生机制包括 T 细胞的交叉反应、体液免疫调节和炎症细胞因子增加等。一项汇总了 22 个研究的荟萃分析显示，ICI 相关严重心血管不良反应发生率约为 4%，包括心力衰竭（2%）、心肌梗死（1%）和心搏骤停（1%）[1]。与心血管不良反应相关的危险因素包括双免疫治疗或免疫联合其他心脏毒性药物，合并其他 ICI 相关不良反应，心血管疾病史和自身免疫性疾病史等[2]。一项回顾性研究通过对 30 例患者分析发现，ICI 相关心血管不良反应中位发生时间是 ICI 治疗后的 65 天，约 3 个治疗周期，最常见的表现为呼吸困难、心悸和胸痛[3]。在大多数情况下，ICI 介导的心血管不良反应通常发生在治疗早期，可能与预先存在的心脏相关危险因素有关。目前少有研究报道预测心血管不良事件的生物标志物。因此在临床实践中，若患者表现出胸闷、胸痛等症状，应尽快检测炎症指标，包括 C 反应蛋白、白细胞、血沉、心肌酶谱和 B 型利纳肽，并注意动态观察以上检测指标，同时完善心电图和超声心动图以评估病情，对于严重病例可进行心肌活检[4]。在启动免疫治疗前，应对所有患者进行生物标志物和心电图的筛查。心血管不良事件的发生与发病时间表现出一定程度的联系，如在用药后短时间内出现胸痛应警惕急性冠状动脉事件，并尽早完善心肌酶、心电图检查，必要时行冠状动脉造影；用药后 1～3 个月内出现胸闷不适应警惕心肌炎、心包积液发生；用药后 4～5 个月出现胸闷或活动耐量下降应警惕心包炎可能。

二、血 液 毒 性

ICI 引起的血液系统毒性较为少见，Checkmate078 研究报道的所有级别血液系统毒性包括贫血（4%）、白细胞计数减少（4%）、白细胞减少症（4%）、中细粒细胞计数减少（2%）、中性粒细胞减少症（2%）和血红蛋白减少（1%）[5]。一项对接受 ICI 治疗的肿瘤患者的荟萃分析结果显示中性粒细胞减少症、贫血和血小板减少症的发生率最高，可以表现为单独红细胞、白细胞或血小板下降，也可以表现为全血细胞减少，其具体机制研究较少[6]。自身免疫性溶血性贫血（autoimmune hemolytic anemia，AIHA）是报道最多的血液系统毒性，确诊的指标主要包括网织红细胞计数增高、间接胆红素升高、乳酸脱氢酶升高和 Coombs 试验阳性，同时还需鉴别其他原因导致的贫血[7]。免疫性血小板减少症（immune thrombocytopenia，ITP）发病率仅次于 AIHA，目前尚无明确的易感因素或生物标志物，ICI 治疗前免疫疾病可能会增加 ITP 的发生[8]。由于肺癌患者出现血小板减少较为常见，因此即使在使用 ICI 后发生也需排除其他病因，如感染或其他药物相关。其他罕见血液系统毒性如中性粒细胞减少症、再生障碍性贫血和纯红细胞再生障碍性贫血等，均缺乏特异性诊断指标，应排除细菌/病毒感染及其他药物因素[9]。

三、神 经 毒 性

在接受免疫治疗的患者中，神经毒性的发生率为 1%～12%，相比其他器官的毒性具有更高的致死率，神经毒性大部分发生在接受 ICI 治疗后的 6 个月以内[10]。ICI 导致的神经毒性涉及中枢神经系统和周围神经系统，以周围神经系统毒性较为常见，发生率约为中枢神经系统的两倍[11]。神经毒性的临床症状包括非特异性症状如头痛、疲劳、眩晕、感觉异常和特异性症状如重症肌无力、吉兰-巴雷综合征、无菌性脑膜炎、脑炎和横断性脊髓炎等[12]。目前，ICI 导致神经毒性的病理生理学机制尚不清楚，多种不同的途径参与了其发生发展，包括自身抗体或细胞因子介导的炎症、T 细胞介导的神经损伤等。PD-1 单核苷酸多态性与系统性红斑狼疮和类风湿关节炎的发生相关，而 *CTLA-4* 基因的多态性与重症肌无力、毒性弥漫性甲状腺肿及桥本甲状腺炎等疾病的发生相关[13]。由于临床症状的多样性和非典型性，神经毒性的诊断较为困难，需要排除其他病因导致的神经系统症状，因此在诊疗过程中，进行全面的神经系统检查尤为重要，具体包括脑电图（electroencephalogram，EEG）、脑磁共振成像（nuclear magnetic resonance imaging，MRI）、神经传导检查和腰椎穿刺等，必要时可进行活检以明确诊断。EEG 或 MRI 检查出现 T_2 或液体衰减反转恢复（fluid attented inversion recovery，FLAIR）序列提示脑实质病变，异常的神经传导提示感觉或运动神经病变，脑脊液（cerebrospinal fluid，CSF）出现白细胞增多或蛋白血症提示炎症或脱髓鞘疾病，对重复神经刺激试验易疲劳或乙酰胆碱受体阳性则提示重症肌无力等[12, 14]。

四、肝 毒 性

免疫相关的肝脏毒性发生率单药为 1%～10%，联合用药的肝毒性发生率为 25%～30%[15]。肝脏不良反应的发生通常较为隐匿，可不伴有明显的临床症状。一些患者可能有轻度肝大、门静脉周围水肿或淋巴结肿大。当遇到不明原因的血清肝丙氨酸转氨酶、天冬氨酸转氨酶或胆红素水平升高时，必须考虑免疫相关性肝炎，完善相关检查，同时应排除甲型肝炎（原发性感染）、乙型或丙型肝炎（原发性或慢性感染）和紧急戊型肝炎病毒感染，肝脏和胆道的 CT 扫描或超声检查可能有助于排除肝转移或胆石症。必要时行穿刺活检，其病理表现为活动性泛小叶型肝炎。血清抗核抗体、抗平滑肌抗体、抗肝肾微粒体 1 型抗体和抗肝细胞胞质 1 型抗体检测可能对识别肝脏毒性具有潜在价值，但其预测作用还需进一步研究确定[13]。轻度病例可继续接受免疫治疗，每周监测肝功能，中重度患者应接受皮质类固醇治疗，对于类固醇难治性病例可以联合硫唑嘌呤或吗替麦考酚酯。

五、肾　毒　性

免疫相关肾脏毒性的发生率报道为 1%～29%，中位发生时间为在 ICI 治疗后的 3 个月，发生越晚通常严重程度越高[13, 15]。大部分患者在发生之前至少出现了一种肾外 irAE 的表现[16]。其损伤机制尚不完全清楚，可能与通过免疫系统"重编程"，导致对肾脏内源性抗原的耐受性下降有关[17]。在 ICI 相关不良事件中，急性肾损伤最为常见，最常见的病理表现为急性间质性肾炎。由于多数患者发生肾损伤时无明显症状，应在 ICI 用药前检测血肌酐水平，在治疗期间宜常规检测肾功能和尿液分析。患者可表现为血清肌酐升高、无菌性白细胞尿和轻度蛋白尿，少数患者有发热、血尿、嗜酸性粒细胞增多或皮疹等症状。考虑到免疫相关肾脏毒性的非特异性症状和体征，必要时可行肾活检。血清监测抗核抗体、补体 C3/C4 和抗中性粒细胞胞质抗体可能具有识别肾脏毒性的潜在意义[13]。对于发生免疫相关肾脏毒性的患者，若为轻度则可继续 ICI 治疗，同时密切监测肌酐。对于中重度患者建议停用 ICI，给予皮质类固醇治疗，必要时可使用免疫抑制剂。

（俞　昕　苏春霞）

参 考 文 献

[1] Hu YB，Zhang Q，Li HJ，et al. Evaluation of rare but severe immune related adverse effects in PD-1 and PD-L1 inhibitors in non-small cell lung cancer：a meta-analysis. Transl Lung Cancer Res，2017，6（Suppl 1）：S8-S20.

[2] Lyon AR，Yousaf N，Battisti NML，et al. Immune checkpoint inhibitors and cardiovascular toxicity. Lancet Oncol，2018，19（9）：e447-e458.

[3] Escudier M，Cautela J，Malissen N，et al. Clinical features，management，and outcomes of immune checkpoint inhibitor-related cardiotoxicity. Circulation，2017，136（21）：2085-2087.

[4] Puzanov I，Diab A，Abdallah K，et al. Managing toxicities associated with immune checkpoint inhibitors：consensus recommendations from the Society for Immunotherapy of Cancer（SITC）Toxicity Management Working Group. J Immunother Cancer，2017，5（1）：95.

[5] Lu S，Wang J，Cheng Y，et al. Nivolumab versus docetaxel in a predominantly Chinese patient population with previously treated advanced non-small cell lung cancer：2-year follow-up from a randomized，open-label，phase 3 study（CheckMate 078）. Lung Cancer，2021，152：7-14.

[6] Delanoy N，Michot JM，Comont T，et al. Haematological immune-related adverse events induced by anti-PD-1 or anti-PD-L1 immunotherapy：a descriptive observational study. Lancet Haematol，2019，6（1）：e48-e57.

[7] Davis EJ, Salem JE, Young A, et al. Hematologic complications of immune checkpoint inhibitors. Oncologist, 2019, 24（5）: 584-588.

[8] Calvo R. Hematological side effects of immune checkpoint inhibitors: the example of immune-related thrombocytopenia. Front Pharmacol, 2019, 10: 454.

[9] Nair R, Gheith S, Nair SG. Immunotherapy-associated hemolytic anemia with pure red-cell aplasia. N Engl J Med, 2016, 374（11）: 1096-1097.

[10] Guidon AC, Burton LB, Chwalisz BK, et al. Consensus disease definitions for neurologic immune-related adverse events of immune checkpoint inhibitors. J Immunother Cancer, 2021, 9（7）: e002890.

[11] Cuzzubbo S, Javeri F, Tissier M, et al. Neurological adverse events associated with immune checkpoint inhibitors: Review of the literature. Eur J Cancer, 2017, 73: 1-8.

[12] Touat M, Talmasov D, Ricard D, et al. Neurological toxicities associated with immune-checkpoint inhibitors. Curr Opin Neurol, 2017, 30（6）: 659-668.

[13] Michot JM, Bigenwald C, Champiat S, et al. Immune-related adverse events with immune checkpoint blockade: a comprehensive review. Eur J Cancer, 2016, 54: 139-148.

[14] Salam S, Lavin T, Turan A. Limbic encephalitis following immunotherapy against metastatic malignant melanoma. BMJ Case Rep, 2016, 2016: bcr2016215012.

[15] Wanchoo R, Karam S, Uppal NN, et al. Adverse renal effects of immune checkpoint inhibitors: a narrative review. Am J Nephrol, 2017, 45（2）: 160-169.

[16] Manohar S, Kompotiatis P, Thongprayoon C, et al. Programmed cell death protein 1 inhibitor treatment is associated with acute kidney injury and hypocalcemia: meta-analysis. Nephrol Dial Transplant, 2019, 34（1）: 108-117.

[17] Cortazar FB, Marrone KA, Troxell ML, et al. Clinicopathological features of acute kidney injury associated with immune checkpoint inhibitors. Kidney Int, 2016, 90（3）: 638-647.